KB088711

만/병/을/물/리/치/는

기적의
복뇌건강법

지은이 이 여 명 박사

고려대학교 영어영문학과, 원광대대학원 기학(氣學) 박사과정을 졸업했으며 동원대학교 뷰
티디자인학과 외래교수로 재직한 바 있다. 타오월드협회 회장이자 이여명 장기힐링마사지
아카데미 원장, 이여명 '에너지오르가즘' 연구소 소장이다.
대학 때부터 정신세계에 몰입, 치열한 구도의 길을 걸어오며 완전 건강과 깨달음을 얻고자
자연건강법과 타오수련에 정진해왔다. 1997년부터 세계 최초로 타오수련에 입각한 4브레
인 생활수행을 체계화하여 보급했으며, 이를 손쉽고 과학적인 심신 수련법으로 자리매김하
고 국민 건강요법으로 널리 전하는 데 힘쓰고 있다.

- · 저서 〈충전되는 에너지오르가즘 비법〉,〈오르가즘 혁명〉,〈성수련으로 풀이한 소녀경〉,
    〈배마사지 30분〉,〈뱃속다이어트 장기마사지〉 외 다수
- · 역서 〈장기 氣마사지Ⅰ,Ⅱ〉,〈멀티 오르가즘 맨〉,〈골수내공〉 외 다수
- · 논문 〈장기 기마사지가 상기증 해소에 미치는 영향〉(석사논문)
    〈빌헬름 라이히의 성이론 연구〉(박사논문)

만병을 물리치는 기적의 복뇌건강법

지은이   이 여 명
펴낸이   이 영 주

초판1쇄 발행   2021년 3월 20일

펴낸곳   도서출판 타오월드
출판등록   1993.4.23. 제10-812호
주소   서울 종로구 돈화문로 88, 일중빌딩 2~4층
전화   (02)765-3270 | Fax (02)765-3271
홈페이지   www.taoworld.kr | www.taolove.kr

만/병/을/물/리/치/는

기적의
복뇌건강법

이여명(국내 장기마사지 창시자) 지음

타오월드

동양의학의 복뇌腹腦 개념을 현대적 건강법으로 체계화하다

양회정 | 한의학 박사, 맑은머리 맑은몸 한의원 원장

한의학에서는 오장육부를 생명의 원천으로 생각하여 아주 중요하게 다룬다. 심지어 오장육부에 감정과 정신적 요소까지 결부하여 병의 원인을 파악하고 치료에 적용하기도 한다. 이를테면 간장, 신장, 비장, 폐, 신장에 각각 노희사비공怒喜思悲恐의 5가지 감정과 혼신의백지魂神意魄志의 5가지 정신을 대입하고 있다.

이 책은 복뇌腹腦라는 동양의학의 개념을 현대적 건강법으로 체계화하고 이를 누구나 쉽게 활용할 수 있게 창안한 점에서 귀중한 작업이다. 나 자신도 '복뇌건강법'을 배워보고 그 빠르고 깊은 효과를 직접 체험한 바 있으며, 뇌 관련 질환 치료에 응용하여 환자들에게 좋은 반응을 얻고 있다. 이 책의 일독을 권한다. 책 속의 내용을 생활 속에서 실천해본다면 기대 이상의 효과에 놀랄 것이다.

복뇌를 살려야 몸과 마음이 웃는다

구성애 | (사)푸른아우성 대표

두뇌가 생기기 전 먼저 생겼던 원초적인 뇌인 복뇌, 이곳은 우리 몸의 보물이다. 자율신경계와 호르몬, 면역계를 꽃피우며 두뇌도 도와주는 너무나 소중한 그곳을 우리는 잘 모르고 있었다. 일반적인 건강과 장수는 물론 요통과 간질환, 암까지 치료할 수 있다니 정말 획기적이지 않은가? 생리통과 불임, 자궁의 병을 비롯해 정력과 오르가즘 능력과 같은 성기능까지 개선할 수 있다니, 어떻게 그럴 수 있을까?

이 책은 그 이유를 밝힌다. 요란하지 않게! 동서양이 융합된 의학적 논거가 탄탄하

다. 또한 제안하는 훈련법도 친절하고 간단하다. 편리한 기구도 등장하고 사례도 풍부하다. 두뇌를 다스리기보다 복뇌를 다스리기가 훨씬 쉬우며, 복뇌를 다스리면 두뇌까지 좋아지고 우주와도 만날 수 있다. 간단한 동작으로 조금만 움직이면 신이 주신 내 몸의 능력을 살려낼 수 있다. 이처럼 《복뇌력》은 의학적 원리에 기초하면서도 실용성이 높은 스마트한 해법이다. 이 책이 알려주는 지혜를 활용하면 쾌활한 몸이 되어 마음과 영혼을 살려내고, 사랑하는 사람들과 오래오래 건강하게 지낼 수 있을 것이다.

복뇌를 알면 누구나 스스로를 간호할 수 있다
왕명자 │ 경희대학교 간호과학대학 명예교수, 전前 한방간호학회 회장

나는 간호학 교수로서 환자의 자생력을 북돋아주는 이상적인 간호인 양성을 위해 힘써왔다. 참다운 간호는 환자의 심신을 두루 돌봐줘야 한다고 믿었기에 한의학과 자연의학, 민간요법 등을 다양하게 공부했다. 그 과정에서 이여명 회장의 장기힐링마사지를 알게 되어 직접 배우게 되었다. 장기힐링마사지는 인체의 표피나 말단을 다루는 다른 반사요법과는 달리 그 효과가 빠르고 근본적이다. 개인적으로 분만한 딸에게 장기힐링마사지를 실시하여 빠른 회복을 경험하기도 했고, 간호사 보수교육이나 비만교육에 적용하여 많은 호응을 얻기도 했다. 그런데 서로서로 해주는 장기힐링마사지를 혼자서 쉽게 실천할 수 있는 복뇌건강법으로 발전시켜 책으로 펴냈다고 하니 무척 기대된다.

이 책은 생소한 복뇌의 개념을 쉽게 설명하고, 실생활에서 적용하고 체험할 수 있는 방법론도 자세히 알려준다. 또한 질병에 따른 실천법도 임상사례와 함께 친절하게 나와 있기 때문에 자신의 증상에 따라 알맞게 적용한다면 각종 질병을 스스로 극복하는 데 큰 도움이 될 것이다.

CONTENTS

PART 3 5단계 복뇌건강법 실천하기

PART 4 복뇌건강법으로 현대병을 극복한다

부록

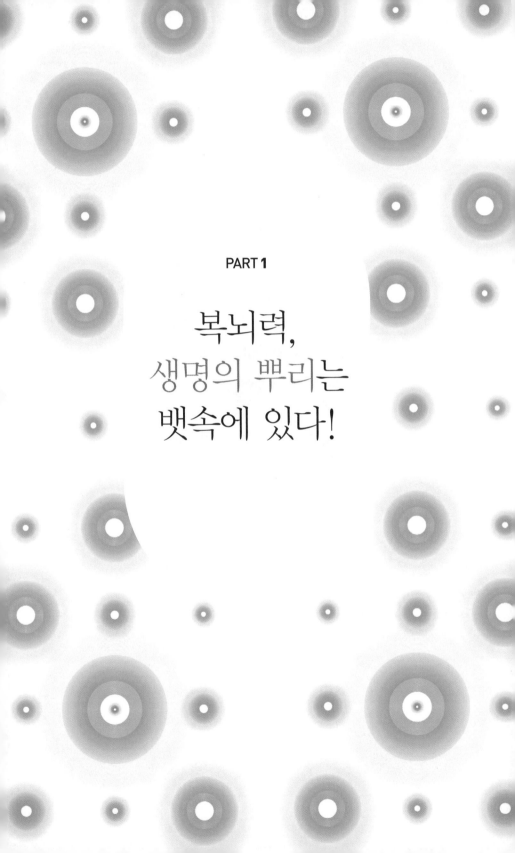

PART **1**

복뇌력,
생명의 뿌리는
뱃속에 있다!

극심한
정신적 스트레스가 부른
상기증

많은 사람들이 나에게 '어쩌다가 전공과 전혀 무관한 장기마사지나 자연요법, 수행에 관심을 갖게 되었느냐'고 묻는다. 한마디로 말하면, 나 자신의 건강과 인생 문제를 해결하기 위해서였다. 하지만 그 과정은 말처럼 간단하지 않았다. 본격적으로 복뇌력 이야기를 시작하기 전에, 먼저 내가 왜 장기마사지와 각종 수련에 관심을 갖게 되었는지, 그리고 그런 것들이 어떻게 나의 건강 문제를 해결해주었는지에 대해 풀어놓겠다.

대학교 2학년 때였다. 그러니까 방년 21세에 갓 들어서서 그야말로 팔팔한 청년기를 구가하던 시절이었다. 나는 고등학교 때까지 시골에서 밤낮으로 공부만 하다가 대학에 들어오면서 비로소 처음 서울 땅을 밟아본 촌놈 중의 촌놈이었다. 대학 1학년 때는 서울이 마냥 낯설었고, 처음 해보는 대학생활이 신기하기만 했다. 한편으론 적응이 쉽지 않아 좌충우돌하며 멋모르고 시간을 보냈던 것 같다. 그러다 2학년이 되어 서울 생활도 익숙해지고 정신을 좀 차리게 되자, 차츰 삶에 대한 회의와 인생에 대한 이런저런 의문이 강하게 밀려들기 시작했다.

'나는 과연 누구이며, 나는 어디서 와서 어디로 가는가?'

이런 의문은 '나는 앞으로 무엇이 될 것이며, 어떤 직업을 갖고 어느 회사에 취직할 것인가?' 하는 현실적인 고민이 아니었다. 인생에 대한 근본적인 고민이었다. 나 자신이 진정 누구인지도 모르는 상태, '나'라는 존재에 대한 막연한 의문에 사로잡히자, 나는 구름 위에 떠 있는 것처럼 허무하고 불안해졌다.

그렇게 하루하루를 허무하고 불안하게 보내던 나는, 존재의 본질을 찾기 위해 자연스럽게 철학서적들을 탐독하기 시작했다. 고대 철학자인 소크라테스, 플라톤에서부터 근대의 데카르트, 칸트, 쇼펜하우어, 그리고 비트겐슈타인, 화이트헤드 등 현대 철학자에 이르기까지, 대학의 철학과 수업도 청강해가며 철학책을 열심히 읽었다.

철학에 관심을 가지면서, 나와 같은 고민을 치열하게 풀어간 인생 선배들의 노고와 철학적 방법론에 대해 나름대로 흥미와 지적인 만족감을 얻을 수 있었다. 하지만 철학공부를 하면 할수록 머릿속만 더 복잡해지고 삶은 달라지는 게 없었다. 내 인생은 여전히 부연 안개 속에서 허우적거리는 상태였다. 철학은 지적 유희나 말장난에 불과할 뿐, 내가 진짜 원하는 '인생의 답'을 주지는 못하는 것 같았다.

그즈음 나는 우연히 인도의 현대성자인 크리슈나무르티의 책《자기로부터 혁명》을 읽게 되었다. 책의 서문을 읽고 나는 무릎을 쳤다.

"진리의 열쇠는 자신 안에 있으며, 따라서 자기응시를 통한 자기인식 속에서만 시간에 속하지 않은 영원불멸의 진리를 발견할 수 있다."

내가 찾던 것이 바로 그것이었다. 모든 문제는 내 안에 있으며, 그 해답도 내 안에 있다! 나는 지적인 앎이 아닌 자기통찰을 통한 깨달음이 모든 문제의 해답을 단번에 줄 것이라는 막연한 생각이 들었다. 그때부터 내면으로 떠나는 여행이 시작되었고, 그 여행지도를 얻기 위해 다양한 성자들과 종교지도자들에 대해 공부하게 되었다. 크리슈나무르티를 비롯하여 오쇼 라즈니쉬, 라마나 마하리쉬, 라마 크리슈나 등의 인도성자들이 나의 마음을 끌어당겼으며, 불교나 기독교 같은 전통적인 종교뿐만 아니라, 천도교, 원불교, 증산교 등의 각종 신흥종교에도 관심이 끌렸다.

이런 내면의 탐구과정을 겪던 중, 2학년 2학기가 시작될 무렵에 나는 우연히 한 구도단체를 알게 되었다. 그리고 나의 20대 청춘을 고스란히 그곳에 쏟아부으며 정신수행에 몰입하게 되었다. 내가 입문한 구도단체는 마음의 수양을 혹독하리만큼 강조하고, 엄격하게 실천으로 옮기길 종용한 곳이었다. 자신을 이기는 극기훈련이 핵심교리였는데, 철저한 금욕생활이 그 밑바탕이었다. 그때까지만 해도 나는 미련할 정도로 고지식해서, 배운 대로 실천하려고 무척 애썼다. 하지만 팔팔한 20대 청년기에 피 끓는 정욕을 누르고자 사투를 벌인 금욕생활은 여간 힘든 일이 아니었다.

그런데 그런 치열한 구도과정에서 나는 자주 두통을 겪곤 했다. 일반적인 두통과는 달랐다. 머리가 무겁고 멍하며, 무언가 알 수 없는 기운이 머리를 압박하는 듯한 극심한 통증이었다. 그런 열기가 머리로 치밀어 오를 때면 나 자신을 통제하기가 힘들어졌고, 온갖 잡생각들이 꼬리에 꼬리를 물고 내 머릿속을 헤집고 다녔다.

그때까지만 해도 나는 그것이 무슨 증상인지, 내가 왜 그런 고통에 시달리게 되었는지 도무지 알 수가 없었다. 오랜 세월 동안 통제할 수 없는 기운의 포로가 된 것처럼, 쳇바퀴같이 이어지는 고통의 굴레 속을 헤매기만 했다. 그 증상을 해결하려고 애쓴 지 10여 년이 흐른 후에야 비로소 그 실체가 상기증上氣症이라는 사실을 알게 되었다.

상기증을 이해하면 질병의 70% 이상을 알 수 있고, '건강한 몸'의 상태를 제대로 이해할 수 있다. 그러므로 상기증이 무엇인지를 먼저 언급하고 넘어가겠다. 상기증은 말 그대로 기氣, 즉 몸의 에너지와 열기가 가슴이나 머리와 같은 상체로 과도하게 몰리는 기의 불균형 상태다. 흔히 '열 받았다'고 말하는 상태다.

심장이나 머리의 열기火氣 혹은 천기天氣는 인체 하부로 내려오고, 신장이나 하체의 물 기운인 정精, 즉 수기水氣 혹은 지기地氣는 기화되어 인체 상부로 올라가야 건강한 상태다. 이른바 수승화강水昇火降이 이루어져야 인체의 에너지가 조화롭게 순환하는 최적의 건강상태가 되는 것이다.

인체는 소우주와 같아서, 몸의 원리 역시 자연계의 원리와 같다고 보면 된다. 자연계를 가만히 관찰해보라. 햇볕의 열기가 대지를 달구면 대지의 물 기운이 증발하여 하늘로 상승하고, 끝까지 상승한 기운은 다시 구름으로 응결되어 지상으로 내려와 대지를 적신다. 이렇게 물과 불, 음과 양의 끊임없는 순환과정이 우주의 변화법칙이고 생명의 흐름이다. 이와 같은 음양의 에너지가 조화롭게 순환하지 못한다면 자연계엔 재앙이, 인체엔 질병이 나타나게 되는 것이다.

나의 경우는, 몸을 잘 돌보지 않은 상태에서 극심한 정신활동에 몰두해 에너지가 머리로 과도하게 몰린 결과 상기증이 생긴 것 같았다. 특히 수행의 부작용으로 오는 상기증은 주화입마走火入魔라고 무섭게 표현한다. 이 말은 '불이 달리는 듯하고 마귀가 든다'는 뜻인데, 에너지의 불균형상태와 그로 인한 정신의 이상상태를 말한다. 에너지가 머리 쪽으로 과도하게 치우치면 머리의 신경이 과열되어 환영, 환청 등에 쉽게 시달리게 된다. '미친다', '치밀어 오른다', '열 받는다' 등의 표현은 바로 인체의 열이 머리로 과도하게 몰릴 때 쓰는 말이다.

사실 수행을 하지 않는 일반인들도 상기증을 겪기 쉽다. 왜냐하면 현대인들은 운동량이 부족한 데다 극심한 긴장과 정신적 스트레스에 시달리는 생활이 계속되기 때문이다. 그런 생활이 계속되면 열이 상체로 몰리기 쉬운 체질이 된다. 실제로 그동안 많은 환자들을 만나본 결과, 외상이나 환경적인 요인을 제외하고는 대부분의 질병이 상기증과 연관되어 있다는 사실을 확인할 수 있었다.

곰곰이 생각해보면 나의 경우도 구도에 입문하기 전부터 이미 상기 증세가 있었던 것으로 생각된다. 평소 성격이 조급하고 완벽주의를 추구했기 때문에 매사에 과민하고 생각이 많았다. 조급한 성격에 그런 극심한 정신활동까지 더해지니 상기증이 더욱 심해질 수밖에 없었을 것이다.

이야기가 다소 곁길로 빠진 것 같지만, 어쨌든 내가 건강에 관심을 갖게 된 동기는 바로 수행과정에서 겪은 상기증 때문이었다. 에너지의 불균형상태에 빠져 있었으니 당연히 몸과 머리가 무겁고 자주 피로했으며 소화불량으로 고생할 수밖에 없었다. 몸이 하루하루 죽을 지경인데 수행이 다 무슨 소용이란 말인가? 정신수양과 명상도 좋지만 먼저 몸이 건강해야 한다는 생각이 강하게 들었다. 이유 없는 두통, 소화불량, 만성피로 등 기질적으로 잘 나타나지 않는 불쾌한 증상을 극복해야 할 필요성을 느낀 나는 자연요법의 세계에 발을 디디게 되었다.

직접적인 터치의
강력한 효과,
장기마사지를 만나다

나는 무슨 일이든 한번 파기 시작하면 끝장을 보고야 마는 성격이다. 건강에 관한 연구도 마찬가지였다. 우선 나 자신의 건강 문제를 해결하고자 하는 목적이 가장 다급했지만, 건강에 관한 진리를 찾고 내 나름의 체계를 정립하고자 하는 목적도 있었다.

나는 각종 건강서적들을 탐독해가며 많은 지식을 빠르게 섭렵해갔다. 그중 내게 필요하고 일리가 있다고 생각되는 요법이나 당시 유행하는 건강법들은 강좌에 참여하기도 하고 직접 체험을 해보기도 했다. 그중에서도 내가 좀 더 깊이 매료되었던 분야는 자연요법과 한의학 계통의 건강법이었다. 대표적인 것이, 일본의 의사인 니시 가츠조 선생이 집대성한 자연요법인 니시 건강법, 현미 전도사로 유명한 안현필 선생의 자연 건강법이다. 그리고 단식, 생채식, 침구와 한 의학, 다양한 분야의 민간요법 등도 심취해서 공부했다.

특히 나는 금오 선생의 사암침법과 그분이 건강지혜를 일깨우는 방식을 매우 좋아했다. 또한 불교 건강법을 비롯해 여러 종교에서 말하는 건강법과 이상구 박사의 뉴스타트 자연식 건강법도 공부했다. 죽염으로 널리 알려진 인산 선생이나 구선본가의 박경진 선생 등, 특별한 분야의 전문가들과 여러 기인들의 건강법도 두루 섭렵했다.

이처럼 다양한 건강법들을 공부하고 체험하면서 얻은 진리는 의외로 아주 평범했다. 한마디로 요약하면, 병은 잘못된 생활에서부터 오는 것이니 건강한 생활을 회복하는 것이 치병의 근본이라는 것이다. 그리고 건강한 생활의 실천 원리를 쾌소快笑, 쾌식快食, 쾌동快動, 쾌변快便, 쾌면快眠의 오쾌법칙五快法則으로 정리했다. 유쾌한 마음가짐을 갖고, 잘 먹고, 잘 움직이고, 잘 배설하고, 잘 휴식하는 생활이 바로 오쾌법칙인데, 오쾌를 실천할 수 있는 각각의 실천법을 나름대로 정리하게 되었다.

나는 먼저 스스로 오쾌법칙을 실천하려고 노력했다. 그리고 그 단순하고도 명쾌한 진리를 많은 사람들에게 전하기 위해 책도 쓰고 강의도 열었다. 실제로 내 책을 읽고 건강의 지혜를 일깨우고 마음의 힘을 얻어 지병을 극복한 독자들이 꽤 많이 나타났다.

하지만 정작 나 자신의 상기증은 좀처럼 호전되는 기미가 없었다. "오쾌법칙이 좋은 말이긴 하지만, 실천이 말처럼 쉬운가?" 하는 회의적인 반응도 들려왔다. 어쩌면 나 자신은 이미 그런 사실을 알고 있었는지도 모른다. 그리고 생각만큼 제대로 실천하지 못한 적도 많았던 것 같다.

상기증이 좀처럼 호전되지 않는 상황에서, 나는 자연 건강법에서 더 나아가 기공에 큰 관심을 기울이게 되었다. 기공은 성명쌍수性命雙修라 하여 몸과 마음, 그리고 기라는 에너지 배양과 운용까지, 인간 전체를 닦는 수련이다. 그러므로 기공은 주로 정신만 수련하는 명상과 달리 몸과 마음을 전체적으로 조화롭게 만들어줄 수 있을 것이라는 게 나의 판단이다.

그래서 나는 태극권을 비롯하여 국내의 여러 기공수련을 배웠고, 그 과정에서 중국계 태국인인 만탁 치아가 창시한 힐링타오라는 국제적인 기공단체도 만나게 되었다. 초기에는 힐링타오의 여러 수련법 중 성性 에너지 훈련인 성 도인술 수련에 관심이 많았다. 20대 내내 몰입한 금욕수행을 그만둔 후에도 여전히 성 에너지를 방탕하게 낭비하지 않고 창조적으로 다루는 데 관심이 많았기 때문이다.

하지만 기공을 통해서도 상기증은 여전히 해결되지 않았다. 쉽게 상기되는 나 같은 체질에게서는 기공수련이 효율적으로 작용하지 않았으며, 억지로 호흡이나 기공수련에 몰입하면 오히려 상기증이 유발되는 경우도 종종 있었다. 결국 이러한 문제는 장기마사지를 만나고 난 후에야 해결되었다. 그렇긴 해도 기공수련이 상기증 극복에 큰 도움이 된 것은 사실이다.

내가 장기마사지를 시작하게 된 동기는, 어떻게 보면 우연에 가깝다. 물론 절실한 필요에 의해, 만날 때가 되어 만난 '필연'이라고 보는 게 더 옳겠지만 말이다. 상기증과 소화불량으로 답답한 나날을 보내던 어느 날, 나는 우연히 내 배를 유심히 관찰하면서 손으로 만져 보았다. 배를 여기저기 눌러보니 통증이 매우 심했고, 전체적으로 딱딱하게 굳은 것처럼 배 근육이 몹시 긴장되어 있었다.

그 순간, 수년 전에 읽었던 안현필 선생의 어느 책이 번뜩 떠올랐다. 그 책에는 배가 매우 중요하다는 내용과 함께 배를 지압하는 방법이 소개되어 있었다. 배 지압법을 소개하며 안현필 선생은 당신 스스로도 온수욕을 할 때 욕탕 속에서 배의 각 부위를 돌아가며 수천 번씩 손끝으로 지압한다고 했다. 그 당시에는 배 지압에 관한 내용을 무심하게 넘겼었는데, 내 배를 만져보다가 갑자기 떠오른 것이었다.

그때부터 나는 아프고 딱딱하게 굳기까지 한 내 배를 직접 지압하며 풀기 시작했다. 손으로 지압을 하다가 너무 힘들면 공이나 그릇 같은 둥근 물체를 바닥에 깔고 그 위에 엎드려 배를 풀기도 했다. 신기하게도 배를 풀고 나니 속이 편해지면서 머리로 몰렸던 열도 쉽게 가라앉았다. 상기증이 사라지자 멍하고 무겁기만 했던 머릿속도 금세 맑아졌다. 배를 풀고 나니 소화도 비교적 잘되었다. 그런 체험을 내 몸으로 직접 해보니, '배가 중요하다'는 책 속 구절에 강력한 확신이 들었다.

'그렇다! 배는 인체의 중심이다. 발마사지, 수지침, 이침, 경락마사지 등, 인체의 표피와 말단을 다루는 건강법들은 많이 있는데, 왜 인체의 중심인 배를 직접 자극하는 요법은 없을까?'

나는 그동안 각종 건강법을 섭렵해왔기 때문에, 배를 집중적으로 자극하는 건강법이 국내에 없다는 사실을 알고 있었다. 배가 이토록 중요한 곳인데, 왜 배를 직접 다루는 건강법이 없는지, 그 사실이 너무 의아했다. 그래서 나는 본격적으로 배에 대한 연구를 시작하고 관련 자료들을 찾아 모으기 시작했다.

그런데 이게 웬일인가? 자료를 찾다보니, 내가 수년 전부터 관심을 가졌던 힐링타오 수련체계 내에 장기마사지 수련과정이 있었고 책도 나와 있었다. 관심을 가지니 전에는 보이지 않던 것들이 눈에 띈 것이다. 나는 매우 놀랐고 또 기뻤다. 내가 그토록 중요하게 생각했던 배, 더 나아가 뱃속의 장기까지 마사지하는 법이 이미 체계적으로 정리되어 있었으니 말이다.

나는 당장 만탁 치아 선생이 쓴《장기 기氣마사지》책을 입수해 공부하며 실천했다. 이 책은 한의학과 현대의학의 관점에서 본 장기 이론에 대한 체계적인 서술을 바탕으로, 각 장기를 마사지할 수 있는 테크닉을 소개하고 있었다.

직접 따라 해보니 장기에 대한 직접적인 터치의 효과가 대단했다. 속에서부터 시원하게 풀리는 느낌이 강력했다. 단순히 배를 자극하는 효과보다 더 깊고 강하고 빨랐다. 장기마사지 공부와 함께 내 나름의 새로운 방법을 터득하며 꾸준히 실천해나가자, 실제로 상기증과 소화불량이 개선되는 조짐이 보였다. 그리고 결국 나는 한국 독자들에게 이것을 소개하기 위해 1999년에《장기 기마사지》의 한국어판을 번역, 출간하게 되었다.

장기마사지에서
복뇌건강법으로

벌써 십수 년 전이지만 당시 《장기 기마사지》는 각계각층의 독자들에게 선풍적인 인기를 끌었다. 나도 전혀 예상하지 못한 일이었다. 책을 출간한 다음 해인 1999년 6월과 10월에, 나는 장기마사지 전문가인 재독교포 종미 뮐러 선생님을 초빙해 두 차례 장기마사지 워크숍을 개최했다. 그 워크숍에 참가한 사람들은 피부관리사부터 물리치료사, 약사, 한의사, 기공사, 자연요법가, 마사지 테라피스트, 일반인 등 무척 다양했다.

워크숍이 끝난 후 참가자들의 반응 역시 뜨거웠다. 한결같이 장기마사지가 인체의 표피나 말단을 다루는 다른 요법들과 달리 효과가 직접적이고 강력하다는 찬사를 아끼지 않았다.

나는 수년 동안 장기마사지를 직접 체험하면서 터득한 노하우와 태국의 힐링타오 본부에서 직접 배운 지식을 토대로 직접 장기마사지 강의를 시작했다. 20대 중반부터 관심을 갖고 공부한 여러 자연 건강법이 장기마사지를 만나 날개를 단 셈이었다.

내가 장기마사지를 만나게 된 '필연'은, 체질이나 남녀노소에 관계없이 누구에게나 근본적으로 도움이 되는 건강진리를 애타게 찾아온 결과라고 생각한다. 그리고 내가 그전까지 설파해왔던 오쾌법칙 역시 장기마사지라는 강력한 건강법을 만나 실천하기가 더욱 쉬워졌다. 인체의 뿌리와 중심을 다루는 장기마사지로 건강을 빠르게 회복한 후에 오쾌법칙을 제대로 지킨다면, 누구나 건강한 생활을 할 수 있다는 나의 믿음은 점점 더 강해져갔다.

그렇게 해서 1999년 1월부터 시작한 장기마사지 워크숍은 지금까지도 꾸준히 이어지고 있다. 그동안 각 분야의 수많은 전문가들이 장기마사지 워크숍에 참여했다. 인체를 다루는 요법은 결국 몸의 중심인 오장육부와 연결되지 않을 수 없다. 인체의 문제는 대부분 그 뿌리와 중심인 장기에서 시작되며, 장기와 직간접적으로 연관되어 있다. 그러므로 모든 길이 로마로 통하듯이 모든 요법은 장기마사지로 통하게 되어 있다.

특히 피부미용사들은 장기마사지를 가장 많이 배우고, 그 결과에 매우 만족스러워했다. 장기마사지를 받으면 뱃살, 특히 내장비만이 해결되고, 독소가 배출되고 나면 피부가 속부터 맑아지기 때문이다. 그래서 피부미용업에 종사하는 사람들에게는 장기마사지가 필수과

목처럼 각광받고 있다.

마사지업계도 마찬가지다. 스포츠마사지나 경락마사지 등 거의 모든 마사지 분야에서 그전까지는 복부를 전문적으로 마사지하지 않았다. 터치한다고 해도 수박 겉핥기식으로 스쳐 지나가는 정도였다. 하지만 마사지사들이 장기마사지를 공부하게 된 후로는, 복부마사지에 많은 시간을 할애하게 되었으며, 이제는 복부와 장기만을 전문적으로 마사지하는 장기마사지 전문가들도 각처에서 활약 중이다.

장기마사지는 물리치료 분야에도 큰 영향을 끼쳤다. 사실 골격이나 근육의 왜곡은 장기의 문제에서 기인하는 경우가 70% 이상이다. 장기가 근육과 뼈에 에너지를 공급하는 뿌리이고, 실제로 인체를 떠받들고 있는 물리적 중심의 역할도 수행하고 있기 때문이다.

우리나라의 물리치료는 주로 근골격을 교정하여 자세불량이나 외부충격에서 기인한 문제를 해결하는 데 급급한 수준이었다. '내과적 물리치료'는 근골격의 문제를 장기에서부터 교정하고자 하는 물리치료 분야인데, 우리나라에서는 장기마사지가 소개된 이후에 이러한 내과적 물리치료에 관심을 갖게 되었다. 2003년에 비로소 대한물리치료학회에서 외국의 내과적 물리치료 전문가를 초빙하여 장기요법 visceral manipulation 세미나를 열었고, 그 이전부터 이미 국내의 유명 물리치료사들은 장기마사지를 배워서 물리치료에 응용하고 있었다.

기공이나 명상수련 분야도 장기마사지를 주목했다. 특히 타오 계통의 수련전통에서는 배를 에너지 발전소인 단전丹田이 위치한 곳이라 하여 배의 단련을 상당히 중요하게 생각한다. 장기마사지는 배꼽과 단전, 장기를 섬세하게 소통시키는 데 탁월하다. 뱃속의 장기가 원활하게 소통하도록 만든 후에 호흡훈련이나 명상수련에 들어가면 호흡이 한결 쉽고 빠르게 입정入靜 상태로 들어갈 수 있다. 뿐만 아니라 인체의 중심을 부드럽게 통하게 만들기 때문에, 수련 부작용인 상기증을 예방하는 데도 아주 효과적이다.

장기마사지는 오장육부를 직접 해독解毒하고 균형을 잡아주기 때문에 한의학을 비롯한 자연의학의 핵심요법이라 할 수 있다. 장이 풀리지 않은 상태에서 한약이나 보약, 또는 좋은 음식들을 아무리 열심히 섭취한들, 제대로 소화하고 흡수할 수 있을까? 무엇보다도 치병의 근본은 몸의 해독이다. 먼저 오장육부부터 정화하고 잘 통하게 만드는 것이 최우선이다. 실제로 인체의 중심이자 뿌리인 장기가 되살아나면 인체의 면역력과 자연치유력이 증진된다는 사실이 입증되면서, 국내 한의학계와 자연의학계에 큰 파장을 일으켰다. 그 후로 많은 병의원이나 전문 건강센터에서 장기마사지를 건강의 핵심요법으로 활용하고 있다.

내가 장기마사지를 보급하기 시작한 초기에는 주로 각 분야의 전문가들을 대상으로 교육을 했었다. 하지만 시간이 지나면서 일반인들도 가정에서 손쉽게 실천할 수 있는 방법을 알려야 할 필요성이 커져갔다. 그래서 나는 《오장육부를 되살리는 배마사지 30분》, 《뱃속 다이어트 장기마사지》 같은, 읽기 쉬운 책을 직접 저술하고 단기특강 형식의 대중강좌도 열기 시작했다. 일반인들의 반응도 아주 뜨거웠다. 누구나 집에서 손쉽게 실천할 수 있으면서도 효과가 뛰어났기 때문이다. 특히 《뱃속다이어트 장기마사지》는 한의학과 추나의 원조로 일컬어지는 중국과 지압의 종주국이라 자부하는 일본에까지 번역, 출간되었다.

2006년에 《뱃속다이어트 장기마사지》를 출간하고, 그 후로 어느덧 7년이라는 세월이 흘렀다. 그 짧지 않은 시간 동안 수많은 사람들에게 장기마사지를 가르치고 그들이 몸소 체험하는 놀라운 변화를 곁에서 지켜보았다. 더 많은 사례와 데이터베이스가 쌓였고, 덕분에 이전까지 깨닫지 못했던 많은 것도 새롭게 알게 되었다. 그리고 그 모든 경험과 지식을 '복내력'이라는 개념으로 정리해 세상에 내놓을 수 있게 되었다. 그것이 바로 이 책이다. 마치 흩어진 진주알을 한 줄로 꿰듯, '복뇌'라는 개념은 내가 십수 년간 체득한 건강지식과 경험을 총체적으로 정리해주었다.

복뇌건강법은 '뱃속에도 뇌가 있다'는 사실을 바탕으로 복뇌를 일깨우는 운동과 호흡, 마사지법, 각종 요법을 망라하는 건강법이다. 복뇌건강법은 복뇌를 일깨워 궁극적으로 두뇌와 통합시킴으로써 완전한 건강을 얻고 깨달음에까지 이르는 것을 목표로 한다.

앞서 말한 것처럼 복뇌건강법은 내가 십수 년 동안 공부하고 체험한 것을 바탕으로 탄생했지만, 그렇다고 해서 어느 날 갑자기 하늘에서 뚝 떨어진 것은 아니다. 일찍이 불로장생을 추구하여 몸의 탐구에 열의를 불태운 타오의 선인들과 그들의 정신을 면면히 계승해온 도가의 수련자들, 그리고 체험에 의해 장陽의 중요성을 터득하여 새로운 방법론을 개발해낸 현대의 탐구자들, 무엇보다 현대의학적 지식을 접목해 현대화한 힐링타오의 만탁 치아 선생의 노력 덕분에 탄생하게 된 것이다. 이들의 업적을 토대로 나의 체험과 대중적이고 실용적인 접근법이 어우러져 복뇌건강법이 탄생했다.

　이제부터 본격적으로 복뇌건강법에 대해 알아보자. 몸과 마음이 뿌리부터 변화하는 놀라운 기적을 체험해볼 수 있을 것이다.

복뇌건강 테스트

당신의 속은 편안합니까?

1. 입맛이 좋고 무엇이든 잘 먹는가?   (예 | 보통 | 아니오)

2. 식후에 포만감이 1시간 이내에 사라지고 편안해지는가?   (예 | 보통 | 아니오)

3. 평소에 속이 텅 빈 듯이 편안한가?   (예 | 보통 | 아니오)

4. 변에서 독한 냄새가 없는가?   (예 | 보통 | 아니오)

5. 변의 양은 많은가?   (예 | 보통 | 아니오)

6. 변의 색깔이 다갈색이나 황금색에 가까운가?   (예 | 보통 | 아니오)

7. 변이 물에 뜨는가?   (예 | 보통 | 아니오)

8. 화장지가 거의 필요 없을 정도로 변을 쉽게 내보내는가?   (예 | 보통 | 아니오)

* 예는 10점, 보통은 6점, 아니오는 2점이다.   **점수** _____

Test 2 당신의 배는 건강합니까?

1. 20kg의 압력으로 눌러도 아픈 곳이 없다.   (예 | 아니오)

2. 평소에는 떡처럼 부드럽고 탄력이 있지만 배에 힘을 주면 돌처럼 단단하다.

                                                        (예 | 아니오)

3. 복부의 피부색이 옥처럼 윤택하며 빛이 난다.   (예 | 아니오)

4. 배가 전체적으로 따뜻하다.   (예 | 아니오)

5. 배의 형상이 주름 없이 깨끗하고 수려하다.   (예 | 아니오)

6. 배가 판판하고 허리선이 보기 좋게 들어가 있다.   (예 | 아니오)

7. 배꼽은 크고 깊으며 둥글게 중심이 잡혀 있다.   (예 | 아니오)

8. 배꼽 테두리의 윤곽이 또렷하고 누르면 탄력이 느껴진다.   (예 | 아니오)

9. 배꼽의 색깔이 생기 있고 윤택하다.   (예 | 아니오)

10. 평소에 깊고 편안하게 호흡을 할 수 있다.   (예 | 아니오)

* '예'로 대답한 항목의 개수를 세어보자.

8개 이상: 20점   **5~7개**: 15점   **5개 이하**: 10점

Test 1과 Test 2의 점수를 합해보자. 합계 점수에 따라 결과는 다음과 같다.

* **90점 이상**: 배와 뱃속이 모두 편안한 상태다.

* **65~90점**: 배와 뱃속을 편안하게 만들기 위해 좀 더 노력해야 한다.

* **65점 이하**: 배와 뱃속의 문제가 심각한 상태다. 많은 노력이 필요하다.

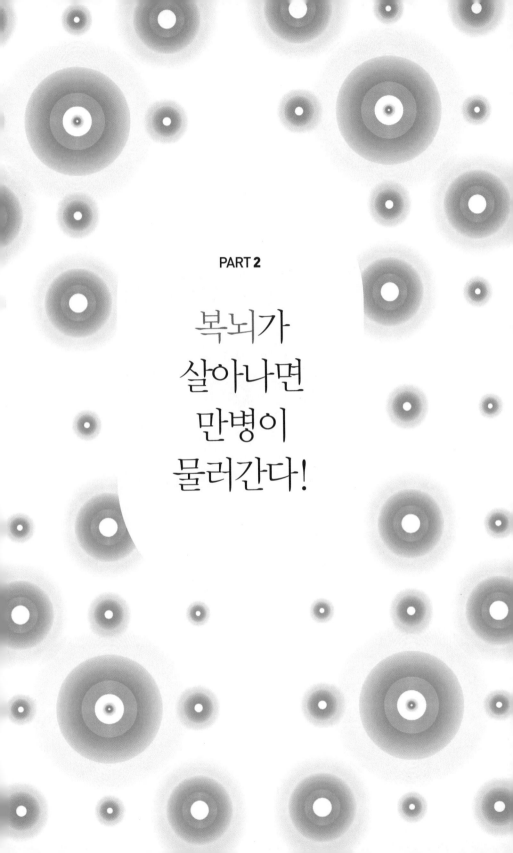

PART 2

복뇌가
살아나면
만병이
물러간다!

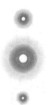

뱃속에도
뇌가 있다?

뱃속에도 뇌가 있다면 믿겠는가? 실제로 뱃속에도 어떤 정보를 받아들이고 기록하고 내보내는 뇌의 기능이 존재하는 듯한 느낌을 받을 때가 많다. '사촌이 땅을 사면 배가 아프다'는 말이 있다. 그리고 누군가가 못살게 굴면 '속이 썩는다'라거나 '환장換腸한다'고도 표현한다. 흔히 자신과 잘 맞지 않는 사람과 밥을 함께 먹으면 체하거나 밥이 잘 넘어가지 않는 경험을 해보았을 것이다. 이런 사례들만 생각해봐도 장에 정보를 받아들이는 어떤 기능이 있지 않을까 하고 유추해볼 수 있다.

동양에서는 이미 수천 년 전부터 배를 복뇌腹腦라고 부르며, 뱃속 뇌의 기능을 인정해왔다. 서양에서는 장을 '제2의 뇌second brain'라고 부르며, 현재 이에 대한 연구가 활발하게 진행되고 있다. 현대의 서구 과학자들은 장기에도 두뇌 속에 있는 것과 동일한 분자로 이루어진 신경세포나 신경전달물질이 복잡한 구조를 이루며 존재한다는 사실을 발견했다. 실제로 해부학과 세포생물학을 전공한 콜롬비아 대학의 마이클 거슨Michael D. Gershon 교수는 30년 연구의 결실로 《제2의 뇌The Second Brain》라는 책을 출간해 큰 반향을 불러일으킨 바 있다. 그의 책에는 이런 말이 나온다.

"우리 몸은 두뇌와 복뇌가 함께 작동해야 한다. 그렇지 않으면 뱃속에는 대혼란이, 머릿속에는 대참사가 발생한다."

거슨 교수의 주장에서 잘 나타나듯이 두뇌와 복뇌는 하나로 통한다. 그렇다면 두뇌와 복뇌는 어떻게 통하며, 어떤 메커니즘으로 기능할까?

뇌의 3층 구조와 3가지 뇌의 통합

우리의 두뇌가 크게 3층 구조로 이루어져 있다는 사실은 이미 잘 알려져 있다. 3층 구조를 이루는 3가지 뇌는 각각 뇌간, 대뇌 변연계, 대뇌 피질로, 이것은 동물의 진화나 태아의 뇌 발달과정으로 설명할 수 있다.

태아의 뇌는 수정란이 3주가 지나면서부터 발생하기 시작하는데, 이때 뇌간이 가장 먼저 발생하고, 이를 바탕으로 대뇌 변연계(구피질)

가 만들어지며, 마지막으로 대뇌 피질(신피질)이 발달한다.

뇌간은 호흡과 소화, 순환, 생식 등의 기본적인 생명기능을 수행하는 '생명뇌'로 파충류 이상의 동물들에게 공통적으로 존재하는 뇌다. 구피질인 대뇌 변연계는 '감정뇌'로 인간의 희로애락을 담당한다. 포유류 같은 고등 동물계에서 보이는 특징으로, 기뻐하고 두려워하며, 울고 웃는 다양한 감정반응을 표현할 줄 알게 된다.

마지막으로 뇌의 가장 바깥층을 둘러싸고 있는 신피질인 대뇌 피질은 '생각뇌'로 사고작용의 근원지다. 대뇌 피질에서는 언어활동을 기반으로 생각, 기억, 분석, 판단, 창조 등 인간 특유의 두뇌활동이 이루어진다. 인간이 신체적으로 열등한 데도 불구하고 만물의 영장이 된 이유가 바로 두뇌와 언어활동을 토대로 도구를 사용하고 문명을 창조할 수 있었기 때문이다. 하지만 이러한 대뇌 피질의 활동이 너무 과도하거나 잘못된 방향으로 이루어지면, 오히려 대뇌 변연계의 자연스러운 감정을 억제하고 더 나아가 뇌간의 생명기능을 파괴하게 된다. 이것은 먼저 짚고 넘어가야 할 사실이다. 정감과 자연적인 생명력이 빠진 현대문명이 자연과 환경을 얼마나 잔인하게 파괴

발달단계에 따른 뇌의 3층 구조

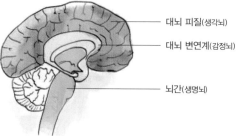

대뇌 피질(생각뇌)

대뇌 변연계(감정뇌)

뇌간(생명뇌)

하고 있는가? 사회를 얼마나 이기적이고 분열적인 모습으로 만들고 있는가? 이러한 상황에서 대뇌 피질의 사고기능을 마냥 높이 평가할 수만은 없을 것이다.

그렇다면 어떻게 해야 인간이 진정으로 인간다워지고, 만물의 영장이 되며, 더 나아가 초인적인 능력까지 발휘할 수 있을까? 결론부터 이야기하자면, 생명뇌인 뇌간을 중심으로 3가지 뇌를 통합시킨다면 가능할 것이다. 즉, 뇌간의 생명기능을 활짝 꽃피우는 가운데, 감정을 풍부하게 키우고, 의식의 창조력을 마음껏 펼친다면 가능하다. 여기서 우리가 탐구하고자 하는 것이 바로 3가지 뇌를 통합하는 방법, 그리고 신피질과 구피질에 겹겹이 감추어진 뇌간의 생명력과 잠재력을 쉽고 빠르게 꽃피우는 방법이다.

복뇌는 생명뇌인 뇌간과 직접 통한다

생명뇌인 뇌간과 빠르게 통할 수 있는 지름길이 있다. 바로 복뇌와 접촉하는 길이다. 왜 복뇌와 접촉하면 뇌간과 직접 통할 수 있는 것일까? 그 이유는 복뇌가 생명뇌인 뇌간과 직접 통하기 때문이다. 복뇌는 뇌간의 연장선상에 있다고 할 수 있다. 이제부터 복뇌와 뇌간의 연관성, 그리고 양쪽 뇌의 발달과정을 살펴보겠다.

《제2의 뇌》에서 거슨 교수도 밝혔듯이 뇌간과 장기는 '미주신경'을 통해 긴밀하게 연결되어 상호작용한다. 미주신경은 부교감신경

기능을 담당하는 자율신경의 하나다. 자율신경에 대해 부연하자면, 대뇌신경은 후천적으로 발달하는 영역으로서 대뇌의 표층활동인 사고, 학습, 기억, 창조의 기능을 담당하는 반면, 자율신경은 내장의 움직임, 소화, 흡수, 배설, 자생력, 무의식 등의 생래적인 기능을 떠맡고 있다. 자율신경은 교감신경과 부교감신경으로 구성되어 서로 견제, 조율하는 기능을 수행한다.

자율신경의 하나인 미주신경은 뇌간의 연수에서 나와 목을 따라 내려가며, 흉곽을 가로질러 복부의 명치 부근으로 들어가 복부대동맥 주변에 신경총을 형성하여 위, 췌장, 장, 간, 비장, 신장 등 각 장기로 분포된다. 한편 교감신경 기능을 담당하는 자율신경은 척수에서 갈라져 나와 역시 복부대동맥 주변에 복강신경총, 상장간막신경총, 하장간막신경총 등을 형성하여 복부의 각 장기로 흘러 들어간다.

명치 혹은 좀 더 광범위하게 말하면 명치와 배꼽 사이의 대동맥 근처에 자율신경다발이 밀집해 있다. 일찍이 요가에서는 이곳을 '태양신경총', 도가에서는 '복뇌'라고 불렀으니, 선인들의 혜안에 감탄사가 절로 나올 뿐이다. 지금부터 이 책에서 '복뇌'라고 말하면, 좁은 의미로는 자율신경다발이 밀집한 '배꼽과 명치 사이'를 뜻하며, 넓은 의미로는 위장, 소장, 대장의 소화관계통, 더욱 넓은 의미로는 배와 장기 전체를 뜻하는 것으로 알아두기 바란다.

명치 부위의 복뇌는 뇌간의 연장선상에 있는 중계 부위라고 이해하면 쉬울 것이다. 하지만 더 나아가 복뇌는 대뇌보다 더욱 원초적인 뇌로서, 대뇌에 앞서 가장 먼저 형성된다고 말할 수 있다. 배아가 배꼽에서부터 출발하여 방사선상으로 퍼져나가면서 발달한다고 볼 때 장과 복뇌가 대뇌보다 먼저 생겨난다는 것은 상식적으로 이해할 수 있는 사실이다.

그렇다면 여기서 태아의 발달과정을 간단히 살펴보자. 대부분의 경우 사람들은 뇌가 가장 먼저 생겨난다고 생각한다. 하지만 좀 더 자세히 관찰해보면, 태아의 발달과정에서 뇌보다 장의 형태가 먼저 생겨나는 것을 알 수 있다. 난자와 정자가 만나서 만들어진 수정란은 2, 4, 8, 16, 32의 단위로 세포분열을 반복한 후 상실배, 포배의 단계를 거쳐 원장배가 된다.

포배까지의 수정란은 원형의 상태를 유지하지만, 원장배에 이르면 표면 일부가 움푹하게 함몰되어 2개 층의 벽으로 주머니 모양이 된다. 이때 가운데 부분을 '원장', 외부를 '외배엽', 내부를 '내배엽'이라고 한다. 이 함몰된 외배엽 끝이 나중에 입이 되고, 처음 움푹 파인 곳은 원구라 불리며 항문이 된다. 이때 입에서 항문까지는 하나의 관으로 연결되어 장의 소화관이 되는 것이다. 이처럼 장은 인간의 발달 과정에서 다른 어떤 장기보다 먼저 생겨난다.

이와 같은 태아의 발달과정은 동물의 진화과정에서도 그대로 확인할 수 있다. 원시동물 히드라에서부터 인간에 이르기까지 약 5억 년의 진화과정에서 뇌는 장에서 진화했다는 견해가 있다. 히드라와 말미잘, 지렁이 같은 강장동물들은 뇌가 없고 온몸이 장으로 구성되어 있다. 그리고 온몸이 장인 강장동물은 입 언저리에 고리처럼 신경세포가 집합해 있다. 강장동물들에게 이런 구조는 먹이를 제대로 섭취하기 위한 원시적인 중추일 것이다. 마찬가지로 동물이 진화함에 따라 입 근처에 있던 이런 신경세포의 고리가 커지면서 위쪽으로 확장되어 뇌가 형성되었을 것이라 추측할 수 있다. 이렇듯 원래는 장에 있던 신경세포가 진화해서 뇌가 된 것이라고 본다면, 그 원형이 장에 남아 있다고 해도 그리 놀라운 일은 아닐 것이다.

결국 장 자체도 고유의 신경세포(뉴런) 조직을 갖고 있어 중추신경의 지령이 없더라도 장의 자발적인 기능을 수행할 수 있다. 이를테면 위와 소장, 대장이 협조해서 연동운동을 함으로써 음식물을 소화시키고 그 찌꺼기를 규칙적으로 배설할 수 있는 것이다. 장 내벽의 센서세포는 미각을 느끼고 음식물을 구별하기도 한다. 그러므로 유해한 음식물이 들어오면 장을 빠르게 운동시켜 설사를 통해 몸 밖으로 배설하게 된다. 이러한 일련의 작용은 대뇌의 명령과는 상관없이 장 자체의 자율적인 조절력으로 이루어진다.

장의 센서세포가 분비하는 호르몬은 그 자극에 대처하기 위해 두뇌로 신호를 보낸다. 이런 신호전달은 복뇌와 두뇌를 연결하고 있는 자율신경을 통해 이루어지기도 한다. 예를 들면 과식을 하면 배가 부르다고 두뇌가 인식하는데, 이는 장에서 만복감을 주는 호르몬이 나와서 미주신경을 통해 대뇌에 전달되기 때문이다. 즉, 섭식중추는 뇌에 있지만 그 중추에 정보를 제공함으로써 조절하는 것은 장이라는 것이다.

수년 전 한 일간지에 흥미로운 기사가 난 적 있다. 한 소년으로부터 심장과 폐를 이식받은 여성이 그 소년의 기억을 갖게 되었다는 내용이었다. 이 보도에 따르면, 전문가들은 장기도 기억소자를 가지고 있어 기증자의 기억이 피기증자에게 전달되는 것으로 진단했다. 보스턴 대학에서 장기이식을 연구하는 어느 연구자는 한 인터뷰에서 이렇게 밝혔다.

"연구 대상자의 약 20%가 자신의 것이 아닌 기억을 가지게 되었다고 고백했다. 심장과 폐 등은 단순한 근육질의 묶음이 아니다. 그 세포들은 일종의 기억소자를 갖고 있어 기증자의 기억을 피기증자에게 옮기는 역할을 하는 듯하다."

물론 그 반대의 경우도 똑같다. 대뇌에서 유발된 긴장과 스트레스 정보는 신경을 매개로 장에도 전달된다. 즉, 부정적인 감정과 스트레스는 소화불량, 변비, 설사 등 장의 문제를 유발한다. 하지만 대뇌의 의도와 정보가 생명뇌인 뇌간, 그리고 이어서 장에 영향을 미치려면 지속적이고도 강한 자극이 필요하다. 간헐적으로 일어나는 약한 자극으로는 뇌간과 장의 고유 영역에서 이루어지는 체온, 혈압, 심장박동, 소화와 배설 등 생명유지에 필요한 자율적인 기능에 마음대로 관여할 수 없다. 그러므로 자율적으로 작동하는 내장기능에 문제가 생겼다는 것은, 부정적인 감정이나 스트레스가 뇌간의 고유영역을 침범할 정도로 심각하게 오랫동안 지속되어온 것이라고 볼 수 있다.

결론은 복뇌와 두뇌의 주축인 뇌와 장이 신경과 다양한 세포에서 나오는 신경전달물질에 의해 서로 밀접하게 교통하고 있다는 것이다. 그리하여 정보를 교환하거나 협조해 외부의 적에게서 우리의 몸을 보호하고, 때로는 서로에게 부정적인 영향을 미치기도 한다.

두뇌보다
민감한 복뇌

한의학에서는 '통즉불통 불통즉통通卽不痛 不通卽痛'을 건강의 원리로 흔히 이야기한다. '통하면 아프지 않고, 통하지 않으면 아프다'라는 뜻이다. 그렇다면 몸의 어느 부위가 가장 잘 막힐까? 두뇌일까, 팔다리일까, 장일까? 나는 복뇌인 장에서 불통이 일어나기가 가장 쉽고, 불편한 문제 또한 가장 먼저 시작된다고 본다. 왜 그럴까?

첫째, 복뇌는 소화, 흡수, 배설 과정에서 생기는 유독성 가스와 노폐물 때문에 두뇌보다 먼저 불편한 증상이 생기기 쉽다. 소화기관은 입에서 항문까지 9m 정도의 하나의 관으로 연결되어 있다. 음식물이 위와 소장, 대장을 통과하면서 각 단계별로 소화되고 흡수되고 배설된다. 이 과정에서 유독성 가스와 노폐물이 생기기 쉬운 환경이 되는데, 가스와 노폐물이 정체되면 배에 불편한 증상들이 느껴지고 소화불량, 팽만감, 설사나 변비 등의 소화기 문제들이 발생하는 것이다.

둘째, 복뇌인 장은 동물적 감각, 즉 직관의 형태로 대뇌보다도 먼저 정보를 인지하기 때문에 스트레스에도 민감하게 반응한다. 실제로 스트레스를 받거나 긴장하면 장부터 불편해지고, 속이 답답한 느낌이 드는 것을 누구나 경험해보았을 것이다. 앞에서도 언급했듯이, 우리 속담에 사촌이 땅을 사면 배가 아프다고 하지 않던가. 극심한 스트레스 상황을 단장斷腸의 고통, 즉 장이 끊어지는 고통으로 표현하기도 한다. 긴장하거나 초조해지면 아랫배가 사르르 아파오면서 불편해지거나 뒤틀리는 듯이 아픈 경우도 있다.

이러한 장의 이상반응에 두통까지 동반되기도 하지만, 두통 증상이 나타나지 않는 경우도 많다. 이런 사실을 보면 긴장과 스트레스가 표면의식인 대뇌를 거치지 않고도 복뇌인 장으로 직접 침입할 수 있다는 것을 알 수 있다. 장은 동물적 감각인 직관의 형태로 정보를 주고받기 때문이다. 《제2의 뇌》의 저자인 거슨 교수는 이를 '장의 감각gut feeling'이라고 부르며, 장도 정보를 주고받고 저장할 수 있다고 밝혔다.

물론 대뇌의 의식적인 활동이 과다해지면 생명기능의 영역인 뇌간을 억압하고, 이어서 자율신경을 통해 장에 부정적인 영향을 미치기도 한다. 이를테면 과다하게 두뇌활동을 하거나 지나치게 근심과 걱정에 골몰하면 대뇌가 과열되어 장의 기능에 장애를 일으킨다.

하지만 실상은 복뇌인 장의 문제가 두뇌의 불편을 유발하는 경우가 더욱 잦다는 사실을 명심해야 한다. 배와 장이 막혀 통하지 않으면 즉시 소화불량, 변비, 복부팽만처럼 불편한 증상이 생기고, 이어서 두통과 상기증이 유발된다. 수면장애, 우울증, 치매 등의 정신적 문제도 장의 유독성 가스나 노폐물과 연관되어 있는 경우가 흔하다. 거슨 교수도 그의 저서를 통해 "알츠하이머병을 구성하는 아밀로이드 플라크가 뇌뿐만 아니라 장 속에서도 만들어진다. 파킨슨병도 마찬가지다."라고 밝히고 있다.

이런 견해는 현대의학에서도 학자들의 실험을 통해 밝혀졌으며 '새는 장 증후군Leaky Gut Syndrome'이라 명명되기에 이르렀다. 새는 장 증후군이란, 손상된 장 점막을 통해서 죽은 균이 만들어내는 내독소endotoxin와 큰 분자량의 영양소 등이 체내로 유입되고, 정상적으로 흡수되어야 할 영양성분이 흡수되지 않는 것을 말한다. 장 점막이 손상돼 소장과 대장으로 들어오지 말아야 할 것들(세균 등)이 들어오면 간질환, 자가면역질환, 당뇨병, 치매, 아토피 피부염 등의 증상이 생겨 우리 몸 전반에 영향을 줄 수 있다는 것이다.

학자들의 설명에 따르면 건강한 사람의 장에서는 포도당, 아미노산 등 영양성분만 미세융모를 통해 흡수되고 죽은 세균, 큰 분자의 영양성분, 유해물질은 흡수되지 않는다. 하지만 새는 장 증후군을 가진 사람의 장에서는 미세융모가 손상돼 영양성분을 흡수할 수 있는 단면적이 줄어들고, 세포 사이의 치밀결합이 손상돼 들어오지 말아야 할 유해물질 등이 흡수된다. 다음과 같이 보도된 기사자료에 더욱 자세하게 설명되어 있다.

2008년 10월호 〈당뇨병Diabetes〉에 따르면, 제1형 당뇨병을 앓고 있는 사람들에게 장 투과도가 증가돼 있는 것이 발견되었고, 연구팀은 제1형 당뇨병의 한 원인으로 장 투과도 문제와의 관련성을 제기했다고 한다. 또한 2004년 미국 〈소아과학회지〉에서는 장 투과도의 증가와 아토피 피부염의 관련 가능성을 보고하고 있다. 전문가들은, 장 투과도가 증가하면 소화되지 않은 큰 분자의 단백질이 들어오게 되면서 음식 알레르기가 생길 수 있는데, 이것이 아토피 피부염의 증상으로 나타날 수 있다고 추측하고 있다.

장 투과도가 높아지면서 발생하는 가장 확실한 질환은, 알코올성 간질환과 지방간이다. 강북삼성병원 소화기내과 전우규 교수는 한 신문과의 인터뷰에서 "장 투과도가 높아지면서 혈중으로 유입된 내독소와 관련된 산화 스트레스 때문인 것으로 보고되고 있다. 특히 알코올성 간질환은 알코올 그 자체보다 알코올로 인해 장의 투과도가 증가하는 것이 더 큰 영향을 미친다."고 말했다. 고려대학교 안암병원 통합의학 센터 김정하 교수는 "그 외에도 류머티즘 관절염, 만성피로 증후군, 과민성 대장증후군, 치매 등 다양한 질환이 장 투과도의 증가와 관련 있다고 보고되고 있다."고 말했다.

장 투과도를 증가시키는 가장 큰 원인으로 주목받는 것이 소장 내 유해균이 과다증식하는 경우다. 정상적인 성인의 장 속에는 그램 당 100억~1조 마리의 세균이 살고 있다. 정상균은 유해균의 증식을 억제하고, 독성물질을 제거하며, 장내 미세융모와 장 근육의 주요 구성 성분을 생성하는 등 유익한 역할을 다양하게 한다. 그러나 정상균이 줄어들고 유해균이 증식하면, 정상적인 장 점막세포의 기능이 손상된다.

그렇다면 장 속에 유해균이 증가하는 이유는 뭘까? 가장 대표적인 원인은 과자, 아이스크림 같은 단순당의 섭취다. 단순당은 장의 운동성을 떨어뜨리고, 인체의 면역력을 떨어뜨린다. 또한 규칙적으로 식사를 하지 않으면 위장 내 위산분비가 저하되고 소화효소가 줄어들어 나쁜 균이 위장에서 죽지 않고 장까지 내려올 수 있다. 제산제도 소화효소를 중화시키므로 좋지 않다.

강남 차병원 가정의학과 최준영 교수는 "보통 변비, 설사, 습진, 두드러기, 구내염, 만성피로를 느끼는 사람은 장 투과도가 증가되어 있다."고 말했다. 최 교수의 말에 따르면, 새는 장 증후군은 미세 영양소와 비슷한 분자 크기의 다당류 만니톨과 장내 흡수가 안 되는 큰 분자량의 락툴로오스, 수크랄로오스를 섭취한 뒤 혈액이나 소변을 통해 흡수와 배출 비율로 조사해보는 방법이 있다고 한다.

[출처 : 〈조선일보〉, 2008년 10월 7일자]

이렇듯 현대의학에서도 밝힌 바와 같이 배와 장은 몸의 뿌리이자 중심이기 때문에 이곳이 막히면 두뇌도 정체될 수밖에 없다. 또한 장의 유독성 가스와 노폐물이 혈액을 더럽히고, 이렇게 오염된 혈액이 온몸을 돌아다니며 전신에 문제를 일으키게 되는 것이다.

복뇌를 통해 뇌간을 살리고 자율신경을 조절한다

복뇌와의 연결을 재생해 뇌간의 생명력을 되살리면, 신체의 회복력과 재생력이 되살아나고 직관력 같은 영적 잠재력까지도 무한히 발현될 수 있지 않을까? 생명뇌와 감정뇌, 생각뇌가 통합되고 복뇌와 연결되면, 인간의 의식도 생각뇌가 지배하는 분별심이나 개체성을 초월하여 모든 것을 하나로 보는 통합된 초월의식으로 확장될 것이다. 그리고 그러한 발전된 의식 속에서만 인간은 온전한 건강을 얻고 희열과 자유를 누릴 수 있다. 그렇다면 장의 자율적인 조절능력, 그리고 자율신경의 중추로서 생명기능을 담당하는 뇌간을 살리는 지름길은 무엇일까?

흔히 명상이나 정신수행에 전념하는 사람들은 뇌간의 생명력과 희열감에 도달하고자 하는 목표를 가졌다. 일반인에게는 다소 낯선 개념이겠지만, 이들은 명상이나 수행을 통해 대뇌 피질의 사고작용과 고정관념, 의심을 잠재우고, 대뇌 변연계의 방어막인 불안과 두려움을 넘어 뇌간의 본질에 가닿기를 원한다.

정신수행이 복잡하게 느껴진다면, 좀 더 보편적인 이야기를 해보겠다. 우리는 보통 '마음을 비워야 편안해지고, 병도 잘 낫는다'는 말을 자주 한다. '마음을 비운다'는 게 정확히 무슨 뜻인지 알든 모르든, 그런 말을 일상적으로 쓴다. 또한 사랑과 용서, 신뢰, 감사 같은 긍정적인 감정을 품어야 행복해지고, 하는 일도 잘된다는 사실도 우리는 잘 알고 있다. 그런데 생각을 고쳐먹고 마음을 비우는 일이 왜 그렇게 뜻대로 되지 않을까? 깨치는 일이 왜 그토록 어려운 것일까?

한마디로 마음의 끈질긴 습성 때문이다. 오랜 동안 굳어진 의식과 감정의 습기가 갑옷처럼 딱딱하게 우리를 에워싸고 있기 때문이다. 잘 조절되지 않는 마음을 고삐를 죄듯 다그치거나 명상이나 마음수련 따위로 잠재우고자 한다면, 오히려 머리가 더 달아올라 뇌간의 생명력이 더욱 억압될 수 있다. 섣부른 명상이나 기공수련을 감행하다가 열이 머리로 치밀어 오르는 상기증에 시달리게 되는 것이 바로 그런 경우다.

나 역시 정신수행에 골몰하던 시절에 극심한 상기증에 시달린 적이 있다고 이 책의 서두에서 밝힌 바 있다. 나는 그런 시행착오를 통해 빠르고 쉽게 뇌간의 자율적인 생명력에 도달하는 원리와 방법론을 터득했다. 그것은 다름 아닌 복뇌를 통한 방법이다. 복뇌를 통하면 비교적 쉽게 뇌간의 생명기능에 접근할 수 있다. 복뇌는 자율신경의 영역에 의해 주로 지배되며, 두뇌로 말하자면 두뇌의 중심부에 위치하여 생명기능을 담당하는 뇌간의 기능과 바로 통하기 때문이다.

복뇌를 통해 두뇌 속의 간뇌(간뇌는 시상, 시상하부, 뇌하수체를 포함하는 뇌간의 핵심부위로 대뇌와 소뇌 사이에 위치한다)와 시상하부가 작동하면 인체의 회복력과 면역력이 강해진다. 또한 복뇌를 통해 두뇌 속의 뇌간이 작동해도 마찬가지다. 그리고 복뇌인 장은 자율신경을 통해 뇌간과 직접 연결되어 있어, 장을 자극하면 두뇌도 맑아지고 뇌력과 직관력, 잠재력이 쉽게 발현된다. 우리나라 전래의 단학 고수들은 뇌의 연장중계 부위인 복뇌가 뱃속에 있다고 믿어, 복뇌를 통해 두뇌의 조절을 시도했다고 알려져 있다. 그들의 지혜에 놀라지 않을 수 없다.

복뇌는 두뇌보다 다스리기가 쉽다. 굳어져 있는 부위를 직접 손으로 만져서 풀 수도 있고, 반복적인 동작으로 막힌 곳을 소통시킬 수도 있다. 그 과정에서 자율신경다발들이 직접 자극을 받아 제 기능을 발휘하게 되는 것이다. 그야말로 굳어진 배와 장을 풀어주는 것은 복뇌를 소통시켜 몸과 마음을 편안하게 해주고, 우리 몸의 자연 치유력과 면역력을 획기적으로 증진시켜주는 최고의 자연요법이다.

현대인에게 고통을 주는 여러 질병들은 대부분 대뇌 피질의 과열에 따른 자율신경기능의 실조에서 기인한다. 그 과정을 간단히 요약하자면 이렇다.

정신적 스트레스로 과도하게 열 받음 → 불량한 식생활 →
복뇌인 장의 경직과 불통 → 상기증 심해짐 → 자율신경 실조

결국 뇌간의 생명력을 억압하는 이 과정이, 수많은 질병의 공통적인 원인이 된다. 다시 한 번 강조하자면, 복뇌를 적절하게 자극해 장을 편안하게 만들고 막힌 곳을 소통시키면 자율신경이 되살아나 뇌간의 순수한 생명력에 도달할 수 있다. 그렇게 되어야 결국 자율적인 생명의 기능이 제 역할을 하는 것이며, 이를 위해서는 복뇌를 자극하는 것이 가장 빠르고 안전한 지름길이다.

뱃속에도 뇌가 있다! 배가 편안해야 마음이 편안하고, 장기가 건강해야 몸 전체가 건강하다. '배가 편안해야 만사가 편안하다'는 옛말을 잊지 말아야 할 것이다.

복뇌는
우리 몸의
제약공장

흔히 '호르몬'이라고 하면 뇌에서 나오는 호르몬을 먼저 떠올린다. 실제로 생명뇌인 뇌간의 송과선이나 뇌하수체에서 세로토닌, 도파민, 엔도르핀, 멜라토닌 등의 신경전달물질들이 분비된다. 이처럼 뇌에서 나온 호르몬들은, 인간의 몸과 마음을 연주하는 일종의 오케스트라 역할을 맡고 있다. 기분을 상승시켜주기도 하고, 면역력과 자연치유력을 높여 질병과 노화를 막아주기도 하며, 건강과 아름다움을 유지하고, 더 나아가 고차원적 의식을 고양시켜주는 등의 다양한 활동을 하고 있다.

쉽게 말해 호르몬은 체내의 천연약물로 정교한 화학신호를 통해 육체뿐만 아니라 감정과 마음까지도 조절한다. 한 사람 안에 있는

100억 개가 넘는 뉴런을 각각의 감정과 행동신호에 맞춰 춤추게 하는 신경전달물질들은 지금까지 뇌 속에서 50여 가지가 발견되었다.

그렇다면 체내의 천연약물은 두뇌에서만 분비될까? 놀랍게도 장역시 두뇌처럼 많은 종류의 호르몬과 면역물질을 만들어내는 것으로밝혀졌다. 장은 천연약물의 보고寶庫로 두뇌에 뒤지지 않는 몸속 제약공장인 셈이다.

두뇌에서만 생성된다고 알려진 세로토닌(활력과 행복), 도파민(쾌감과 욕망 상승), 멜라토닌(수면 유도, 세포 재생, 노화 방지), 콜레시스토키닌(정신 안정과 만복감, 만족감 유발) 등의 각종 호르몬이 장에서도 분비되고 있다. 지금까지 소화관 점막의 내분비 세포에서 장내호르몬, 즉 복뇌호르몬이 20종 이상 방출되는 것으로 밝혀졌다. 이처럼 장이 뇌와 동일한 신경조직과 신경전달물질을 가진, 복잡한 구조의 복뇌라는 점이 확실해지고 있다. 이제부터 놀라운 기능들을 수행하는 복뇌호르몬을 몇 가지만 살펴보겠다.

감정을 조절해주는 행복호르몬,
세로토닌

요즘 단연 화제가 되고 있는 호르몬은 감정을 조절하고 행복감을 느끼게 해주는 세로토닌이다. 환희와 쾌락, 기대와 설렘, 욕망을 느끼게 해주는 도파민이나 두려움을 비롯한 다양한 스트레스에대처하기 위해 필요한 에너지를 공급해주는 노르아드레날린과 달리,

세로토닌은 고요한 행복감과 평온한 안정감을 불러일으킨다. 세로토닌은 도파민과 노르아드레날린 등의 각성형 호르몬을 억제함으로써 몸과 마음에 휴식을 주는 행복호르몬이다.

세로토닌이 충분하지 않으면 남성은 충동적인 행동을 하고 여성은 우울한 감정이 증가한다. 실제로 세로토닌 수치가 낮은 사람들은 감정이 불안정하고 근심과 우울감에 빠지기 쉽다. 혹은 반대로 감정이 격해지거나 분노를 참지 못하고 충동적인 성향이 되는 경우도 있다. 자살 위험이 높아지고, 수면장애 증상이 나타나며, 식욕이 왕성해져 비만해지는 사람도 있다. 이런 증상은 모두 세로토닌 부족 때문이다.

시상하부는 내측에 만복중추가 있고 외측에 섭식중추가 있어 음식을 섭취하는 행동을 조절하기도 한다. 세로토닌은 부신피질에 지령을 보내서 인슐린 분비량을 증가시키고, 당분 섭취를 준비하게 하는 모든 과정에 관여해 탄수화물 섭취욕구와 체중증가를 통제한다.

또한 깊은 휴식과 재충전을 위한 숙면에도 꼭 필요한 호르몬이 세로토닌이다. 잠을 유도하는 호르몬은 송과선에서 분비되는 멜라토닌인데, 이 멜라토닌의 전구前驅 물질이 바로 세로토닌이기 때문이다. 낮에 세로토닌 분비가 많아야 밤에 멜라토닌 분비가 왕성해져 단잠을 잘 수 있게 되는 것이다.

낮에 햇볕을 많이 쬐면 시신경과 청각신경을 타고 들어온 신호가 시상하부와 송과선, 그리고 소화기관의 엔테로크로마핀enterochrómaffin 세포를 자극하여 세로토닌을 생성하고 활성화시킨다고 알려져 있다. 이처럼 세로토닌은 두뇌에서뿐만 아니라 복뇌인 소화관에서도 분비되어 두뇌와 멋진 연대작용을 한다. 여기서 우리는 복뇌를 일깨움으로써 뇌내호르몬을 더욱 효과적으로 활성화시킬 수 있음을 다시 한 번 상기할 필요가 있다.

수면유도제이자 현대판 불로초, 멜라토닌

복뇌호르몬의 으뜸은 단연 '현대판 불로초'라 불리는 멜라토 닌일 것이다. 앞서도 언급했듯이 멜라토닌은 좌뇌와 우뇌 사이에 위 치한 분비샘인 송과선에서 분비된다. 하지만 십이지장 점막에서도 분비된다. 송과선에서 분비되는 멜라토닌은 전구체인 세로토닌으로 부터 두 단계를 거치며 만들어진다.

햇빛을 가장 먼저 감지하는 것은 눈이며, 눈의 수용체를 통해 대뇌 시각엽을 자극하면 시각엽의 신경이 간뇌의 송과선을 자극해 멜라토 닌이 분비된다. 불을 끄면 잠이 더 잘 오는 것처럼, 들어오는 빛이 줄 어들면 이미 만들어져 저장되어 있던 멜라토닌이 혈중으로 분비되어 수면을 유도해준다. 숙면은 심신의 휴식과 재충전, 그리고 신체의 재 생을 위한 굉장한 에너지를 준다. 알다시피 잠을 통해 제대로 휴식을 취하지 못하면, 다음 날 낮 동안에 행동은 물론이고 심리적으로도 문 제가 발생하곤 한다.

수면유도 이외에도 멜라토닌은 몸에 여러 가지 이로운 역할을 한 다. 대표적인 것을 꼽자면, 스트레스를 풀어주고, 자연살해 세포의 생성과 기능을 항진시켜 암과 바이러스 및 세균 제거에 도움을 주며,

조혈 인자를 촉진시켜 혈액 생성을 도와 빈혈을 치료하고 예방한다. 그리고 혈압을 떨어뜨려 고혈압을 비롯한 기타 성인병을 치유하고 알츠하이머형 치매를 예방해주기도 한다.

멜라토닌의 특효는 뭐니 뭐니 해도 '젊음의 묘약'으로 노화를 방지해주는 기능일 것이다. 연구자들이 행한 한 동물실험에서 멜라토닌이 수명의 20%를 연장해주는 것으로 나타났다. 멜라토닌을 투여한 쥐들은 그렇지 않은 쥐들과 달리 근육의 탄력이 오래 유지되었고 온몸에 털도 많았다. 눈 역시 백내장에 걸리지 않았고, 소화기능과 성적 능력이 쇠퇴하지 않았으며, 면역력이 향상되어 젊음을 오래도록 유지했다.

실제로 여러 연구들에 의해 인간의 장수비결이 멜라토닌 수치와 연관되어 있다는 사실이 밝혀졌다. 일반적으로 여성이 남성보다 오래 사는데, 다양한 연령의 사람들에게서 멜라토닌의 양을 측정한 결과 여성에게서 남성보다 20~30% 정도 더 많은 양이 검출되었다. 그뿐 아니다. 일본의 연구진이 보고한 바에 따르면, 건강한 노인은 같은 나이대의 알츠하이머 환자보다 2배 이상의 멜라토닌을 생성한다. 이탈리아 파르마 대학의 과학자들은 100세가 넘은 장수노인 23명을 대상으로 면역반응을 조사했는데, 이들의 강력한 자연살해 세포가 멜라토닌과 연관이 있음을 알아냈다.

이처럼 멜라토닌의 노화방지 메커니즘은 항산화작용, 면역계의 자극, 심장혈관계의 보호, 생물학적 리듬의 안정화, 휴식과 회복의 야간주기 복구, 성장호르몬의 생산 자극 등의 효과를 생각해보더라도 짐작할 수 있을 것이다.

그렇다면 어떻게 하면 멜라토닌을 적절하게 얻을 수 있을까? 한때 합성 멜라토닌 약물이 전 세계적으로 대유행해 '불로장생 호르몬', '현대판 불로초' 등으로 각광받은 적이 있다. 많은 멜라토닌 연구자들과 제조업자들은, 멜라토닌이 다른 호르몬제제들과는 달리 독성이 없는 안전한 물질이라고 강조한다.

하지만 합성 멜라토닌 약물을 복용한 일부 사람들은 졸음, 두통, 머리가 무거워지는 느낌, 위장장애, 우울증 혹은 숙취와 비슷한 증상 등을 호소하기도 한다. 합성 멜라토닌의 부작용, 특히 장기간 복용한 후에 나타나는 부작용에 대한 계속적인 연구가 필요한 실정이다.

최근 미국 국립보건원의 노화연구소는 소비자들에게 호르몬제를 사용할 때 주의를 기울여야 한다고 공식적으로 언급했다. 노화연구소는 효능과 안전한 복용량이 확실히 증명될 때까지 DHEA Dehydro-epiandrosterone 나 멜라토닌, 성장호르몬, 테스토스테론이나 에스트로겐과 같은 성호르몬을 먹지 않는 것이 좋다고 권유했다.

상식적으로 생각해보아도 인공적으로 합성한 약물을 장기간 복용하는 것은 그다지 바람직하지 않아 보인다. 체내에 부족한 것을 밖에서 채워주기만 한다면 우리 몸은 필요한 것을 스스로 만들려는 노력을 하지 않을 것이다. 그러면 몸의 기능은 점점 더 퇴화의 길로 들어서게 될 것이다.

가장 바람직한 것은 신체의 자연스런 멜라토닌 생산을 보존하고 강화시키는 방법이다. 멜라토닌 생산을 촉진하는 자연스러운 방법은 수없이 많다. 밤에는 되도록 빛을 차단하고 충분한 수면을 취하는 것이 최상이다. 특히 멜라토닌이 가장 많이 나오는 시간은 밤 10시에서 새벽 3시 사이이므로 그 시간에는 반드시 수면을 취할 필요가 있다. 또한 낮에는 멜라토닌의 전구물질인 세로토닌을 풍부하게 분비하기 위해 밖에 나가 햇볕을 충분히 쬐어야 한다. 현대인들은 실외에서 보내는 시간이 극히 적어, 햇빛에 노출되는 시간도 너무 짧다.

그리고 멜라토닌을 고갈시키는 약이나 기호품을 피하고, 멜라토닌 함량이 높은 자연식품을 많이 섭취해야 한다. 멜라토닌을 고갈시키는 약에는 아스피린, 베타차단제, 칼슘차단제, 수면제, 진정제, 항우울제, 혈압강하제, 스테로이드제제 등이 있고, 기호품에는 카페인, 담배, 알코올 등이 있다. 반면 멜라토닌 함량이 높은 자연식품은 귀리, 사탕옥수수, 현미, 생강, 토마토, 바나나, 보리, 해초류, 콩, 견과류 등이 있다. 칼슘, 마그네슘, 비타민B6, 나이아신아미드가 풍부한 음식이나 보조식도 큰 도움이 된다.

명상이나 묵상 등으로 정신적인 스트레스를 줄이는 것도 멜라토닌 생성량을 높이는 방법이다. 송과선은 마음의 상태와 긴밀하게 연관되어 있는데, 이는 프랑스 철학자 데카르트가 '송과선은 정신과 육체가 만나는 곳'이라고 했던 말과 일맥상통한다.

하지만 멜라토닌이라는 현대판 불로초를 캐는 가장 확실한 방법은 장기마사지와 장운동이다. 앞에서 말한 것처럼 장에서도 멜라토닌이 생산되기 때문이다. 나는 장이 두뇌보다 더 많은 멜라토닌을 생산하고 있을 것으로 감히 짐작한다. 왜일까?

연구자들은 멜라토닌이 30억 년의 신비를 간직한 생명체를 존재하게 만든 가장 원초적인 물질이라고 말한다. 멜라토닌은 인간은 물론이고, 30억 년 전부터 지구에 존재해온 단세포 녹조류에 이르기까지 모든 동식물에서 발견되는 물질이다. 또한 식물, 곤충, 개구리, 바다표범을 포함한 모든 생물체에서 멜라토닌의 분자구조는 화학적으로 동일하다고 한다.

모든 생물체에서 정확히 동일한 '분자배향molecular orientation'으로 존재하는 물질은 극소수인데, 이런 물질들은 예외 없이 생명체에 필수적이며 근본적인 역할을 하는 것으로 알려졌다. 멜라토닌의 특성 역시 모든 생물체에서 동일하게 약 하루의 주기로 만들어지며 언제나 낮보다 밤에 다량 생성된다. 아마도 모든 생명체는 멜라토닌의 생성주기를 통해 스스로를 보호하고 치유하는 생명의 메커니즘을 공유하고 있는 듯하다.

이런 멜라토닌의 근본적 특성으로 보아, 두뇌보다 장에서 멜라토닌이 더 많이 생성될 것이라는 가설을 무리 없이 세워볼 수 있다. 복뇌는 두뇌보다 원초적인 뇌이기 때문이다. 《알고 싶었던 뇌의 비밀》의 저자인 오키 고스케 박사는 저서에서 "소화관은 뇌의 원조다."라고 주장하기도 했다.

진시황이 그토록 애타게 찾았던 불로초가 우리의 뱃속에 있다니, 불로초가 자라고 있는 삼신산이 바로 내 뱃속이라니! 그렇다면 뱃속을 탐험하여 불로초를 캔 사례들이 있었을까? 그리고 배의 환경이 어떠할 때 불로초가 무럭무럭 자랄 수 있을까?

우선, 장이 텅 비어 배가 편안할 때 멜라토닌의 분비량이 늘어난다. 소식하면 장수한다는 것은 이미 과학적으로도 입증된 사실이다.

하지만 소식이 장수하게 하는 진짜 이유는 명확하게 입증되지 않고 있다. 열량을 제한하면 멜라토닌이 2배로 증가한다는 사실은, 소식의 노화방지 효과를 비교적 잘 설명해준다. 앞에서 잠시 소개한 러셀 라이터 박사와 그의 동료는 세 집단의 쥐를 대상으로 멜라토닌 양을 측정했다. 세 집단은 다음과 같다. 첫 번째 집단은 넉넉하게 음식을 먹인 늙은 쥐, 두 번째 집단은 저열량 음식으로 기른 늙은 쥐, 세 번째 집단은 자유롭게 먹게 한 어린 쥐다.

예상대로 넉넉하게 음식을 먹은 늙은 쥐는 어린 쥐보다 훨씬 낮은 혈중 멜라토닌 양을 보였다. 하지만 저열량 음식을 먹인 늙은 쥐는 어린 쥐와 큰 차이가 나지 않았다. 나이를 먹어감에 따라 멜라토닌의 생성량이 감소되는 것은 지금까지 연구한 모든 동물과 인간에게

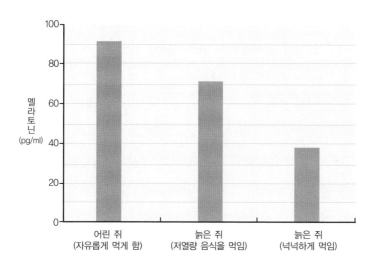

저칼로리 식이요법은 멜라토닌의 양을 유지해준다.

서 발견된 공통점이다. 그런데 저열량 음식을 먹인 늙은 쥐는 넉넉하게 먹인 늙은 쥐보다 2배나 많은 멜라토닌을 생성하고 있었다.

여러 실험결과를 보면 만복감의 60% 정도만 먹는 소식이 생명의 기능을 최고로 높이는 것으로 나타났다. 도가의 경전인《포박자抱朴子》에서는 "장생長生을 얻으려면 장을 깨끗이 할지어다. 불사不死를 얻으려면 장 속에 찌꺼기를 남기지 말지어다."라고 언명했다. 이것이 현대과학의 실험으로 증명된 셈이다.

소식에서 더 나아가 장을 부드럽게 풀어주는 장기마사지, 장과 단전을 단련하는 배 단련법이나 단전호흡 등은 멜라토닌의 생성을 증가시키는 더욱 탁월한 방법이다. 배마사지나 배 단련법은 건강과 장수를 추구한 고대 양생가들이 애용했던 핵심 수련법으로, 현대까지 면면히 발전되어 이어져 내려오고 있다.

배를 강화하는 방법의 하나로 조선시대 왕들은 매일 아침 잠자리에서 일어나기 전에 손으로 배를 나선형으로 문지르며 마사지했다고 한다. 이를 계속하면 배와 배꼽이 단련되어 불같은 정력이 일깨워질 뿐만 아니라 엄청난 잠재능력이 발휘된다고 믿었다.

배를 단련하는 방법으로 베네트라는 사람의 이야기가 흥미롭다. 20세기 초의 인물인 베네트는 불치병을 극복하고 70대에 30대의 젊음을 회복한 사람으로 유명하다. 그는 55세 때까지 동맥경화증, 만성 위염, 만성 관절 류머티즘 등으로 약과 의사의 도움으로 겨우 연명했다. 또한 나이에 비해 몹시 노쇠하고 허약해, 그를 돌보던 의사들은 그가 거의 죽은 상태와 같다고 진단했다.

절망의 벼랑 끝에 서 있었던 베네트는 "장을 단련하십시오!"라는 의사의 한마디 권고를 듣고는 어떻게 하면 장을 단련할 수 있을지를 연구하는 데 온 힘을 기울였다. 그 결과, 베네트는 장을 강화하여 병을 치료하는 베네트식 장체조를 개발해 직접 실천했고, 70대에 30대의 젊음을 회복함으로써 전 세계를 놀라게 했다. 1900년대 초, 베네트 건강법은 전 세계적으로 유행하게 되었고, 당시 베네트는 자동차 발명으로 유명한 포드만큼이나 널리 알려졌다.

기록에 의하면 인류 역사상 가장 오래 산 인물은 1483년에서 1635년까지 무려 152세를 산 영국인 토마스 파다. 파가 죽자 찰스 왕은 그의 장수비결을 밝히기 위해 외과의사 윌리엄 하비William Harvey에게 사체 해부를 명했다. 하비는 혈액순환론을 발견한 사람이기도 하다. 하비의 보고에 의하면 파 노인의 내장기관은 모두 완벽한 상태였고, 특히 대장은 정상적인 위치에 깔끔하게 놓여 있었으며, 모든 점에서 청년과 비교해도 손색이 없을 정도였다고 한다.

수만 건의 대장내시경 검사로 장을 관찰한 의사들에 의하면, 실제로 대장 점막이 깨끗하고 탄력성이 있고 오래된 변을 담고 있지 않은 환자는 모두 연령보다 훨씬 젊어 보였다고 한다. 반면 대학병원에서 사체를 해부해보면, 장 전체가 급격히 부패한 것이 원인이 되어 돌연사한 사람도 적지 않다고 한다. 이를 가리켜 '장관괴사'라고 하는데, 뇌경색이나 심근경색 같은 일이 장에서 일어나는 것이다.

이런 사례들을 살펴보면, 확실히 건강과 장수의 핵심은 복뇌인 장에 있다고 결론 내릴 수 있다. 현대인들은 바쁘게 사회생활을 하면서 머리를 많이 쓰는 까닭에 모든 관심이 두뇌에 쏠려 있지만, 사실상 생명기능의 측면에서는 복뇌가 핵심이요 주역인 셈이다.

두뇌에 신호를 전달하는
다양한 복뇌호르몬들

　　세로토닌이나 멜라토닌 이외에도 소화관에서는 신경전달물질인 복뇌호르몬들이 다양하게 분비되고 있다. 이들은 우리가 어떤 행위를 취하도록 두뇌에 직접 신호를 전달한다. 이때 복뇌가 정보를 주는 소프트웨어라면, 두뇌는 그 정보를 처리하는 하드웨어의 역할을 하게 된다. 그러므로 만약 복뇌가 망가져 있으면 올바른 정보를 전달하지 못할 것이고, 두뇌가 망가져 있으면 올바른 정보를 받아도 제대로 행동으로 옮기지 못하거나 혹은 반대로 복뇌에 왜곡된 정보를 보내게 될 것이다.

　　좋은 예가 콜레시스토키닌이라는 복뇌호르몬이다. 콜레시스토키닌은 소화를 촉진하여 만복감을 주는 물질로, 음식을 몸에 필요한 만큼만 먹게 함으로써 비만을 예방한다. 콜레시스토키닌은 식사를 마치고 15~20분 후에 십이지장의 점막에서 분비되어 미주신경을 통해 만복감 신호를 뇌의 시상하부에 전달한다.

　　그러므로 우리가 먹은 음식이 뇌의 시상하부에 영향을 미쳐 만복감을 일으키는 데는 15~20분가량 소요되며, 허겁지겁 먹으면 몸에 필요한 양보다 더 많은 음식을 섭취하게 되어 쉽게 살이 찌게 된다. 또한 장의 환경이 파괴되어 콜레시스토키닌 호르몬이 제대로 분비되지 않는 경우에도 만복감이 생기지 않아 과식한다. 아무리 먹어도 허기가 사라지지 않는다면 장의 신호전달 체계가 무너진 상태라고 볼 수 있다.

콜레시스토키닌은 담즙과 췌액의 분비를 촉진하여 소화를 돕고 만복감을 일으켜 이상 식욕을 억제할 뿐만 아니라 만족감과 안정감을 주고 집중력을 길러준다. 이렇듯 호르몬은 생리적인 측면뿐 아니라 심리적인 측면에도 모두 영향을 미친다. 만약 복뇌가 잘 기능하고 단련되어 있다면 늘 만족스럽고 웬만해선 초조나 불안에 빠지지 않을 것이다. '배짱이 두둑해야 한다'거나 '뱃심으로 밀고 나간다'는 말은 바로 복뇌의 단련과 일맥상통하는 말이다.

한편 소장에서 분비되는 엔테로글루카곤은 활력을 주는 호르몬이다. 원래 엔테로글루카곤의 생리작용은 간에서 이루어지는 글리코겐의 분해작용을 돕고 부신의 아드레날린 분비를 촉진한다. 근육은 글리코겐을 사용하여 움직이므로, 이 호르몬은 근육을 움직이는 원천인 것이다. 그리고 아드레날린은 혈당과 혈압을 상승시키고 신경을 긴장시키는 호르몬이다. 과도하게 분비되면 몸에 문제를 일으키지만, 적당하게 분비되면 온몸을 약동시키는 활력의 원천이 된다.

배를 마사지하거나 단련하면 활력과 활기가 살아나는데, 이것은 바로 이런 호르몬의 작용 때문이다. 그러므로 매사에 활기가 없고 무기력한 사람들은 먼저 복뇌를 단련해볼 것을 권한다. 이런 사람들에게 '힘내세요', '건강하세요' 하고 말로 격려해봐야 아무 소용없다. 악화된 몸속 상황과 나쁜 생활습관을 개선하지 않으면 금방 원래의 무기력한 상태로 되돌아가고 말기 때문이다.

그밖에도 장의 연동운동을 촉진하는 모틸린, 음식물의 소화를 촉진하는 가스트린, 인슐린 분비를 촉진하고 심한 노이로제를 덜어주는 GIP gastric inhibitory polypeptide 등 20여 종의 복뇌호르몬이 발견되었다. 이와 같은 소장의 센서세포에서 분비되는 호르몬들은 제각기 다른 자극을 느끼고 그 자극에 대처하는 신호를 몸속 여러 곳으로 보낸다. 소장의 복뇌호르몬은 가까이는 소장의 운동이나 담낭의 수축, 췌장의 소화효소 분비를 조절하고, 멀리는 두뇌의 포만감 등을 유발한다.

20여 종의 복뇌호르몬은 두뇌에서 발견된 50여 종에 비해 결코 적지 않은 숫자다. 앞으로 연구가 계속되면 두뇌보다 오히려 더 많은 물질들이 발견될 것으로 전망된다. 그야말로 복뇌는 미지의 금맥을 품고 있는 광산과도 같다. 캐내면 캐낼수록 오묘한 약재와 보물 들이 쏟아져 나올 것이다.

한편, 장의 가스와 독소는 천연약물인 호르몬의 제조를 방해한다. 복뇌호르몬이 부족해지면 몸 전체의 호르몬도 불충분해지기 때문에 장내의 정보를 뇌로 정확히 전달할 수 없게 된다. 먼저 장내 환경을 정비해야 뇌내 환경이 원활하게 작동한다. 일찍이《동의보감》의 저자 허준 선생은 '장청뇌청腸淸腦淸'이라 하여 이런 건강진리를 간파했다. 이 말은 장이 맑아야 뇌가 맑아진다는 뜻이다.

복뇌는
원초적 면역력의
보고

면역력은 건강유지와 자연치유의 핵심이다. 면역체는 세균이나 바이러스를 퇴치하여 신체를 방어하고 암 등의 무너진 신체와 세포를 복구하는 구세주와 같다. 이런 면역체가 왜 복뇌인 장과 관련되어 있는지 살펴보자.

흔히 장이라고 하면 음식물의 소화, 흡수, 배설을 담당하는 곳으로, 어떻게 보면 가장 미천한 일을 하는 기관 정도로만 알려져 있다. 하지만 앞에서 살펴보았듯이 장은 복뇌로서 신경세포조직을 갖추고 있고 천연약제인 각종 호르몬 물질을 분비할 뿐만 아니라, 우리 몸의 면역세포의 70~85%를 만들어내는 기관이다. 장에 대해 연구하면 할수록 정말 대단한 곳이라는 탄성이 저절로 나오지 않을 수 없다. 장의 위대함을 인식한다면 얼굴과 몸매를 가꾸는 것만큼 장의 건강에도 노력과 정성을 아낌없이 쏟게 될 것이다. 그렇다면 복뇌인 장에서는 어떤 종류의 면역체가 어떤 방식으로 활동하고 있을까?

'백혈구'는 면역체의 대명사로 잘 알려져 있다. 백혈구는 크게 3가지로 구분할 수 있는데, 매크로퍼지(대식세포), 과립구, 림프구가 그것이다. 이 백혈구들은 각기 다른 구조를 지니고 있고 서로 다른 특성으로 인체를 방어한다.

세계적인 면역학자이자 일본 니가타 의대 대학원 교수인 아보 도오루 박사는 그의 저서 《면역혁명》에서 각 면역체의 유래와 특성을 독특한 방식으로 밝혔다. 그의 면역이론이 복뇌이론과 통하는 점이 많아 간략하게 소개하겠다. 여기에서 소개하는 면역의 메커니즘을 잘 이해하면 질병을 효율적으로 예방하고 근본적으로 치유할 수 있는 지혜를 얻을 수 있을 것이다.

아보 도오루는 매크로퍼지, 과립구, 림프구라는 3종류의 백혈구 중 매크로퍼지를 가장 근원적인 면역세포라고 보았다. 다시 말하면 과립구와 림프구는 매크로퍼지를 근원으로 삼아 생겨났다는 것이다. 매크로퍼지는 그 이름처럼 대형으로 먹어치우는 활동을 하는 세포(대식세포)다. 이물질이 침입하면 즉시 감싸서 잡아먹는데, 이는 단세포생물인 아메바처럼 활동하는 형태이다. 매크로퍼지는 간, 뇌, 폐, 혈액, 그리고 여러 조직에 다양한 형태로 널리 존재하지만 모두 아메바 같은 형태로 이물질이나 염증물질을 잡아먹기 때문에 백혈구의 기본세포라고 봐야 마땅하다. 그런데 생명체의 다양성과 복잡성이 심화됨에 따라, 매크로퍼지는 2가지로 분화, 발달하게 된다. 탐식기능이 더욱 강화된 과립구와 탐식기능이 퇴화되고 면역을 담당하게 된 림프구가 만들어진 것이다.

과립구는 매크로퍼지의 탐식기능이 더욱 강화된 면역체이기 때문에 세균처럼 입자가 큰 이물질을 통째로 삼켜서 소화효소와 활성산소를 사용하여 파괴한다. 과립구는 이물질을 잡아먹고 소화하는 힘이 강하다. 그 힘을 발휘하는 것은 세포질 안에 무수하게 존재하는 과립인데, 바로 그 과립의 성분은 그랜자임Granzyme, 리소자임Lysozyme 같은 다양한 분해효소다. 그런 이유에서 과립구라는 이름이 붙은 것이다.

반면 림프구는 세균보다 입자가 작아 매크로퍼지나 과립구가 잡아먹을 수 없는 미생물을 처리한다. 세균과 바이러스의 중간적인 성질을 나타내는 리케치아Rickettsia나 바이러스 같은 작은 미생물, 세균이 배출하는 독소, 꽃가루나 진드기의 시체 등 공기를 통해 들어오는 위험한 미립자 등이 바로 그것이다. 림프구가 이물질을 처리하는 방식은 과립구나 매크로퍼지처럼 잡아먹는 방식이 아니다. 접착분자로 이물질을 붙잡는 방식으로 퇴치한다. 즉, 림프구의 막 위에 있는 접착분자는 인테그린integrin, 셀렉틴selectin, 면역 글로불린globulin 등의 단백분자로 이것들을 복수로 조합시켜서 항원을 응집한다. 그리고 림프구 중에서 B세포는 항체를 따로 만들어내기도 한다. 림프구가 항원에 대항하기 위해 막에 있는 접착분자(단백분자)를 분리시켜 항체로 만들어 방출한다. B세포는 크기가 크기 때문에 쉽게 혈관을 지날 수 없지만, 단백분자인 항체는 작기 때문에 혈액 안이나 체액 안으로 들어가 몸속 어느 곳에 침입한 이물질이라도 처리할 수 있다.

그런데 항원에 대항하는 항체를 만들려면 약간의 시간이 필요하다. 바이러스에 감염되어 발생하는 질병에 잠복기간이 있는 이유가 바로 림프구의 준비기간 때문이다. 가령 감기에 걸리면 열이 나면서 컨디션이 나빠질 때까지 며칠 정도 시간이 걸리는데, 바로 이 기간에 있었기 때문이다. 이런 림프구의 성질은 세균이 들어오면 곧바로 달려가 잡아먹는 과립구와는 다른 점이다. 그리고 일단 특정한 항원에 대한 항체가 생기면, 싸움이 끝난 뒤에도 B세포의 일부가 그 항원을 기억하는 상태로 존재하기 때문에 다음에 똑같은 질병에 잘 걸리지 않는다.

한편, 림프구 종류인데도 매크로퍼지나 과립구처럼 세균을 잡아먹는 성질을 지닌 T세포라는 것이 있다. 암세포를 잘 잡아먹는 자연살해 세포도 T세포에 속한다. T세포라는 이름이 붙여진 이유는 흉선에서 만들어지기 때문이다. 하지만 이후 장관상피나 간 등에서도 T세포가 만들어진다는 사실이 발견되어 이것을 '흉선외분화 T세포'라고 부른다. 반면 흉선에서 만들어진 T세포는 '흉선유래 T세포'라고 부른다.

다시 요약하자면, 골수에서 만들어진 백혈구는 매크로퍼지와 과립구, 림프구로 나누어지는데, 림프구는 장에서 B-림프구로, 흉선에서 T-림프구로 성숙된다. 다음 페이지의 그림처럼, 과립구와 림프구는 모두 매크로퍼지를 기본으로 진화했다. 과립구는 매크로퍼지의 탐식기능이 강화되어 세균처리를 담당하고, 림프구는 항체를 만들어 바이러스 등을 처리하는 면역시스템을 만들어냈다.

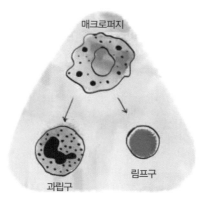

면역체의 종류와 분화 과정

매크로퍼지

과립구

림프구

아보 도오루 박사에 의하면 원래 면역체들은 기본적으로 자신의 내부에 발생한 이상세포를 배제하려는 역할에서 진화된 것이라고 한다. 가령 자연살해 세포가 암세포를 죽이는 것이라든가, B세포 중에서도 진화의 역사가 짧은 B-1세포는 자신의 내부이상에 대응하는 자기항체를 방출하는 것이 그 예들이다. 면역은 자기 자신의 내부이상을 고치려는 복구력에서부터 출발하여 바이러스와 같은 외부 항원에 대항하는 방어력으로 진화했다는 것이다. 사실 내부의 이상반응을 해결하는 기전이 먼저 작동된다는 견해는 상식적으로 쉽게 이해할 수 있다.

그는 내부이상을 주로 복구하는 자연살해 세포, 흉선외분화 T세포, 그리고 자기항체를 생산하는 B-1세포 등을 낡은 면역시스템이라고 명명하고, 더욱 진화한 림프구인 흉선유래 T세포와 B세포처럼 외래항원을 주로 붙잡는 면역시스템을 새로운 면역시스템으로 명명했다. 우리는 여기에서 면역에 관한 몇 가지 중요한 사실을 도출해

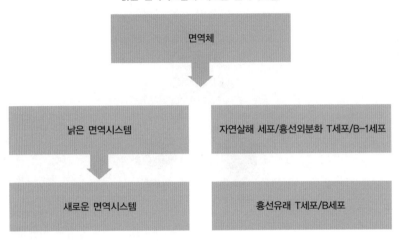

낡은 면역시스템과 새로운 면역시스템

면역체

낡은 면역시스템

자연살해 세포/흉선외분화 T세포/B-1세포

새로운 면역시스템

흉선유래 T세포/B세포

낼 수 있다.

첫째, 낡은 면역시스템은 흉선이나 골수, 비장, 림프절보다도 소화기관 주변과 소화기관에서 진화한 간에 많이 존재한다. 음식을 소화, 흡수하는 과정에서 소화효소로 잘라진 미세한 입자들이 조직에 침입하여 항원이 될 위험성이 다분히 있다. 소화효소는 음식물을 조직에서 바로 쓸 수 있는 아미노산 수준으로까지는 분해하지 않기 때문이다. 그래서 이를 방어할 수 있는 면역조직이 다량 필요한 것이다. 더 나아가 음식물과 함께 바이러스가 침입하기 쉬우니까 거기에 대응하기 위해서도 소화기관 주변에는 면역조직이 필요하다.

실제로 장벽에는 오돌토돌한 돌기모양의 림프조직인 파이엘판 Peyer's patches이 회장 끝과 충수에 집중되어 있다. 이 파이엘판 조직에서 병원균에 대항하는 항체를 만드는 B림프구를 길러낸다. 최대의 면역력조직이 소장에 존재하는 셈이다. 만약 장의 림프조직이 위축되고 줄어들면 면역력이 급격하게 떨어진다. 크론병은 염증성 대장궤양 증상으로, 대부분 장의 림프조직인 파이엘판에 궤양이 발생한 자가면역질환의 하나다.

둘째, 암이나 자가면역질환, 노화에 따른 장애 등 원인이 불분명한 난치병과 관련된 면역은 모두 낡은 림프구와 관계가 깊다는 사실이다. 난치병에 걸리면 주로 자기항체가 생산되고 자기응답성 T세포가 대응한다. 즉, 흉선이나 골수에서 만들어지는, 진화된 새로운 T세포나 B세포가 관여하는 세계가 아니다. 새로운 면역시스템은 주로 외래항원에 대응하는 것이며 신체 내부나 조직 내부에서 생기는 자기이상과 관련이 있는 질병에는 관여하지 않기 때문이다. 그러므로 난치병이나 만성병의 수수께끼는 낡은 면역시스템과 관련하여 풀어야 한다.

그리고 나이가 들어감에 따라 낡은 면역시스템이 더욱 중요한 역할을 한다. 새로운 면역시스템의 중심을 이루는 흉선은, 태어나서 20세 정도까지는 중량이 늘어나지만 그 이후에는 나이를 먹으면서 위축된다. 나이가 젊고 흉선이 클 때는 림프절과 비장에 모두 충실한 T세포, B세포가 가득 차 있다고 한다.

그러나 나이를 먹으면 흉선이 위축되기 시작하고 뒤이어 림프절이나 비장도 위축된다. 그리고 젊을 때는 두드러지게 활동하지 않았던 장이나 간, 외분비선의 낡은 림프구가 이때부터는 잠에서 깨어난 듯 활발하게 움직이기 시작한다. 사람은 나이를 먹으면 이상세포가 엄청나게 만들어지고 노폐물도 많이 쌓여 피부에 주름이나 기미, 검버

섯이 선명하게 나타난다. 이상세포나 열악해진 세포는 파괴되는 것이 낫기 때문에 자기응답성을 가진 낡은 림프구가 열성적으로 나서게 되는 것이다. 몸 안의 이상을 살펴 자기항체를 생산하고 활성화해 이상한 부분을 폐기하고 노화에 대응하는 것이다.

그러므로 나이를 먹는다고 해서 무조건 면역력이 약해지기만 하는 것이 아니다. 실제로 고령이어도 건강한 사람의 경우, 낡은 림프구가 확실하게 면역활동을 하는 것으로 밝혀졌다. 오키나와에 사는 100세 이상의 노인들을 대상으로 림프구의 상태를 조사한 결과, 노인들은 새로운 면역시스템의 장기인 흉선을 받치고 있는 림프절이나 비장에서는 림프구가 줄었지만, 낡은 면역시스템의 장기인 장관이나 간에는 낡은 림프구가 엄청나게 많았을 뿐만 아니라 거기에서 만들어진 낡은 림프구가 혈액에 충분히 공급되어 혈액을 통해 흘러다니면서 몸을 방어하는 모습을 발견할 수 있었다는 것이다.

아보 도오루 박사는 현대의 면역학이 새로운 면역시스템에만 집중한다고 꼬집으며, 낡은 면역시스템에 집중하지 않는다면 난치병을 치유하거나 장수의 비밀을 밝히는 일은 도저히 해결할 수 없을 거라고 결론 짓는다.

여기서 아보 도오루 선생의 새로운 면역이론을 소개한 것은, 내가 주장하는 복뇌이론에 부합하는 면이 있기 때문이라고 앞에서도 언급한 바 있다. 복뇌인 장이 생명기능의 관점에서 두뇌보다 원초적인 기관이라고 한다면, 면역력에서도 좀 더 근본적이고 중요한 역할을 할 것이라는 추측은 어렵지 않게 할 수 있다.

아보 도오루의 낡은 면역시스템과 새로운 면역시스템 이론을 너무 간략하게 소개하여 충분히 이해되지 않을 수도 있다. 하지만 그의 이론을 제쳐두고라도 장이 면역력의 중추적인 역할을 한다는 사실은 이미 현대의학계도 널리 인정하는 바다. 간뇌가 면역시스템을 조절하는 사령탑이라고 생각하지만, 실제로 면역체가 만들어지고 면역활동이 강하게 일어나고 있는 곳은 복뇌인 장이다.

복뇌의
자율신경계와 호르몬계,
면역계의 네트워크

이제까지 생명유지에 가장 중요한 복뇌의 신경계와 호르몬, 면역력에 대해 알아보았다. 이 3가지 요소는 생명을 유지하고 생명기능을 원활하게 수행하는 데 가장 필수적인 요소로서 서로 영향을 주고받는다. 뿐만 아니라 복뇌의 신경계와 호르몬계, 면역계는 두뇌의 신경계와 호르몬계, 면역계와도 밀접하게 상호작용한다.

먼저 이들의 상호작용 메커니즘을 자세히 살펴보자. 자율신경 기능은 호르몬의 상태를 변화시키고, 호르몬의 상태는 면역력에 영향을 끼치는 것으로 밝혀졌다. 이는 감정이나 마음, 정신의 상태가 신체의 물질적 환경에 영향을 미치고, 반대로 신체의 물질적 상태는 감정이나 마음, 정신을 변화시킨다는 이야기다.

스트레스를 받거나 과도하게 흥분하면 교감신경이 항진하는데, 교감신경이 항진하면 부신의 아드레날린 분비가 상승해 혈당이 올라가고 몸의 에너지 소모가 2~3배 늘어난다. 이러한 변화는 위급한 상황에 대처하기 위한 몸의 자율적인 반응이다. 하지만 과도하게 항진된 상태가 지속되면 몸의 이곳저곳, 특히 복뇌가 많이 긴장하고 경직되어 결국 면역력도 약해진다.

아드레날린 같은 항스트레스 호르몬이 분비되는 상태는 면역반응도 강력하게 일어나는 상황을 만든다. 몸이 세균에 의해 스트레스를 받는 상황에서는 백혈구 중 과립구가 지나치게 증가해 몸 안의 세균을 공격해 몸을 보호한다. 하지만 스트레스가 지나치게 심하거나 오래 지속되면 과립구가 과잉되어 세균뿐만 아니라 몸의 조직까지 파괴하면서 염증이나 궤양을 만든다. 과립구가 죽을 때 그 핵이 파괴되면서 세포 내의 활성산소가 방출되어 주변 조직을 산화시키기도 한다.

식도염이나 위염, 위궤양, 염증성 대장궤양인 크론병, 과민성 대장증후군 등의 소화기질환은 대부분 이런 메커니즘으로 발생한다. 소화기관은 대부분 부교감신경이 안정될 때 기능을 제대로 수행한다. 부교감신경이 안정되면 세로토닌, 멜라토닌, 콜레시스토키닌, 모틸린, 가스트린, 세크레틴 같은 복뇌호르몬이 원활하게 분비되고, 백혈구 중 림프구의 활동, 특히 아보 도오루 박사가 주장한 낡은 면역계가 활성화된다.

분비샘 역시 모두 부교감신경계의 지배를 받는데, 교감신경이 과도하게 흥분하면 점막의 분비샘이 말라버린다. 이와 같은 자율신경의 이상으로 인해, 안구건조, 구강건조 등이 나타나고 질, 요로, 자궁경부, 전립선, 방광 등의 생식점막에 이상이 발생하며, 점막의 유산균이 줄고 항체의 기능이 떨어진다.

아보 도오루 박사는 백혈구가 자율신경의 지배를 받는다고 여겼다. 그래서 교감신경이 우위에 있으면 아드레날린 분비를 촉진하여 아드레날린 수용체를 지닌 과립구가 증가하고, 부교감신경이 우위에 있으면 아세틸콜린 분비를 촉진하여 아세틸콜린 수용체를 지닌 림프구가 증가한다고 주장했다. 이때 과립구가 지나치게 증가하면 과립구가 몸의 세균을 공격하기 때문에 화농성 염증이 나타나기 쉽고, 림프구가 과잉되면 과민성 체질이 되어 알레르기질환이 발생하기 쉬워진다고 보았다. 후자처럼 부교감신경이 지나치게 활성화되는 경우, 몸과 마음이 너무 늘어지거나 나태해지는 등 좋지 않은 상태가 된다. 그러므로 교감신경과 부교감신경이 적절한 조화와 균형을 이루어야 자율신경이 안정되고, 그래야만 최상의 면역력을 가질 수 있다.

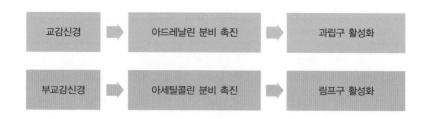

복뇌의 신경, 호르몬, 면역의 3요소는 두뇌에 곧바로 영향을 끼친다. 물론 그 반대의 경우도 성립한다. 하지만 생명력의 근원이자 생명기능의 중추가 복뇌이므로, 복뇌의 문제가 두뇌로 올라가는 경우

가 70% 이상이라고 봐야 마땅하다. 이
것은 내가 수천 명의 환자를 관찰한 경
험에서 나온 수치다.

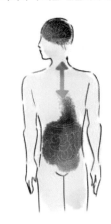
복뇌와 두뇌는 연결되어 있다.

　미주신경을 통해 두뇌와 연결된 복뇌
를 직접 자극하면, 행복호르몬인 엔도르
핀을 비롯하여 뇌내호르몬이 샘솟으리
라는 것은 자명하다. 그리고 뇌에서 엔
도르핀이 분비되면 자연살해 세포의 활
동이 활발해져 면역력이 높아진다는 것
은 잘 알려진 사실이다.

　또한 복뇌의 자율신경이 자극을 받으면 장기, 특히 소화기관이 제
기능을 발휘해 정체된 유해가스와 노폐물이 시원하게 제거된다. 이
렇게 인체의 중심인 복뇌가 소통되면 머리가 맑아지게 마련이다. 바
로 수승화강의 원리 때문이다. 앞에서도 언급했지만, 수승화강이 되
면 머리와 심장의 열기가 훨씬 잘 내려오고 복뇌와 신장의 물기도 머
리로 잘 올라가, 음양에너지의 순환이 원활해진다. 그래서 머리가 맑
아지는 것이다.

　스트레스나 불량한 음식물 섭취 등의 원인으로 자율신경 중에 교
감신경이 흥분하게 되면 복뇌가 긴장되어 막힌다. 그렇게 되면 우리
몸의 기와 혈액은 심장과 머리, 얼굴 등의 상체로 몰려 아래로 순환
하지 못한다. 그래서 얼굴이 화끈거리거나 눈이 따갑고 충혈되며, 머
리가 무겁거나 아프고, 심장이 두근거리고, 입이 마르고 어깨와 목
이 딱딱하게 굳는다. 심해지면 손이나 가슴, 머리에서 땀이 흥건하

게 배어 나오기도 한다.

상체로 기혈이 과도하게 몰리면 배를 비롯한 하체는 어떻게 될까? 당연히 뱃속의 기혈은 줄어들어 내장은 차가워지고 그 기능은 떨어진다. 내장이 차가워지고 순환이 원활하지 못하면 뱃살, 변비, 소화불량뿐만 아니라 면역력과 자연치유력이 약해지기 때문에 고혈압, 당뇨병, 암 등의 성인병에도 쉽게 걸리는 체질이 된다.

이런 교감신경의 과도한 항진상태는 생각뇌인 대뇌 피질의 과열에서 기인한다. 과도한 스트레스와 번뇌가 자율신경의 영역인 복뇌와 두뇌 안쪽의 뇌간에까지 악영향을 끼치는 것이다. 이미 꽉 막힌 복뇌를 생각뇌인 대뇌 피질의 조절로 통하게 만드는 것은 쉽지 않은 일이다. 마음을 비우면 편안해진다고들 알고는 있지만, 마음을 비운다는 게 어디 그렇게 마음대로 되는 일인가?

이때는 복뇌를 직접 자극함으로써 부교감신경을 안정시키고 복뇌의 기혈순환을 빠르게 회복시켜주어야 한다. 그러면 머리로 과다하게 몰리는 기혈의 흐름이 줄고, 이미 가득 찬 압력이 줄어들면서 대뇌 피질의 과열된 상황이 자연스럽게 진정될 것이다.

머리로 열이 과도하게 몰리는 상기증은 스트레스가 많고 불량한 음식물의 홍수 속에서 살고 있는 현대인들에게서 매우 흔하게 나타나는 증상이다. 나 또한 상기증의 고통 때문에 건강에 관심을 갖기 시작했다고 앞에서 언급했다. 오랫동안 상기증에 시달렸지만 그 실체와 원인에 대해서는 도무지 알 수가 없었다.

그러다 각고의 체험과 공부를 통해 상기증이 바로 서양의학에서 말하는 '자율신경 실조증', 즉 '교감신경 항진증'과 통하는 개념임을 깨닫게 되었다. 그것은 내가 앓았던 증상들의 실체와 원인이 하나로 관통하는 듯한 깨달음이었다. 대뇌 피질의 과열은 상기증, 즉 교감신경 항진증을 불러왔고, 이것은 복뇌의 불통이나 냉기와 통하는 개념이었던 것이다. 구체적으로 말하면, 나쁜 음식과 다양한 환경적 스트레스에 의한 복뇌의 불통과 냉기가 교감신경의 항진을 유발하고 대뇌 피질의 과열인 상기증을 일으킨다고 볼 수 있다.

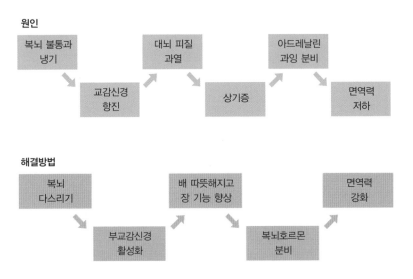

그러므로 복뇌를 직접 자극하여 통하게 함으로써 부교감신경을 안정시키고 배를 따뜻하게 만들면 대뇌 피질의 과열을 쉽게 가라앉힐 수 있다. 이는 복뇌호르몬과 뇌내호르몬을 동시에 샘솟게 함으로써 복뇌의 면역기능과 두뇌의 면역중추를 동시에 활성화시켜준다. 배가 따뜻하면 만병이 물러가는 이치가 바로 여기에 있는 것이다.

복뇌를 통해
살아나는
잠재능력

앞에서 송과선과 복뇌에서 동시에 분비되는 멜라토닌 호르몬의 다양한 특성을 살펴보았다. 멜라토닌은 '현대판 불로초'로 불릴 만큼 건강과 장수에 긍정적인 영향을 미친다고 했다. 하지만 더욱 놀라운 것이 있다. 멜라토닌이 영적인 힘과 관련된 특성을 지니고 있다는 사실이다. 고래로 신비주의자들이나 수행자들은 두뇌 중심부의 송과선을 인간의 잠재력과 신성이 자리 잡고 있는 성소로 여겨왔다.

인도 요가의 인체론에 의하면, 사람의 몸에는 중심축을 따라 7개의 에너지센터인 차크라가 있다. 이중에서 정수리에 위치한 차크라는 송과선의 자리로, 최고의 영적인 힘을 담고 있는 가장 중요한 에너지센터라고 한다. 도가에서 두뇌 중심부를 상단전이라 하여 정신

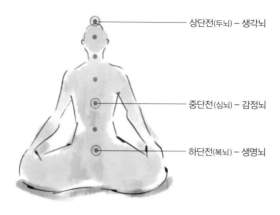

7개의 차크라와 삼단전

의 거처로 인식한 것과도 일맥상통한다.

기원전 3세기의 그리스 의사인 헤로필루스는 뇌의 빈 공간과 속이 빈 신경 사이에서 '동물적 정신'의 흐름을 조절하는 괄약근으로 송과선을 묘사했다. 17세기 수학자이자 철학자인 데카르트 역시 송과선을 '영혼의 거처'라 불렀다.

현대에 들어 분자생물학과 생화학의 발전으로 신성이나 초능력의 많은 부분들이 물질의 메커니즘에 의해 밝혀지고 있다. 실제로 직관력은 송과선과 송과선에서 분비되는 멜라토닌과 관계가 깊은 것으로 밝혀졌다.

1980년대 초에 독일의 동물학자인 피터 셈Peter Semm은 동물의 이동에 관한 연구를 시작하면서 전자기장이 멜라토닌에 영향을 미친다는 사실을 알아냈다. 셈은 철새들이 이동할 때 방향을 찾는 방법 중 하나로 새들이 지구에서 나오는 자기장의 미묘한 변화를 감지한다는 사실을 알게 되었다. 계절에 따른 멜라토닌 분비량의 변화가 동물들을 무리 짓게 만들고 목적지를 향해 이동하도록 하는 출발신호를 보낸다는 것이다. 또한 그는 송과선이 전자기력이 가시화된 형태인 빛에 아주 예민하게 반응하기 때문에, 송과선이 방향을 찾는 역할을 할 것이라고 가정했다. 송과선은 망막과 신경으로 연결되어 있어 광光반응성을 가지고 있다.

이런 연구를 통해, 그는 송과선이 3가지 중요한 방법을 통해 생물체를 시간과 공간에 연결시켜주고 있다는 결론을 내렸다. 송과선은 주로 멜라토닌 호르몬을 통해 생물체가 24시간으로 이루어진 하루에 맞춰 살 수 있도록 시계 역할을 해준다. 그리고 생물체가 계절적인 변화와 지구 자기장의 변화를 감지하게 해준다. 말하자면 송과선은 생체시계와 달력, 나침반의 역할을 모두 한다는 것이다. 그러므로 송과선의 멜라토닌이 활성화되면 인간의 잠재능력이나 직관력이 개발되리라는 것은 쉽게 짐작할 수 있는 일이다.

그렇다면 송과선에 대해서 좀 더 자세히 알아보자. 송과선과 연관된 해부학적, 생리학적 특징들이 많이 밝혀졌다. 뇌에 있는 대부분의 기관들이 좌우 한 쌍으로 되어 있는 반면, 송과선은 몇 안 되는 단일기관 중에 하나다. 송과선은 파충류의 '제3의 눈'과 상동기관으로 생각되고 있으며, 뇌 속에서 가장 오래된 해부학적 지점들 중의 한 곳에 위치해 있다. 바로, 이마의 중심에서부터 양쪽 귀의 위쪽을 통과하는 가상의 선을 그었을 때 머릿속에서 그 선과 만나는 지점이다.

송과선은 직경 8mm에 15~50g 정도의 무게를 가진 원뿔 모양의 내분비샘이다. 여기서 주목해야 할 사실은, 송과선이 유아기 동안 가장 활발하게 기능하다가 7세 정도부터 쇠퇴하기 시작해 성인이 되면 조직이 석회화된다는 것이다. 7세 이전, 대뇌의 사고기능이 충분히 발달하기 전에 송과선의 기능이 가장 활발하다는 것은 대체 무엇을 의미하는 걸까? 이 사실 또한 송과선이 직관력과 잠재능력, 그리고 영적인 힘과 연관된 기관임을 방증해준다.

사실 7세 이전의 아이들, 즉 자아의식이 형성되기 전의 어린이들은 직관력이나 잠재성이 가장 탁월하다. 어린이들에게 텔레파시나 시공간 투시력, 암기력 등의 훈련을 시키면 놀라울 정도로 빠르게 그 능력들이 발현되는 사례를 많이 볼 수 있다. 그 이유는 대뇌 피질의 고정관념이 아직 굳게 자리 잡지 않았고, 송과선이 여전히 활성화되어 있어 멜라토닌의 분비가 왕성하기 때문이다. 어린이들의 에너지는 비물질적 차원에서 교류되고, 유아기의 자연적인 상태는 내면에 초점이 맞춰져 있다.

그러나 나이를 먹어감에 따라 그러한 내면의 빛은 쇠퇴하고, 외부 세계가 우리의 존재를 지배하기 시작한다. 사춘기에 이르면서부터 송과선은 석회화되기 시작하고, 우리의 마음은 외부로 투사되어 일, 가정, 일상생활 등의 생존문제로 가득 채워진다. 대뇌는 물리적인 세계에서 생존하기 위해 우리의 진정한 본질과 영적인 측면의 연결을 억제한다. 대뇌의 주요활동이 우리에게 감각과 인식을 제공하는 것이라고 알려져 있지만, 사실 대뇌의 메커니즘은 많은 경우 영성의 흐름을 필터링하고 차단한다. 그 결과 지상문명에서의 생존을 원활하게 영위하고 있지만, 뇌간이 지닌 무한한 능력과 영적인 면은 퇴색한 것이다.

외부세계에 초점을 맞추고 생활하려면 뇌의 화학작용에 심대한 변화가 있어야 한다. 바로 유아기와 같이 무의식이나 순수의식을 드러내는 조직과 분자 들의 활동은 퇴화되거나 억제되어야 한다. 유아의 뇌는 송과선에서 분비된 멜라토닌으로 가득 차 있어 뇌의 40% 정도가 매우 활동적이고 각성되어 있다. 성인이 되어감으로써 송과선과 거기에서 분비되는 멜라토닌이 줄어드는 변화가 서서히 진행된다.

하지만 성인이 된 후에도 낮에 세로토닌 분비와 함께 활동한 각성의식은 밤이 되면서 멜라토닌 분비로 변화되어 무의식의 세계로 들어간다. 낮 동안 물질적 생존을 위해 긴장하고 고군분투한 몸과 마음은 밤이 되어 이완과 휴식에 들어간다. 눈은 시각적 세계의 과도한 자극에서 회복되고, 머릿속은 걱정, 계획, 안건 등을 놓아버려 심신의 에너지가 안정된다. 그러므로 우리는 매일 밤, 외부세계와의 연결을 끊고, 생명력을 회복하고, 영적인 측면에 영양을 공급하는 우주 에너지의 근원과 재접속해야 한다.

어른의 세계에서 초월의식의 경험은 깊은 수면의 무의식 영역과 꿈의 초자연적 세계에 한정되어 있다. 하지만 수행자들은 영혼을 무의식 혹은 도의 근원으로 다시 접속하고, 영성을 우리의 의식적 각성으로 되돌려 일상의 삶 속에서도 초월의식을 유지할 수 있다. 쉽게 표현하자면 수행자들은 낮 동안에도 평정심과 고요한 마음을 유지하여 영적 분자인 멜라토닌 수준을 떨어뜨리지 않는다는 것이다.

멜라토닌이 휴식과 무의식의 세계로 인도하고 장생을 가능하게 한다는 사실은 동물의 동면상태를 보면 이해하기 쉽다. 먹이가 부족한 겨울철에 에너지를 절약하기 위해 동면에 들어가는 동물들이 있는

데, 이 동물들이 동면에 들어가면 멜라토닌이 대량으로 분비된다. 그리고 멜라토닌의 양이 증가하면 맥박이나 호흡의 횟수가 줄어든다.

이러한 동물의 동면상태는 수행자가 깊은 명상에 몰입했을 때의 심신 상태와 비슷하다. 또한 옛 위인들이나 종교지도자들이 행한 단식수행이라는 혹독한 수행체험과도 완전히 일치한다. 고도의 단식수행 중에는 맥박이나 호흡의 횟수가 줄고 머리가 맑아지며 초월의식과 초능력을 경험하곤 한다. 이런 초월의식의 출현은 모두 멜라토닌의 증가와 관계가 깊다. 이는 앞에서 소식을 통해 멜라토닌 호르몬이 증가하여 수명이 늘어난다는 실험과 같은 맥락의 이야기라고 볼 수 있다.

결론적으로, 잠재의식과 초능력을 개발하고 영적 세계에 닿을 수 있는 지름길은, 바로 멜라토닌의 보고이자 뇌간의 송과선과 직접 연결되어 있는 복뇌를 다스리는 것이다. 전통 단학 수련이나 민간요법에서 뱃속뇌 즉, 복뇌가 있다고 믿고 두뇌의 각성을 위해 복뇌를 일깨우고자 한 것은, 경험에 의해 도출된 지혜다. 배마사지, 지식복압법, 단전호흡, 소리를 통해 단전에 파동을 일으키는 성기고통법, 단식수행 등이 전통적으로 전해져오는 복뇌각성법들이다. 이들은 모두 자극을 통해 복뇌의 자연치유력과 면역력을 증진시키고, 더 나아가 두뇌 속의 간뇌와 시상하부를 자극하여 초능력과 잠재의식을 개발하는 수단이었다.

복뇌를 각성시키면 대뇌 피질의 분주함이 잦아들고 대뇌 변연계의 감각민감성이 증진되며, 뇌간의 생명력과 영성을 일깨울 수 있다. 복뇌인 장의 감각이 살아나면 감정, 촉감, 특히 후각과 영적 측면의 미세한 감각이 고양된다.

복뇌호르몬은 뇌의 화학물질을 극적으로 변화시킨다. 특히, 의식을 관장하고 신체기능을 조절하는 신경내분비계에서 두드러진다. 세로토닌과 멜라토닌 등 깨어 있는 의식에 관여하는 중요한 신경전달물질들은 몸과 뇌를 진정시켜 더 고차원적이고 미세한 의식을 고양시키기 위한 준비를 하게 만든다. 결과적으로 우리는 자신 안의 내적 근원, 신성의 세계에 다가간다.

두뇌를 중시하던 시대는 이미 지나갔다. 두뇌개발에만 신경 쓰면 자칫 뇌의 과열과 이기적 분리의식에 빠지는 부작용이 나타날 수도 있다. 우리는 사회적으로 소위 '엘리트'라고 불리는 사람들의 자살 사고나 폐륜, 비인간적 행위가 무분별하게 벌어지는 도덕불감증, 반문명적 행태 등을 자주 목격하고 우려한다.

하지만 건강의 기초인 복뇌를 바탕으로 생명뇌인 뇌간까지 하나로 통합해 일깨우며, 그 후 뇌간을 바탕으로 감정뇌인 대뇌 변연계와 생각뇌인 대뇌 피질이 하나로 통합된다면 우리 인류는 더욱 아름답고 행복한 정신문명을 꽃피울 수 있을 것이다. 그렇게 된다면, 물질문명과 정신세계가 조화를 이루어 몸의 건강과 마음의 평화를 온전히 함께 누리는 세상 역시 먼 이야기가 아니다.

배꼽은
우주로 통하는
문이다

인체에서 배꼽보다 신비하고 심오한 부위가 또 있을까? 나는 배꼽을 볼 때마다, 생명의 시원과 더불어 우주 창조의 비밀을 상상해본다. 배꼽이야말로 그 모든 질문에 답을 줄 것 같기 때문이다.

태줄은 어머니의 자궁이라는 우주와의 연결통로로, 태아에게 산소와 영양분을 공급하는 생명에너지의 원천이다. 그러한 태줄이 떨어져 만들어진 배꼽이니, 여전히 우주와의 연결통로가 아닐까? 한의학에서도 배꼽을 뱃속의 중요한 대궐 혹은 우주의 신령한 기운이 오장으로 넘나드는 대궐이라 하여 '신궐神闕'이라고 부르며, 배꼽을 우주에너지와 인간의 연결통로라 생각했다.

조선 왕실의 양명술에 의하면 조선 왕실에서는 왕자가 태어나면 배꼽이 떨어질 때까지 호랑이 머리뼈를 고아낸 물로 목욕시켰고, 공주가 태어나면 익모초를 달인 물로 목욕시켰다고 한다. 이러한 기氣목욕은 배꼽을 통해 남아에게는 호랑이의 웅혼한 기상을 불어넣고, 여아에게는 맑고 아름다운 피부를 가꿔줄 기를 공급해준다고 여겼기 때문이다.

배꼽은 생명의 원천이요 뿌리다. 아버지의 정자와 어머니의 난자가 만나 인체 최초의 줄기세포인 수정란을 이룬다. 이 수정란은 사람의 세포 중에서 음양이 가장 잘 조화되어 있는 상태다. 배꼽은 수정란에서 처음으로 분화되는 세포로 만들어지고 인체의 중심에 위치하며 생명에너지를 공급하는 역할을 하기 때문에 수정란과 거의 동등하다고 할 수 있다.

바로 배꼽 세포에서 오행의 기운을 받아 오장이 만들어지고 몸 전체가 갈라져 나온다. 그래서 수정란과 배꼽은 음양이 가장 잘 조화되어 있는 상태이며, 여기에서 더 분화된 세포들은 음양의 편차가 심해지고 결국 몸 전체의 음양 편차에 의해 남자와 여자가 결정된다고 할 수 있다.

배꼽이 인체 상하좌우의 중심에 위치한 걸 보아도 음양의 중심, 음양이 조화로운 상태에 가깝다는 것을 쉽게 이해할 수 있다. 허준 선생은 《동의보감》에서 "배꼽을 의미하는 제臍라는 글자는 '가지런하다'는 제齊의 의미를 지닌다. 즉, 몸 위아래의 절반 부분, 몸의 중심에 있다는 의미다."라고 했다. 배꼽은 인체 상하좌우와 내외를 연결하는 중심이다. 음양의 조화로 인체의 중심을 잡아주며 우주와의 연결통로 역할을 담당하고 있다.

동양학에서는 인간이 대우주를 그대로 닮은 소우주라고 말한다. 그렇다면 인간의 탄생과정을 이해하면 우주 창조의 신비도 이해할 수 있지 않겠는가? 더불어 문화인류학이나 민속학, 신화학과 종교학도 인간학이나 생물학과 동떨어질 수 없으며, 모두 동일선상에서 이해할 수 있을 것이다.

《탯줄코드 : 새끼줄, 뱀, 탯줄의 문화사》를 보면, 인간 출생의 신비한 과정이 어떻게 신화로 창안되었는지를 탯줄이라는 코드로 흥미롭게 설명했다. 이 책의 저자 김영균 씨는 의사인데, 의학은 물론이고, 신화, 민속, 종교, 비교신화학 방면의 연구들을 풍부하게 인용하여

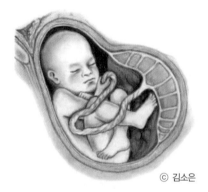

ⓒ 김소은

태아와 탯줄의 모습, 《탯줄 코드 : 새끼줄, 뱀, 탯줄의 문화사》(김영균, 2008)에 수록된 그림

창조신화, 영웅신화가 갖는 고대인들의 상징적 의미를 인류 출생의 비의秘義에서 찾았다. 그의 주장을 한마디로 요약하자면 인류의 창조신화들이 공통적으로 인간의 탄생과정을 상징적으로 표현했으며, 바로 신화나 민속학에서 말하는 새끼줄, 뱀, 우주나무, 사다리 등은 탯줄, 그리고 중심축, 배꼽돌 등은 배꼽을 의미한다는 것이다.

탯줄은 기다란 끈이 꼬인 형태로 모태와 태아를 연결한다. 이것의 연결기능은 고대인들에게 '하늘과 땅을 연결하는 끈'이라는 우주론적 사유를 불러일으켰고, 이 끈에서 새끼줄, 뱀, 나무, 기둥, 사다리

등을 연상시켰다. 새끼줄처럼 나선형으로 꼬인 탯줄의 형태는 뱀이 우주나무를 휘감고 올라가는 형상, 또는 두 마리 뱀이 서로 교미하는 형상으로 표현되기도 했다. 또한 천지를 잇는 이들 매개체가 세워진 장소는 세상의 중심이고, 이 중심이 바로 탯줄이 연결되는 배꼽 부위에 해당한다.

배꼽은 '중심'이라는 개념을 이해하는 데 상당히 중요한 키워드다. 왜냐면 배꼽은 성스러운 돌이고 중심산이며, 이곳에서 우주나무가 자라고, 이는 천상의 세계와 연결되는 '세계의 축'이 되기 때문이다. 이 축의 원형적 이미지는 실제로 고대의 모든 도시, 사원, 궁전에서 그 장소, 또는 상징적 나무나 상징적 산을 통해 중심기둥, 우주나무, 우주산이라는 원시적 이미지로 표현되었다. 중국의 태산, 고대 인도의 수미산, 팔레스타인의 타보르산, 그리스 델피의 옴팔로스(배꼽돌) 등이 모두 우주산이자 중심 상징으로서 인간의 배꼽과 탯줄을 반영하고 있다.

배꼽이 단지 인체의 중앙에 위치하기 때문에 신화에서 배꼽이라는 단어를 은유적으로 사용한 것만이 아니다. 배꼽이 생명의 원천과의 연결통로라는 태생학적 형태와 기능이 중심이라는 사유를 더 심오하게 불러일으켰을 것이다. 선도 경전이나 동양의 수행에서는 생명의 원천으로서의 배꼽의 중요성을 간파했고, 심지어는 출생 후 계속되는 배꼽의 기능까지 강조했다. 중국 용문파 전수자인 왕력평의 전기소설《대도행》에는 이런 말이 나온다.

"옛날 사람들은 배꼽이 하늘의 북극성과 같다고 했다. 배꼽이 열리면 인체의 오장이 천지의 모태와 기를 직접 주고받으면서, 사람이 선천의 시작인 최초의 본연으로 돌아갈 수 있다."

또한 파탄잘리는 《요가수트라》에서 "배꼽에 집중하면 체내의 조직을 알 수 있다. 태양(여기서는 배꼽을 상징함)에 집중하면 우주를 이해하는 힘이 나타난다."고 했다.

이와 같이 배꼽은 태아에게 생명에너지를 공급했듯이 출생 후에도 여전히 우주의 기가 인체로 출입하는 신비한 통로이고 신명계의 대궐이기도 하다. 현대과학에서 약 140억 년 전에 우주알이 대폭발하여 물질 우주가 팽창을 시작했다고 하듯이, 우주알에 해당하는 수정란과 배꼽이 분화하여 인체가 만들어진 것이다. 소우주인 인간은 대우주를 그대로 닮아 재현하고 있다고 말할 수 있다. 바로 대우주가 하나인 무극에서 둘인 태극으로 갈라지고, 태극에서 삼태극, 오행과 만물이 만들어지듯이, 소우주인 인간도 하나인 수정란에서 음양이 갈라지고 삼초에 해당하는 세 배엽이 분화하고 오장과 사지백해가 만들어진다.

그러므로 수정란과 배꼽에는 태초의 빅뱅과 함께 시작된 수억, 수천 년의 원시정보가 깃들어 있고, 그곳이 바로 가장 원초적인 복뇌라고 할 수 있다. 수억, 수천 년의 과거에 대한 정보는 주로 배꼽, 장과 같은 원시적 복뇌나 두뇌의 뇌간에 기억되어 있어 생명의 자연적인 리듬을 운행하게 만들어준다. 반대로 비교적 최근이나 현재에 대한 정보는 대뇌에 기록되어 사고와 판단 등으로 인간의 문화적 삶을 가능하게 해준다.

뇌는 척추에 연결되어 있는데, 순서를 따져보자면 척추와 가까운

부분에서 뇌간이 발생해 앞이마 쪽으로 대뇌가 발달해나간다. 다시 한 번 태아의 발달과정을 요약하자면, 배꼽에서 소화기관과 오장이 갈라져나오고 척추신경을 포함한 신경망이 뻗어나가 뇌간, 대뇌 변연계, 대뇌 피질 순으로 발달한다. 너무 단순화시켜 설명하는 면이 없지 않지만, 이것이 두뇌 중심의 서양 인체론과는 다른, 배꼽과 복뇌 중심의 인체론이다.

복뇌와 인체 하위 에너지센터가 각성되면, 신경을 타고 생명뇌이자 영적 힘을 담고 있는 뇌간을 직접 각성시킬 수 있다. 이런 순서를 밟아 생명력과 잠재능력을 증진하고 의식과 신성의 문을 열어나가는 것이 가장 빠르면서도 안전한 길이다.

만약 우주의 기 혹은 우주의 신명계神明界에 닿아 있는 배꼽 중심이 열려 우주 탯줄과 연결된다면 어떻게 될까? 배꼽이 열린다는 의미는 우주의 진기와 연결되어 건강해진다는 뜻이기도 하지만, 정신적 차원에서는 생명의 근본으로 되돌아가 본성을 회복한다는 추상적인 뜻을 내포하고 있다. 즉, 수정란에서 하나의 개체로 분화된 인간이 역으로 거슬러 올라가 배꼽과 수정란 이전의 우주의식으로 합일되는 것을 의미한다. 도가 통한다는 것 혹은 깨달음이라는 것이 바로 개체의식을 초월하여 본래의 우주에너지와 조율되는 것이다.

그래서 '배꼽 열기'는 단순히 건강의 차원을 넘어 우리가 생각하는 것보다 훨씬 더 크고 심오한 의미를 담고 있다. 예를 들면, 선도 수련에서 말하는 태식胎息호흡은 태아의 호흡처럼 코를 통한 폐호흡이 정지되고 배꼽이 열리면서 기가 들락날락하는 차원을 말한다. 정좌 수련을 통해 의식이 고요해지고 호흡이 한없이 깊어지면 어느 순간 폐호흡이 거의 정지되고 배꼽이 벌렁벌렁하며 숨을 쉬는 것 같은 경지에까지 이르게 된다. 이것이 태식호흡의 경지로서 깊은 정좌 수행에 들어가본 사람들은 누구나 비슷한 경험을 해보았을 것이다.

그렇다면 몸 안에서 땅과 하늘을 이어주는 탯줄은 무엇일까? 바로 척추(교감신경)와, 장과 뇌간을 이어주는 미주신경(부교감신경)도 이에 해당한다고 할 수 있다. 척추는 복뇌와 두뇌, 인체 내의 땅과 하늘, 우리 몸의 위와 아래에 위치한 에너지센터들을 연결해주는 탯줄이요, 뱀, 새끼줄, 사다리, 우주나무, 생명의 나무다.

인체 내에서 복뇌와 두뇌, 즉 하늘과 땅이 하나로 연결되고, 그런 후 인체 전체는 우주와도 하나로 연결되어야 한다. 그럴 때 비로소 우리는 우주 생명의 본질로 회귀하게 되는 것이다. 탯줄을 끊어 하나의 개체적 인간으로 독립했다면 이제는 영적 탯줄을 이어 복뇌와 두뇌, 몸과 마음을 하나로 잇고 더 나아가 우주적 코드와 하나로 연결되어야 한다. 완전한 건강, 자기 초월, 의식의 진화, 거듭남, 깨달음, 또는 신탁의 비밀은 바로 태아 상태와 같은 배꼽 중심과 탯줄 연결을 찾는 데 있다.

지금까지 알아본 배꼽 이야기가 지나치게 추상적으로 들릴 것이라 생각된다. 하지만 인간의 출생과 우주 창조의 비밀, 그리고 정신적 깨달음이나 도통에 대한 이야기를 하려다 보니 다소 비유적이고 개념적인 설명을 하지 않을 수 없음을 이해해주길 바란다.

하지만 건강의 원리와 정신적 깨달음의 원리가 다르지 않음을 알아야 한다. 같은 원리를 얼마나 깊고 철저하게 실천해나가느냐에 따라 건강 차원에 머무르느냐, 아니면 깊은 정신적 깨달음의 경지까지 도달하느냐가 달라진다.

육체와 정신을 분리하여 정신 수행에만 치우침으로써 생기는 폐단은 도처에서 쉽게 볼 수 있는 현상들이다. 복뇌는 무시하고 두뇌 수행에만 치중하면 높은 정신적 경지를 달성했다고 하지만 막상 각종 육체적 허약이나 질병에 시달리는 경우가 허다하고, 몸과 정신의 불균형으로 말미암아 상기증이나 정신병에 이르고 비현실적 환영의 세계로 빠지는 경우도 허다하다. 성자로 일컬어지는 정신수행자들이나 종교지도자들이 왜 암을 비롯한 각종 중병으로 세상을 떠나는 경우가 그토록 많은지 생각해볼 일이다.

배꼽을 보면
건강상태와 성품,
운명과 미래가 보인다

이 장에서는 배꼽관상과 배꼽진단법을 알아본다. 앞에서 한 이야기들이 추상적이고 개념적이어서 어려웠다면, 지금부터 나올 이야기들은 좀 더 구체적이고 실용적이라서 훨씬 흥미로울 것이다.

관상이란 인상人相을 관찰해 사람의 성격이나 운명을 파악하는 것으로, 신체 부위, 특히 얼굴을 보고 그 사람의 애정운, 사업운, 건강운 등을 알아내는 것이 일반적이다. 손바닥의 손금을 보는 것도 관상의 일종이다. 관상학은 현실에 근거를 두고 통계학적 방법으로 판단하기 때문에, 예로부터 전해 내려오는 다른 점술占術과는 근본적으로 다르다.

그렇다면 배꼽관상, 즉 제상臍相이란 무엇일까? 아마 이 말을 처음 들어본 독자들도 있을 것이다. 하지만 '관상 중의 관상이 제상'이라는 사실을 아는가? 배꼽에 숨겨진 미스터리를 풀어보자.

신비한
배꼽관상

옛날 조선 왕실에서는 '배꼽과 배에는 30~40대 조상님들의 얼굴이 그려져 있고, 3~4대 후손들의 모습까지 있다'고 하여 배꼽 관상을 매우 중시했다. 그리하여 왕비를 간택할 때 가장 먼저 살펴보는 부분이 배꼽이었고, 왕자가 태어나면 웅혼한 기를 불어넣기 위해 배꼽이 떨어질 때까지 호랑이 머리뼈를 고아낸 물로 목욕시켰다.

《왕실양명술》에서 전하는 바에 따르면, 영웅호걸은 배를 살펴보면 알 수 있다고 했다. 명군이나 성군, 그리고 덕망 있는 제왕은 사후 염습 때 살펴보면 한결같이 배와 배꼽이 수려했다는 것이다. 사체이지만 배와 배꼽에 위엄이 서려 있고 깊은 주름살이 없으며 70세 이상의 고령인데도 35세 장년처럼 탄력 있는 배와 배꼽을 지니고 있었다고 한다. 반면 아무리 출세한 정객이나 재산가라도 배가 빈약하면 부와 명예가 오래 가지 못하거나 단명한다고 했다.

또한 무엇보다도 배와 배꼽이 옥같이 부드럽고 윤택하며 탄력이 있어야 최고라고 말한다. 그리고 배꼽이 크고 깊어 자두 씨가 들어갈 정도라면 장수하고 귀인이 된다고 했다. 반면 배에 탄력이 없고 윤택하지 않은 사람, 배꼽이 좁게 닫혀 있고 기력이 없으며 거무칙

칙한 사람은 오래 살 수 없고, 하는 일마다 실패와 낭패를 본다는 것이다.

이와 같이 배꼽의 모양과 깊이, 크기, 색택을 보아 운명과 성격, 건강을 가늠하는 것이 제상, 즉 배꼽관상이다. 여기까지 설명을 읽었다면 '내 배꼽이 어떻게 생겼더라?'하면서 배꼽을 관찰할 것이다.

나는 십수 년 동안 직접 배마사지를 하며 아픈 사람들을 도왔고, 장기마사지를 배우러 온 수강생들도 엄청나게 많이 만났다. 수천, 아니 수만 명도 넘을 것이다. 다른 사람들의 배와 배꼽을 나보다 더 많이 본 사람이 또 있을까 싶을 정도다.

그렇게 수많은 사람들의 배와 배꼽을 관찰하다 보니, 배꼽모양에 따른 성품과 건강상태의 상관관계를 알게 되었다. 덕분에 《왕실양명술》과 관상학에서 전하는 내용을 토대로, 배꼽관상에 대한 나만의 체계를 정립할 수 있었다. 하지만 배꼽관상은 자신의 건강과 운을 판단하는 참고자료로만 활용해야지, 지나치게 맹신하거나 운명론에 집착해서는 안 된다.

배꼽의 크기, 깊이, 색깔을 살펴라

당신의 배꼽은 어떤 모양인가? 깊은가, 얕은가? 큰가, 작은가? 색깔은 어떤가? 배꼽 테두리에 탄력이 있는가? 배꼽 근처에 깊은 주름이나 잔주름이 있는가?

배꼽을 관찰할 때는 편안하게 누운 상태로 거울을 이용하는 것이 가장 정확하다. 거울 앞에 서서 보는 것도 좋지만, 어쨌거나 물리적 힘이 가해지지 않는 상태의 자연스런 배꼽을 관찰하는 것이 중요하다.

무엇보다도 배꼽은 인체의 중앙에 자리잡고 있으므로, 왼쪽이나 오른쪽으로 치우치지 않고 중앙에 위치하는 것이 좋다. 배꼽은 보통 동그란 모양인데, 어느 방향으로든 원이 찌그러지거나 비뚤어져 있으면 좋지 않다. 배꼽이 비뚤어진 사람은 성격이 원만하지 않거나 어떤 장부에 문제가 있을 가능성이 크다.

오른쪽 첫 번째 사진의 배꼽은 크고 둥글며 힘차 보여 건강하고 크게 부귀할 상이다. 둥근 배꼽의 소유자들은 비교적 성격이 원만하고 건강한데, 내가 직접 만나본 느낌도 다르지 않았다. 사업 역시 번창하고 있었다. 아래쪽 사진 역시 배꼽이 크고 둥글어, 건강하고 성격도 원만했다.

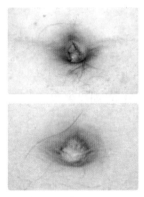

크고 둥근 배꼽

웃는 배꼽이 복상이다

중국 숙복의 상법에 따르면, 깊고 크며 둥글고 넓게 위로 향한 배꼽은 좋은 반면, 얕고 좁으며 아래로 향한 배꼽은 가난하고 고생할 배꼽이라고 했다. 여기서 '배꼽이 위를 향한다'는 게 무슨 뜻일까? 흔히 '웃는 배꼽'이라는 말을 쓰는데, 웃을 때 입술 모양을 생각해보면 이해하기 쉬울 것이다. 웃으면 입술 양끝이 위를 향하고, 화를 내거나 울 때는 입술 양끝이 아래를 향한다. 마찬가지로 좋은 배꼽은 웃는 것처럼 위를 향한 모양으로, 깊고 크며 둥글고 넓어야 좋다.

최근에는 우리나라 여성들도 배꼽 성형수술을 많이 한다. 몇몇 여자 연예인들이 배꼽 성형으로 화제가 되기도 했는데, 성형수술로 배꼽을 하트형으로 만드는 것이다. 바로 이 하트 모양의 배꼽이 위를 향한 '상향형' 배꼽이다. 제상 면에서 본다면 부귀의 상징이고, 성적 매력의 측면에서 봐도 매우 매력적이라고 말할 수 있다.

또한 배꼽이 무조건 크다고 해서 좋은 것은 아니다. 배꼽이 커도 깊이가 얕은 경우, 그리고 배꼽 테두리가 탄력 없이 늘어져 있는 경우라면, 경박한 성격의 소유자일 가능성이 크다. 그런 사람들은 대체로 결단력이 없고, 진실성도 부족하며, 신중하지 못한 경향이 있다. 결론적으로 좋은 배꼽은 크고 깊은 배꼽이다. 이런 배꼽이야말로 믿음직스럽고 두둑한 뱃심을 상징하기 때문에 사업을 크게 일으켜 자수성가로 부귀를 누릴 복상인 것이다.

얕은 배꼽과 좁고 튀어나온 배꼽은 나쁘다?

배꼽이 커도 얕으면 뒷심이 부족하고 건강하지 못하다. 앞에서 말했듯이 얕고 좁으며 하향한 배꼽은 좋지 않다. 확실히 이런 배꼽은 큰 복운이 따를 상이 아니다. 여성이라면 생식기능이 약하고, 성적 매력이 떨어지는 경우가 많다. 옛날 사람들은 이런 배꼽을 보고 귀한 아들을 낳을 상이 아니라고 했으며, 그래서 이런 여성들은 소금을 뜨겁게 볶아서 배꼽에 놓고 뜸을 뜨곤 했다. 또한 '온제종자溫臍種子'라 하여 쑥으로 배꼽에 뜸을 뜬 후에 합방하여 아들을 낳고자 노력했다는 기록도 전해진다. '쑥으로 배꼽 뜸질을 하면 영양이 조화되고 혼백이 안정되어 신체가 건강해진다'고 《의학입문》(중국 명나라 이천李 이 편찬하여 1575년에 간행된 종합 의서)에서도 밝힌 바 있다.

또한 불룩 튀어나온 배꼽은 가난과 고생을 면치 못할 가능성이 크다. 소아들의 경우 이런 배꼽이 많은데, 자라면서 자연스럽게 정상적인 배꼽 모양을 갖게 된다. 하지만 성장이 끝난 후에도 튀어나와 있으면, 배꼽관상에서는 그다지 좋지 않다고 본다. 옛 의서에서는, 배꼽이 튀어나오면 소아인 경우엔 산증疝症(한방 용어로 하복부 통증을 의미한다)이요, 부종이 있을 때는 사망이라고 했다. 반대로 지나치게 함몰한 배꼽도 소화기관이 허약한 것은 아닌지 의심해볼 만하다고 했다. 오른쪽 사진에서 첫 번째 사진은 얕은 배꼽이고, 두 번째 사진은 지나치게 좁은 배꼽이며, 마지막 사진은 튀어나온 배꼽이다.

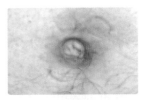

얕은 배꼽

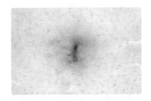

지나치게 좁은 배꼽

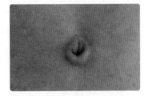

튀어나온 배꼽

배꼽의 위치와 성적 매력의 상관관계

배꼽은 사람마다 모양도 다르고 위치도 제각각이다. 앞에서 설명한 것처럼, 왼쪽이나 오른쪽으로 치우치지 않고 몸의 중앙에 위치하는 것이 좋다. 또한 배꼽의 위치는 위쪽인가 아래쪽인가의 차이도 있다. 배꼽이 비교적 위쪽(가슴 쪽)에 가까운 사람도 있고, 비교적 아래쪽(치골 쪽)에 가까운 사람도 있다. 배꼽이 위쪽에 붙어 있는 남성은 머리가 좋고 재치가 있다. 성적인 면에서도 뛰어나다. 그러나 윗배가 부르고 배꼽이 아래쪽에 붙어 있는 남성은 반대다. 머리가 좀 둔

하고, 지나치게 태평한 성격이어서 큰 사업을 일으켜 대성할 사람은
아니다. 성적 매력도 비교적 떨어지고, 초년에 비해 만년에 운수가
나빠질 가능성도 있다.

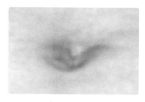

담홍색을 띤 배꼽

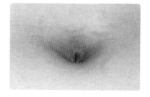

크고 깊은 배꼽

여성의 경우 왼쪽 위의 사진처럼 배꼽
주위가 통통하고 담홍색을 띠고 있으면
성감도가 뛰어나고 생식기능도 좋다. 옛
말에 '배꼽의 깊이가 1푼이면 자식을 하
나 얻고, 5푼이면 자식을 다섯 얻는다'는
말이 있는데, 아래 사진처럼 크고 깊은 배
꼽을 가진 여성은 생식기능이 매우 좋다.
한편, 배꼽이 튀어나와 있거나 배의 아
래쪽에 붙어 있거나, 또는 배꼽 바로 밑에
서부터 털이 나 있는 여성은 천성적으로
색色을 좋아한다. 이런 여성을 상대하는 남성은 속된 말로 양기를 빼
앗기기 쉽다.

배꼽이 형성되는 과정을 살펴보면 이렇다. 태어날 때 태아와 연결
되어 있던 탯줄을 4~5cm 남기고 자르면, 1~2주 후에 태아의 배에
뚫려 있던 구멍은 복막으로 메워진다. 그리고 말라버린 탯줄의 일부
도 떨어져버리고, 그 탯줄이 떨어진 자리는 움푹 들어간 흔적을 남
기게 되니, 이것이 곧 배꼽이다. 탯줄은 2개의 동맥과 1개의 정맥,
요관과 장관으로 형성되는데, 따라서 배꼽은 2개의 동맥과 1개의 정
맥이 흔적으로 남아 Y자 모양의 삼륜상을 이루게 된다.

바로 이 삼륜상이 본인을 기준으로 왼쪽 방향으로 휘어진 여성은

성적 매력이 뛰어나고, 오른쪽 방향으로 휘어진 여성은 성감이 떨어지고 기교에 미숙하다. 또한 여성의 경우 오른쪽 사진처럼 삼륜상이 갈고리 모양이라면, 성질이 드세고 대단한 호색가여서 웬만한 남자는 안중에도 두지 않는다고 한다.

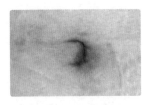

갈고리 모양의 삼륜상 배꼽

배꼽관상 요약

- 크고 둥글며, 깊고 넓은 사람 → 성격이 원만하고 건강하다. 지혜와 복이 있다.
- 배꼽이 웃는 듯이 위로 향한 사람 → 귀하게 되는 상이다.
- 배꼽에 자두 씨 1개가 들어갈 만큼 배꼽이 깊은 사람 → 뱃심도 좋고 믿음직하며 대사업으로 자수성가해 큰 부자가 될 상이다.
- 배꼽에 검은 점이 있는 사람 → 이름을 사방에 날릴 상이다.
- 배꼽이 삐뚤어져 있는 사람 → 의심과 혐오가 많아 처세가 서툴다. 건강에 이상이 있는 경우가 많다.
- 배꼽이 좁고 얕은 사람 → 어리석고 복이 없다.
- 배꼽이 뾰족하고 아래로 향한 사람 → 가난해지고 명예를 얻기 어렵다.
- 성장 후에도 불룩 튀어나온 배꼽 → 고생이 따르며 요절할 수도 있다.
- 너무 함몰한 배꼽 → 소화기가 허약하다.
- 배꼽이 배의 위쪽에 붙어 있는 남성 → 머리가 좋고 재치가 있다. 성적 능력이 탁월하다.

- 윗배가 부르고 배꼽이 아래쪽에 붙어 있는 남성 → 성적인 면에서 뒷심이 약하다.
- 배꼽 주위가 통통하고 담홍색인 여성 → 성감도가 뛰어나다.
- 배꼽이 깊은 여성 → 생식 기능이 매우 좋다.
- 얕고 좁으며 하향한 배꼽의 여성 → 생식 기능이 약하다.
- 배꼽이 튀어나와 있고 배의 아래쪽에 붙어 있는 여성 → 천성적으로 색을 좋아한다.
- 배꼽 바로 밑에서부터 털이 나 있는 여성 → 호색가 스타일이다.
- 배꼽의 삼륜상이 휘어진 방향 → 왼쪽 방향의 여성은 건강하고 오른쪽 방향의 여성은 허약하다.
- 배꼽의 삼륜상이 갈고리 모양인 여성 → 성질이 드세고 대단한 호색가이다.

배꼽으로 보는
건강상태

배꼽은 단순히 탯줄이 떨어져 생긴 흔적에 지나지 않는 것일까? 우리 몸의 중심에 자리 잡은 배꼽은 그냥 지나치기에는 너무 중요한 부위다. 심오한 생명의 신비와 비밀을 간직하고 있는 '인체의 블랙박스'라 해도 과언이 아니다.

배꼽은 모태와 연결되어 생명줄 역할을 하는 생명의 원천이다. 그런 배꼽에는 부모(음양)의 원기가 응축되어 있으며, 출생 후에도 호흡(천기天氣, 양기)과 음식(지기地氣, 음기)의 기를 끌어들여 살아가는 에너지를 만들어내는 인체의 발전소 역할을 한다. 음양의 기를 합하여 생식과 활동의 에너지를 만들어내는 생명의 원천이 바로 배꼽인 것이다. 배꼽은 인체의 단전이라고 할 수 있으며, 에너지 차원의 단전과 곧바로 통해 있는 문이다.

그래서 배꼽을 잘 살펴보면 장부의 허실과 원기의 성쇠, 기혈의 대소를 판단할 수 있다. 제상으로 그 사람의 성격과 운명을 알 수 있듯이, 배꼽의 모양과 깊이와 크기, 색택을 보면 그 사람의 건강상태를 알 수 있다. 그것이 바로 배꼽진단법이다. 일본의 복진腹診 고전인《진병기해》에 이런 내용이 나온다. "사람의 수명은 배꼽의 모양을 보면 알 수 있고, 질병의 심천은 배꼽을 눌러보면 진찰할 수 있기에 복진에서 배꼽을 먼저 진찰하는 것이 중요하다. 인체의 배꼽은 하늘의 북극성과 같아 천추天樞 혹은 신궐神闕이라 한다."

배꼽을 위에서 아래로 누르거나, 특정 방향으로 밀면서 누르는 방식으로 진단하기도 하지만, 가장 먼저 해야 할 것은 배꼽의 모양과 색택을 보는 것이다. 배꼽은 테두리, 옆벽, 바닥의 세 부위로 나누어지는데, 바닥에는 결절 모양의 제근臍根이 있다. 제근을 중심으로 3개의 바퀴살 모양인 삼륜상이 형성된다. 제근과 삼륜상은 태아의 탯줄이 2개의 동맥과 1개의 정맥으로 연결되어 있었기에 잘라진 후 남겨진 흔적이다. 배꼽은 탯줄이 떨어질 때 그 모양이 만들어지기도 하지만, 배꼽의 형태는 연령, 체질, 장부나 체형의 건강상태에 따라 변화하므로 이들을 참고하여 진단해야 한다.

우선, 배꼽의 모양은 둥글고 큰 것이 건강에 가장 좋다. 둥글다는 것은 오장육부와 체형이 전체적으로 균형 잡혀 있다는 표시이고, 크다는 것은 기가 통하는 통로가 시원하게 열려 있어 기 순환이 잘 이루어지고 있다는 표시다. 조선의 《왕실양명술》에서도 배꼽에 자두씨가 들어갈 정도면 자라서 귀한 사람이 되고 장수한다고 했다. 만약 갓난아기가 배꼽이 형편없이 작으면 기가 순환되는 통로가 막혀 질식하기 쉽고 수명이 짧다고 했다.

여기서 크기의 기준은 무엇일까? 큰 배꼽은 보통 직경 2cm 이상, 작은 배꼽은 1cm 이하를 말한다. 보통 사람들의 배꼽은 1~2cm 사이다. 십수년 간 수천 명이 넘는 사람들의 배꼽을 관찰해본 결과, 배꼽이 크고 둥근 사람들은 대부분 몸도 건강하고 성격도 원만했다.

하지만 스트레스와 질병이 많은 현대인들은 배꼽이 점점 틀어지고 약해져가는 경향을 보인다. 영국의 동물학자 데즈먼드 모리스Desmond Morris의 저서인 《맨 워칭》을 보면, 200점의 고대 누드화에 나온 배꼽을 형태별로 분석한 결과가 나온다. 그 분석결과가 자못 흥미롭다. 고대 누드화의 배꼽은 92%가 둥근 배꼽이고, 8%가 세로로 길쭉한 배꼽인데 반하여, 현대 누드화의 배꼽을 형태별로 분석하면 54%가 둥근 배꼽이요, 46%가 갸름한 배꼽이라고 한다.

제상의 측면에서 본다면 깊고 둥근 배꼽이 호상이기 때문에, 이런 변화는 결코 좋은 현상이 아니다. 현대인들의 배꼽이 점점 안 좋은 쪽으로 변해가는 게 아닌지 걱정이다. 요즘 일부 여성들이 섹시하게 보이기 위해 성형수술로 배꼽을 세로로 갸름하게 만드는 경우가 많다는데, 그런 유행 역시 원인인 것 같다. 세로로 갸름한 배꼽은 좁기는 하지만 깊이가 있고 생식기의 이미지를 연상시키기 때문에, 매우 섹시해 보이는 것도 사실이다. 하지만 일부러 배꼽을 세로로 길게 만드는 수술은 배꼽 중심의 기 밸런스를 무너뜨려 자칫 건강을 해칠 수도 있음을 알아야 한다. 상하 일자형의 배꼽을 가진 사람은 특히 소화기와 생식기에 문제가 생기기 쉽다.

또한 배꼽의 생김새가 어느 한 방향으로 혹은 여러 방향으로 당겨져 있거나 틀어진 경우가 있다. 이것은 당겨진 방향에 위치한 장기에 문제가 있음을 보여주는 것이다. 그 부위가 긴장되어 있거나 경직된 경우이고, 염증이 생겼을 수도 있다. 만약 틀어진 쪽의 장기에 문제가 없다면, 과거에 그 장기가 좋지 않았던 흔적이 아직 남아 있거나, 앞으로 문제가 생길 징후라고 볼 수 있다.

가령 배꼽이 위장 쪽으로 틀어진 경우 대부분 위 기능에 문제가 있다. 위에 문제가 없다면 비장이나 췌장 쪽을 의심해봐야 한다. 배꼽이 아래로 당겨져 있으면 변비나 방광, 자궁 이상 등 비뇨생식기의 문제를 짐작할 수 있다.

또한 당겨진 쪽의 반대편에 위치한 장기나 기관에도 곧 문제가 동반되곤 한다. 왜냐하면 당겨진 쪽의 반대편도 결국 동시에 긴장이 유발되기 때문이다. 예를 들어, 배꼽이 간 쪽으로 틀어져 있으면 배꼽을 중심으로 간의 반대편 방향에 위치한 장기나 기관, 즉 S상결장이나 왼쪽 난소, 왼쪽 골반이나 왼쪽 다리에 문제가 생길 수 있다. 이처럼 배꼽이 어느 부위로 당겨지거나 틀어져 있는 경우, 대부분 장부의 기 밸런스가 무너진 상태이기 때문에 여러 가지 건강 문제가 발생한다.

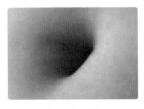
생기 있는 배꼽

둘째, 좋은 배꼽은 왼쪽 사진처럼 적당히 깊이가 있고 윤택하며, 생기가 느껴지고 탱탱해 보인다. 깊은 배꼽이라 함은 배꼽의 깊이가 1cm 이상인 경우를 말하고 얕은 배꼽은 1cm 이하를 말한다. 배꼽이 크고 둥글더라도 깊이가 너무 얕으면, 원기와 기력이 부족하고 기운이나 재물을 담아두기 어렵다. 그렇다고 배꼽이 너무 깊으면, 배꼽이 배 안에 숨어 얼굴을 내놓지 않는다. 그런 유형은 기가 잘 통하지 않아 소화기가 허약하고 비만해지기 쉽다. 종종 비만해진 결과로 뱃살에 묻혀 배꼽이 깊어진 경우도 있다.

또한 배꼽의 모양에는 평탄형과 돌출형이 있는데, 성장 후에도 배꼽이 밖으로 불룩 튀어나온 참외 배꼽(돌출형 배꼽)은 비교적 건강하지 못하다. 수종병(몸의 조직 간격이나 체강體腔 사이에 임파액, 장액 등이 생겨 몸이 붓는 병)의 경우 사망에 이르기 쉽고, 수명도 길지 못하다.

셋째, 배꼽 테두리가 또렷하고 풍만하며 윤기와 탄력이 있는 배꼽이 좋다. 그리고 배꼽 바닥인 제근이 견실해야 건강하다. 배꼽 테두리의 탄력과 제근의 견실함은 어떻게 알 수 있을까? 배꼽 테두리를 검지와 중지로 눌러보거나 상하좌우로 밀어보면서, 배꼽과 제근의 움직임을 관찰해보면 알 수 있다. 누르거나 밀었을 때 배꼽 테두리에 힘이 있고 제근이 바닥에 밀착되어 잘 밀리지 않아야 원기와 기력이 충실한 것이다. 하지만 배꼽을 누를 때 통증이 너무 심하다면 장기들, 그중에서도 특히 소장이 과도하게 긴장되어 있는 상태다.

배꼽 모양에 따른 장부 진단

현재 자신의 배꼽 모양이 복이 있는 상이 아니거나 건강한 상이 아니어도 결코 실망할 필요는 없다. 배와 배꼽 모양은 건강을 잘 관리하고 마음을 다스리면 얼마든지 귀하고 건강한 상으로 바뀔 수 있다.

내가 많은 사람들의 배꼽을 관찰해보고 교육생들의 증언을 들어본 결과, 배와 배꼽의 생김새는 시시때때로 바뀐다는 사실을 확인할 수 있었다. 특히 장기마사지를 오랫동안 해온 사람은 안 좋은 모양이었던 배와 배꼽의 모양이 차츰 좋은 쪽으로 변했다. 심지어 장기마사지를 한두 번 했는데도, 배꼽 모양이 확연히 달라진 사람들도 자주 볼 수 있었다. 장기마사지 직후에 배와 배꼽에 탄력이 생겨 배꼽이 둥글게 변하고 배와 배꼽의 주름이 줄어든 것이다.

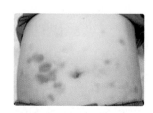

장기마사지 초기

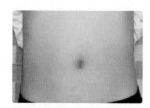

장기마사지를 2개월 동안 꾸준히 하자 허리 라인이 생기고 배와 배꼽이 탄력 있게 변했다.

건강과 복은 타고나는 선천적 요소보다 후천적 노력이 더 큰 영향을 미친다. 전문가들에 의하면 질병의 원인 중 유전적인 것은 30% 정도라고 하니, 나머지 70%는 후천적인 노력과 환경에 달린 것이다. 그러니 조상 탓하지 말고 자신의 마음밭을 잘 가꾸어 선행을 심고 건강을 세심하게 챙겨야 할 것이다. 노력하기에 따라서 누구나 얼마든지 건강하고 예쁜 배와 배꼽을 가질 수 있다. 예쁜 배를 가지면 혈색과 기색도 자연스럽게 밝아지고 온몸이 활기로 가득 찰 것이다.

이제부터 실제 배꼽 모양을 사진으로 보면서 어떤 증상이 있는지 살펴보자. 내가 직접 만난 사람들로, 거의 대부분의 경우 배꼽진단법으로 예상한 장부의 문제를 실제로 가지고 있음을 확인할 수 있었다.

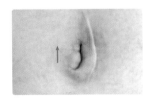

• 37세의 여성으로 위암 수술을 받은 직후였다. 배꼽이 닫혀 있으며 위쪽으로 당겨져 있다. 위의 문제가 심각하고, 소화력과 흡수력도 떨어져 있음을 알 수 있다.

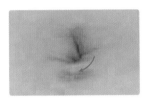

• 28세의 여성으로 생리통이 심했다. 배꼽이 오른쪽 난소 쪽으로 많이 틀어져 있다. 특히 오른쪽 하복부에 통증이 심각해 보인다.

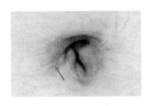

• 27세의 여성으로 간 울혈 증상이 있었다. 배꼽이 간쪽으로 당겨져 있어, 간의 긴장이 심각해 보인다.

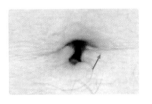

• 33세의 남성으로 장이 경직되어 있고 위에 문제가 있었다. 배꼽이 전체적으로 위축되어 있고 위장 쪽으로 틀어져 있다. 장이 굳어져 있거나 위장에 문제가 있어 보인다.

- 56세의 남성으로 소화불량과 오른쪽 고관절에 통증이 있었다. 배꼽을 보면 위장 쪽으로 틀어진 모양이다. 대각선 방향의 오른쪽 다리까지 영향을 미쳐 오른쪽 고관절에 통증이 나타난 것이다.

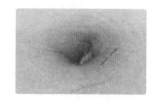

- 33세의 남성으로 방광에 문제가 있었다. 배꼽이 방광 안쪽으로 당겨져 있는 것으로 보아 방광에 문제가 있음을 알 수 있다.

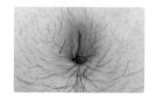

- 48세의 여성으로 복부비만과 변비 증상이 있었다. 복부비만으로 배꼽이 배 아래쪽으로 처져 있으며 우측 하복부 쪽으로 당겨져 있어 변비가 있음을 알 수 있다.

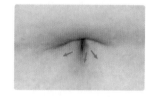

- 48세의 여성으로 소화불량과 왼쪽 다리가 당기는 증상이 있었다. 배꼽이 위장 쪽과 왼쪽 다리 쪽으로 동시에 당겨져 있어 위와 왼쪽 다리에 문제가 있음을 알 수 있다.

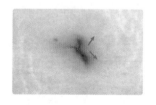

- 46세의 여성으로 장이 허약하고 소화불량 증상이 있었다. 배꼽이 전체적으로 닫혀 있다. 장의 기능이 약하고 소화 기능도 약하다.

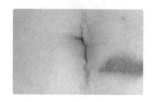

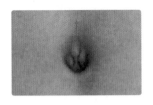

- 35세의 남성으로 상기증과 방광의 문제를 갖고 있었다. 배꼽이 명치로 당겨져 있고 복직근이 굳어져 있다. 상기증을 보이며, 명치의 반대편에 있는 방광이 긴장되어 있어 빈뇨 증상이 의심스럽다.

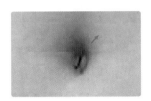

- 30세의 여성으로 소화불량 증상이 있었다. 원래는 둥근 배꼽이었으나 스트레스로 소화불량이 되자 위장 쪽으로 틀어지게 된 경우다.

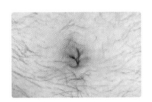

- 42세의 남성으로 당뇨 증상이 있었다. 배꼽이 위축되어 있고 비위 계통이 허약해져 당뇨가 생기게 된 경우다.

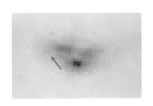

- 55세의 여성으로 목디스크와 신경염으로 팔의 통증을 호소했다. 배꼽이 간 쪽으로 틀어져 있다. 스트레스에 의한 간의 열과 긴장이 심장까지 치고 올라가 가슴을 조금만 눌러도 극심한 통증을 호소했다. 이런 긴장이 어깨와 목까지 올라가 목디스크와 신경염, 팔의 통증을 일으킨 것이다.

그 외의 배꼽진단 요약

- 배꼽의 색깔은 생기 있고 밝고 윤택해야 한다. 배꼽 부위가 윤기가 없고 회갈색이나 흑갈색이라면, 기력이 없고 큰 병에 걸렸거나 걸릴 징후다.

- 배꼽이 깨끗하지 못하고 부석부석하거나 때가 끼어 있고 진물이나 고름이 나오면, 장의 기질적 병변일 가능성이 높다.
- 배꼽 테두리가 팽팽하지 않고 배꼽이 깨끗하지 못한 경우는, 장부의 기가 잘 통하지 않는 상태다. 하복부가 특히 차갑고 뱃속이 단단하게 뭉쳐 있어 만지면 덩어리가 움직이는 느낌이 든다.
- 배꼽 주위에 실개천 같은 가는 주름이 많으면, 장이 허약하고 기력도 쇠잔한 상태다.
- 배꼽의 삼륜상이 왼쪽 방향으로 구부러진 여성은 건강하고, 오른쪽 방향으로 구부러진 여성은 허약하다.

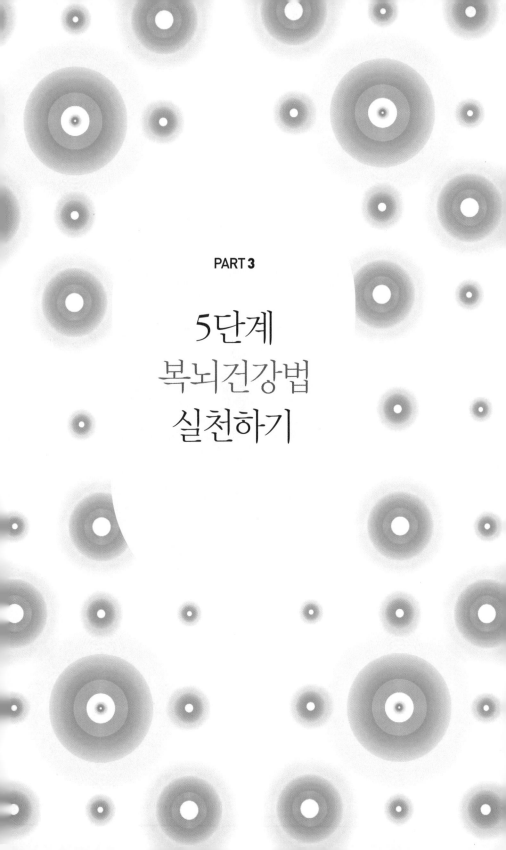

PART **3**

5단계
복뇌건강법
실천하기

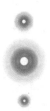

5단계 복뇌건강법,
어떻게 실천할까?

복뇌건강법의 목적은 복뇌의 제 기능을 되살려 완전한 건강과 젊음을 얻고, 궁극적으로는 복뇌와 두뇌를 하나로 통합하여 정신적 깨달음에까지 이르는 것이다. 이 과정은 먼저 복뇌를 푸는 것으로 시작해, 이완된 복뇌를 강화시키고, 마지막은 복뇌를 각성시키는 순서로 이루어진다.

이와 같이 복뇌를 다스리는 과정에서, 복뇌와 직접 연결된 두뇌도 똑같은 변화를 겪게 되는데, 효과를 증대시키기 위해 두뇌 다스리기를 병행하기도 한다. 5단계로 이루어진 복뇌건강법을 꾸준히 실천해 나가다 보면 1차적으로 소화와 흡수, 배설 기능이 좋아져 뱃속이 편안해지고, 더불어 두뇌가 맑아지면서 전신이 가벼워진다. 그리고 결국 복뇌와 두뇌가 하나로 통합되어 마음의 평화와 정신적 안정까지도 얻을 수 있다.

이완-강화-각성의
세 과정

복뇌건강법은 생활건강법 혹은 생활수행법으로 삼고 평생 동안 꾸준히 실천해야 효과적이다. 처음 익힐 때는 좀 생소하더라도, 일단 익숙해지면 습관처럼, 그리고 즐거운 놀이처럼 누구나 쉽게 실천할 수 있다. 해보면 뱃속도 편안해지고 온몸이 가벼워지는 효과에 깜짝 놀랄 것이다. 과장이 아니다. 앞에서 누누이 설명한 것처럼, 복뇌와 두뇌 속의 호르몬 생성이 왕성해지면 120세 젊음을 실현하는 것도 꿈같은 소리가 아니다.

처음 시작하는 사람이라면, 먼저 복뇌건강법을 몸에 익히고 습관으로 만들기 위해 특별히 기간을 정해놓고 실천하는 것이 효과적이다. 예를 들어, 3개월 동안 실천하는 것을 목표로 세웠다면, 세 과정을 각각 1개월씩 실천해볼 수 있다. 복뇌이완 과정을 하루에 1시간 이상 1개월 동안 집중적으로 실천하고, 그다음으로 복뇌강화와 각성의 과정을 각각 1개월씩 집중적으로 실천하는 것이다. 물론 두 번째와 세 번째 과정을 실천할 때는 첫 번째 과정을 먼저 30분 정도 한 다음 두 번째 혹은 세 번째 과정을 이어서 30분 정도 실천하는 식이 좋다.

과정	단계	방법	초보자	경험자	숙련자
복뇌이완	1단계	장을 풀어주는 운동	40분	20분	10분
	2단계	장을 풀어주는 댄스워킹			
	3단계	셀프 장기마사지 (배푸리와 목푸리 이용)			
복뇌강화	4단계	복뇌 두드리기 기충전 배꼽호흡	15분	20분	30분
복뇌각성	5단계	배꼽명상 배꼽소용돌이명상	5분	20분	20분

첫 번째 과정은 기본이므로 빼먹지 말고 항상 실천하되, 복뇌건강법에 익숙해지고 배가 편안해지며 몸의 감각이 깨어나게 되면, 그에 따라 두 번째와 세 번째 과정에 시간을 더 많이 안배하면 된다.

| 첫 번째 과정 | **복뇌를 이완한다**

기본인 첫 번째 과정은 주로 복뇌를 푸는 데 중점을 둔다. 장은 소화와 흡수, 배설 과정에서 독소가 쉽게 쌓이는 부위다. 복뇌로서 스트레스에 민감하게 반응하여 몸의 어느 부위보다 쉽게 긴장되고 굳어지는 곳이기도 하다. 특히 현대인들은 식습관이 불량하고 정신적 스트레스가 많아 배가 딱딱하게 굳어져 있는 경우가 많다. 그러므로 긴장되고 막힌 부분을 소통시켜주는 것이 무엇보다 우선이다.

복뇌를 효과적으로 이완시키는 방법은 3단계로 나누어진다. 1단계는 복뇌를 효과적으로 푸는 기공운동인 '장을 풀어주는 운동'이고, 2단계는 걸으면서 골반을 춤추듯이 섬세하게 움직여 복뇌를 푸는 '장을 풀어주는 댄스워킹'이며, 3단계는 기가 듬뿍 담긴 약손으로 복뇌를 직접 마사지하여 푸는 '셀프 장기마사지'다. 장기마사지는 손으로, 또는 배푸리와 목푸리라는 간편한 도구로 복뇌를 이완시키는 단계다.

이 3단계로 이루어진 첫 번째 과정을 꾸준히 실천하면, 우선 소화와 흡수, 배설 기능이 좋아지고 뱃속이 편안해진다. 속 피부인 장이 해독되니 자연히 피부도 맑아지고, 전신이 가벼워지는 변화를 체험하게 된다. 이때 두뇌의 변화도 동반되는데, 대뇌 피질의 과도한 활동이 줄어들어 안정되고, 대뇌 변연계의 부정적 감정들이 겉으로 드러나 정화되기 시작한다.

| 두 번째 과정 | 복뇌를 강화한다

복뇌를 이완하는 데 그치면 무언가 부족하다. 복뇌를 푼 다음에는 힘과 에너지를 충전하는 강화 과정이 이어져야 한다. 그래야 뱃심이 생겨 배짱이 두둑해지고 심신에 활력이 충만해진다. 특히 나이가 들어 노화가 많이 진행되었거나 만성질환이 오래 지속되어 심신이 몹시 허약해진 경우라면 복뇌강화에 시간을 많이 할애해야 할 것이다.

복뇌가 강화되어야 기력이 왕성해지고 면역력도 극대화되어 강인한 심신의 상태로 거듭날 수 있다. 두뇌 측면에서는 뇌간이 활성화되어 생명력과 자연치유력이 온전히 발현된다.

복뇌를 강화시키는 4단계는 복뇌를 두드려 힘을 기르는 '복뇌 두드리기'와 배꼽을 통한 호흡으로 복뇌에 기를 충전하는 '배꼽호흡' 등으로 이루어진다.

| 세 번째 과정 | **복뇌를 각성한다**

건강을 위해서는 복뇌를 강화시키는 과정까지만 실천해도 충분하다. 하지만 마음의 평화와 안정 같은 정신적 변화까지 맛보려면 세 번째 과정인 복뇌각성까지 나아가야 한다. 세 번째 과정인 5단계는 두뇌를 복뇌로 내려 복뇌와 하나로 통합하는 '배꼽명상'과 배꼽 안쪽에 우주 소용돌이를 일으켜 복뇌를 각성시키고 몸 전체의 에너지를 조화시키는 '배꼽소용돌이명상'으로 이루어진다.

이러한 명상을 통해 복뇌와 두뇌를 하나로 통합시키면 두뇌의 3층 구조인 대뇌 피질, 대뇌 변연계, 뇌간도 하나로 통합된다. 복뇌와 두뇌, 그리고 두뇌의 3층 구조가 통합된 상태에서는 직관력과 잠재능력도 좀 더 개발된다. 뿐만 아니라 궁극적으로 자신의 본질과 존재 의미, 그리고 삶의 목적에 대한 자각이 일어나 스스로 능동적이고 창조적인 삶을 영위하게 된다. 그러한 개개인은 더 나아가 인류 평화와 영적 진화에도 이바지할 것이다.

1단계 :
장을 풀어주는
운동

현대인의 생활은 두뇌가 지배한다. 그래서인지 과도한 두뇌활동에 비해 복뇌인 장의 운동은 턱없이 부족하다. 특히 직립보행을 시작한 이후로 팔과 다리는 많이 움직이지만 장과 골반을 포함한 몸의 중심부는 움직일 일이 거의 없어졌다. 네 발로 걷는 동물들의 움직임을 관찰해보면 알 수 있다. 강아지나 고양이 들만 봐도 걸을 때마다 골반과 척추가 리드미컬하게 움직이고, 장은 척추에 매달려 출렁거리며 요동친다. 이렇게 움직이는 동물들은 생활 자체가 효율적인 운동이므로 따로 운동을 할 필요가 거의 없다. 야생동물들은 속병이 거의 없고 분변도 냄새가 거의 나지 않을 정도로 깨끗하다. 파동을 일으키듯 활발하게 장이 움직이는 덕분에 소화기관이 막힐 일이 없기 때문이다.

하지만 직립하는 인간은 어떠한가? 직립으로 인해 골반과 척추의 움직임은 줄어들었고, 내장이 골반 쪽으로 쉽게 처지는 구조를 지니게 되었다. 결과적으로 골반과 척추의 부담이 커졌고 장의 운동은 제한된다. 장이 아래로 처지고 서로 꼬이거나 유착되면 가스와 노폐물이 정체되어 막히는 일이 잦다. 복부비만과 소화불량, 변비, 설사, 복통 등이 마치 현대의 신종 전염병처럼 급속도로 퍼져나가는 것은 장운동 부족과 무관하지 않을 것이다.

이제부터 소개할 장을 풀어주는 운동은 움직임이 요란하지는 않지만 인체의 중심부인 장과 골반을 골고루 운동시켜주는 동작들로 구성되어 있다. 뿐만 아니라 장과 골반에서부터 일어나는 움직임들이 위로는 척추를, 아래로는 다리 관절을 회전시키며 온몸으로 회오리치듯 퍼져나간다.

그러므로 장을 풀어주는 운동은 장과 골반운동을 중심으로 한 전신 기공운동이라고 할 수 있다. 단순한 동작의 반복으로 이루어져 춤을 추듯이 즐겁게 운동할 수 있다는 게 큰 장점이다. 좋아하는 음악을 틀어놓고 춤추듯이 신나게 움직이다 보면 어느덧 몸이 저절로 리듬을 타기 시작한다. 그러면 몸속 깊숙한 곳까지 긴장되고 경직된 부위가 풀리면서 몸이 저절로 움직인다.

어느 정도 몸에 익숙해지면, 나중에는 막힌 부위의 불편을 해소하기 위한 동작이 자동적으로 나오기도 한다. 이처럼 기공수련 과정에서 몸에 필요한 동작이 저절로 터져 나오는 것을 자발공 혹은 자율진동공이라고 부른다. 장을 풀어주는 운동은 처음에는 의도적인 동작으로 시작하지만, 결국 자연스럽고 무의식적으로 이뤄지는 자율진동공의 수준까지 도달하는 것을 목표로 한다.

진짜 수준 높은 춤은 미리 짜놓은 안무에 따라 움직이는 것이 아니다. 에너지의 흐름에 따라 파도처럼 자연스럽게 흘러나오는 것이다. 원래 기공동작과 춤은 기의 흐름을 아름답게 표현하는 동일한 근원에서 유래되었다. 특히 장운동은 자율신경의 조절 하에 기능하기 때문에 자율적인 움직임을 통해 장을 운동시켜주는데 그것은 장을 건강하게 만드는 데 가장 효과적이고 바람직한 방법이다.

이러한 장의 자율운동은 에너지를 불필요하게 소모하지 않고, 장의 독소와 내장지방을 잘 배출시켜 우리 몸이 스스로 제 기능을 찾도록 도와준다. 지치기 쉬운 바쁜 현대인들에게 매우 요긴한 운동법이라 할 수 있다.

산소를 많이 태우는 과격한 근력운동은 몸을 억지로(지나치게 혹사시키면서) 가동시키다 보니, 몸에 유해한 활성산소를 과도하게 유발시키는 것으로 알려졌다. 에너지를 많이 소모하면 그만큼 타고 남은 노폐물도 많이 쌓이게 마련이고, 몸은 쓰는 만큼 닳게 마련이다. 많이 쓰면 금방 닳는다. 그러니 과도한 운동은 오히려 산성체질을 만들거나 노화를 촉진하는 등 부작용이 따르기 쉽다. 또한 과격하고 무리한 운동과정에서 근육의 피로나 근육통, 관절의 손상도 흔히 생기곤 한다.

한편 운동으로 에너지를 많이 소비하니, 보상심리가 발동해 그만큼 많이 먹게 된다. 그러면 우리 몸은 많이 먹고 많이 소비하는 방식에 익숙해지는데, 그러한 패턴은 에너지의 효율을 떨어뜨릴 뿐만 아니라 신체를 오래도록 건강하게 유지할 수 없게 한다. 과중한 운동으로 다져진 몸은 겉으로는 멋있어 보일지 모르지만 의외로 속병이 많고, 그만큼의 운동량을 평소에 지속하지 못하는 시점부터는 급속도로 노화하기도 한다.

요컨대 질병이 있는 경우나 나이가 들어 몸이 약할수록 장과 관절을 부드럽고 움직여주는 기공운동이 절실히 필요하다. 장의 자율운동은 기를 북돋아주기 때문에 적게 섭취하고 최소한으로 소비하는 효율적인 몸의 시스템을 만들어주고 장의 면역력도 길러준다. 호흡과 심장박동수를 빠르게 끌어올리는 근력운동과 달리, 기공운동은 부드러운 동작을 통해서 호흡을 느리게 만들어준다. 연료를 적게 소모하는 차가 오래 유지되듯이, 우리 몸도 적게 먹고 적게 소비할수록 그만큼 오래 건강을 유지하며 장수하게 되는 것이다.

장을 풀어주는 운동은 어떤 동작이든 몸과 마음을 최대한 이완하고 춤추듯이 유연하고 부드럽게 움직여주는 것이 특징이다. 단순한 동작을 리드미컬하게 반복하며 몸의 긴장과 함께 잡념과 정신적 스트레스도 모두 떨쳐버린다. 주의할 점은 골반통이나 요통, 디스크 등의 증상이 심한 사람들의 경우 몸에 무리가 되지 않을 정도로만 부드럽게 시작하고, 점차 증상이 호전되면 상황에 맞게 동작의 횟수와 강도를 점점 늘려가야 한다.

1 골반 좌우로 흔들기

춤추듯 좌우로 튕겨주며 골반을 흔드는 동작이다. 골반을 좌우로 움직이면서 골반저근육과 골반에 담긴 장을 출렁출렁 움직이게 하여 이완시킨다. 특히 골반을 좌우로 움직이면 옆구리가 스트레칭 되는 효과가 있다. 그러면 옆구리 쪽에 위치한 장기들, 즉 맹장과 S상결장, 상하행결장, 그리고 간과 담낭, 비장과 위장의 움직임이 촉진된다. 또한 골반의 움직임에서 생기는 파동은 척추를 타고 인체 상부로 리드미컬하게 전달되어 자연스럽게 척추 마디마디를 부드럽게 풀어준다.

골반의 움직임이 익숙해지면 머리도 함께 좌우로 움직이며 척추의 율동을 한층 더 리드미컬하게 해본다. 머리를 좌우로 움직이면 목과 어깨의 긴장과 경직이 풀리고 뇌의 혈류순환이 촉진되어 머리가 즉각적으로 맑아진다. 말하자면 복뇌와 두뇌를 동시에 움직여줌으로써 양쪽 뇌의 소통을 더욱 효율적으로 돕는 것이다.

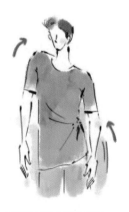
골반을 좌우로 흔들어준다.

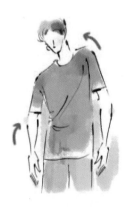
머리도 함께 좌우로 흔들어준다.

❶ 발을 어깨너비로 벌리고 편안하게 선다.

❷ 춤을 추듯이 골반을 좌우로 리드미컬하게 흔들어준다. 골반의 움직임이 내부 장기를 흔들어주는 느낌, 진동이 척추 전체로 퍼져나가는 느낌을 느낀다.

❸ 골반과 장이 충분히 풀리고 골반의 움직임이 유연해졌다면, 이제 머리도 골반을 따라 좌우로 같이 흔들어준다. 골반이 움직이는 방향으로 머리도 옆으로 숙여준다.

❹ 신나는 음악에 리듬을 맞추어, 전체 동작을 5분 정도 춤을 추듯이 반복한다.

주의사항

❶ 골반통이나 요통, 디스크 등의 증상이 심한 사람들은 몸에 무리가 가지 않을 정도로만 부드럽게 동작한다.

❷ 머리를 흔들었을 때 몹시 어지러운 사람은 어지럽지 않을 정도로만 부드럽게 실시한다. 어지럼증이 심하다면, 증상이 사라질 때까지 머리는 흔들지 말고 골반만 좌우로 움직인다.

2 골반 앞뒤로 흔들기

골반 앞뒤로 흔들기는 말을 타는 모습과 비슷한 동작이다. 골반을 좌우로 흔드는 것과 달리 골반을 앞뒤로 움직이는 동작으로, 골반과 두개골을 동시에 움직인다고 생각하면 된다. 골반만 앞뒤로 리드미컬하게 움직여도 좋지만, 머리와 함께 움직이는 것이 복뇌와 두뇌를 함께 소통시켜주어 더욱 효과적이다. 골반과 머리를 앞뒤로 흔들어주면 장을 포함한 오장육부 전체와 척추까지도 섬세하게 운동이 되어 이완된다. 골반 앞뒤로 흔들기는 서서 혹은 의자나 바닥에 앉아서 쉽게 할 수 있는 동작이다.

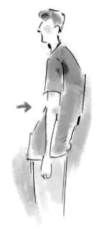

등을 동그랗게 말듯이
골반을 배 쪽으로 당긴다.

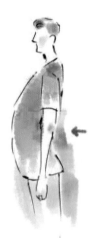

엉덩이를 최대한 뒤로 빼듯이
골반을 뒤로 민다.

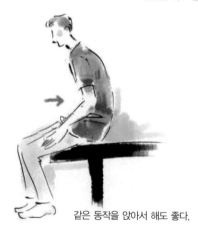

같은 동작을 앉아서 해도 좋다.

❶ 발을 어깨너비로 벌리고 편안하게 서거나, 의자나 바닥에 편안하게 앉는다.

❷ 숨을 내쉬며 꼬리뼈와 골반을 앞으로 당기고 동시에 고개를 가슴 쪽으로 당긴다. 시선은 배꼽을 바라본다. 그러면 척추 전체가 활처럼 둥그렇게 뒤로 기울어진다.

❸ 숨을 들이마시며 앞으로 당긴 골반과 고개를 제자리로 위치키시며 척추를 곧게 편다.

❹ 말을 타듯이 2번과 3번 동작을 5분 정도 반복한다. 신나는 음악에 맞추어 움직이면 춤추듯이 몸이 자동적으로 리듬을 탄다.

주의사항

❶ 골반통이나 요통, 디스크 등의 증상이 심한 사람들은 몸에 무리가 가지 않을 정도로만 부드럽게 동작한다.

❷ 머리를 흔들 때 몹시 어지러운 사람은 어지럽지 않을 정도로만 부드럽게 실시한다. 어지럼증이 심하다면, 증상이 사라질 때까지 머리는 흔들지 말고 골반만 앞뒤로 움직인다.

³ 수평으로 허리 돌리기

이제 골반을 수평으로 회전하는 동작을 해보자. 골반과 허리를 운전대라고 생각하고, 운전대를 돌리듯 좌우로 번갈아가며 돌린다. 이 동작 역시 골반에 담긴 장이 효과적으로 이완되고, 척추 전체가 비틀리며 회전하기 때문에 척추도 잘 이완된다. 또한 회전운동에 의해 골반과 장의 잠재된 에너지들이 활성화되어 힘이 솟아나는 체험을 할 수 있을 것이다. 특히 비틀면서 옆구리의 복사근을 쥐어짜주면 허리가 날씬해지는 효과를 톡톡히 볼 수가 있다. 이 동작을 걸을 때 응용하면 뒤에서 배우게 될 '장을 풀어주는 댄스워킹'으로 발전하게 된다.

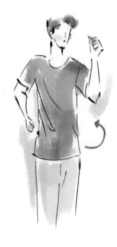

골반을 리드미컬하게 수평으로
비틀어준다.

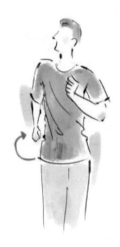

시계방향과 반시계방향으로 번갈아가며
비틀어준다.

❶ 발을 어깨너비로 벌리고 편안하게 선다.

❷ 골반을 운전대라고 생각하고 시계방향과 반시계방향으로 번갈아가며 돌린다. 이때 팔도 걸을 때의 동작처럼 앞뒤로 힘차게 흔들어준다.

❸ 리듬을 타며 활력 있게 골반을 돌린다. 몸의 움직임을 느끼며 점점 더 빠르게 돌려보고, 다시 천천히 돌리기를 반복한다.

❹ 골반을 회전시키는 동작이 익숙해지면 머리도 함께 골반과 반대 방향으로 회전시켜준다. 골반과 머리를 서로 엇갈리게 회전하면 척추 전체가 꽈배기처럼 뒤틀려 매우 강력한 이완운동이 된다.

주의사항

❶ 회전운동은 관절에 무리를 줄 수 있으므로 척추질환이나 무릎에 문제가 있는 경우는 최대한 조심스럽게 동작한다.

❷ 머리를 흔들 때 몹시 어지러운 사람은 어지럽지 않을 정도로만 부드럽게 실시한다. 어지럼증이 심하다면, 증상이 사라질 때까지 머리는 흔들지 말고 골반 회전에만 집중한다. 머리와 골반을 함께 회전하기가 어렵다면, 무리하게 하지 말고 처음에는 골반을 돌리는 데만 집중한다.

4 발목 펌핑

발목 펌핑은 발끝을 당기고 미는 동작을 반복하여 발바닥과 발등의 근육, 근막, 종아리근육의 수축과 이완을 유도한다. 발목 펌핑을 열심히 하면 다리의 경락이 활성화되고 하체를 포함한 전신의 기혈순환과 림프순환이 원활해진다. 발과 발목, 종아리 라인이 아름다워지는 효과도 있다. 발끝을 몸 쪽으로 바짝 당기고 바깥쪽으로 쭉 뻗는 동작을 반복하면, 궁극적으로 골반 횡격막과 가슴 횡격막까지 움직여지기 때문에 내부 장기까지 운동시켜줄 수 있다.

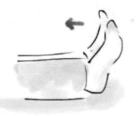
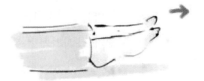

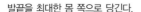

발끝을 최대한 몸 쪽으로 당긴다.　　　　　　발끝을 최대한 바깥쪽으로 뻗는다.

❶ 편안하게 누워 양손을 몸 옆에 자연스럽게 둔다.

❷ 발목을 꺾는 느낌으로 발끝을 몸 쪽으로 당긴 후 즉시 원래 위치로 돌아간다. 리듬을 타며 10번 정도 반복한다.

❸ 발목을 쭉 편다는 느낌으로 발끝을 바깥쪽으로 뻗는다. 발끝이 바닥을 향하도록 강하게 뻗어 스트레칭을 한 후 원래 위치로 돌아간다. 리듬을 타며 10번 정도 반복한다.

❹ 이와 같이 발끝을 당기고 밀며 2번과 3번 동작을 5분 정도 반복한다.

주의사항

❶ 발목을 너무 강하게 당기거나 밀면 발이나 종아리에 쥐가 날 수도 있으므로 주의한다. 시원한 느낌이 들 정도로만 동작한다.

❷ 발목과 함께 몸 전체를 동시에 움직여주어야 한다.

5 누워서 골반 흔들기

맨 처음에 배운 골반 좌우로 흔들기는 서서 하는 동작이었다. 이번 동작은 '누워서 골반 흔들기'로 서서 좌우로 골반을 흔드는 동작과 비슷하지만, 방향이 다르다. 좌우 골반을 아래위로 번갈아 움직이기 때문이다. 가령 오른쪽 골반을 가슴 쪽으로 올릴 때는 왼쪽 골반이 발 쪽을 향하게 하고, 반대로 왼쪽 골반을 가슴 쪽으로 올릴 때는 오른쪽 골반이 발 쪽으로 향하게 한다.

좌우 골반을 번갈아가며 상하로 움직이므로 비뚤어진 골반이 교정되고 골반에 담긴 장도 효과적으로 운동된다. 특히 평소에 늘 서 있거나 앉아 있어서 우리의 장은 아래로 쳐진 상태인데, 이 동작은 누워서 장을 척추방향으로 이동시킨 상태에서 편하게 움직인다는 장점이 있다. 그리고 이 동작은 특히 천골이 바닥과 마찰해 자극되기 때문에 골반의 기혈순환이 촉진되고 비뇨생식기로 향하는 신경들이 활성화된다.

❶ 편안하게 누워 양손을 몸 옆에 자연스럽게 둔다.

❷ 오른쪽 골반은 가슴 쪽으로, 왼쪽 골반은 발 쪽으로 엇갈리게 움직인다.

❸ 반대로 왼쪽 골반을 가슴 쪽으로, 오른쪽 골반을 발 쪽으로 움직인다.

❹ 2번과 3번 동작을 교대로 약 5분 정도 반복한다. 중간에 힘이 들면 휴식을 취한다.

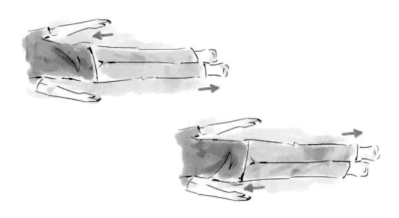

양쪽 골반을 서로 엇갈리게 반대방향으로 움직인다.

주의사항

❶ 이 동작은 바닥과의 마찰 때문에 다소 힘이 들 수 있다. 그렇다
고 해도 근력을 지나치게 사용해서는 안 된다. 근력보다는, 몸
에서 힘을 뺀 상태로 골반을 리드미컬하게 반동시키며 부드럽
게 실시한다.

6 도리도리 목 풀기와 누워서 골반 회전시키기

도리도리 목 풀기는 우리 조상들이 어린아이들에게 머리를
좌우로 흔들도록 가르친 전통적인 육아법을 응용한 동작이다. 어린
아이들이 '도리도리'를 하듯이 누워서 머리를 좌우로 흔들면 목과 어
깨의 긴장이 감쪽같이 풀리고 뇌의 기혈순환이 촉진되어 머릿속이
맑아진다. 머리를 살랑살랑 흔드는 사이에 잡다한 생각들이 정리되

어 가라앉고, 뇌간의 잠자는 생명력 또한 깨어난다.

복뇌에서 시작해 두뇌의 움직임으로 확장해가는 다른 동작들과 달리, 도리도리 목 풀기는 두뇌에서 시작하여 복뇌와 몸 전체로 진동을 확장해나간다. 머리를 도리도리하듯 흔드는 동작을 반복하면 목의 경추에서 시작된 진동이 척추를 타고 복뇌와 온몸으로 퍼져나간다.

하지만 복뇌의 진동을 더욱 촉진시키기 위해 머리와 함께 골반도 동시에 움직여주면 효과가 더 좋다. 고개가 돌아가는 방향과 반대방향으로 골반도 좌우로 살랑살랑 움직인다. 이처럼 머리와 골반을 반대방향으로 비틀듯이 돌려주면 전신에 미세한 진동이 전달된다. 그리고 이런 진동은 몸의 막힌 부분을 구석구석 뚫어주고 병기와 탁기를 털어내 온몸의 세포를 활성화시켜준다.

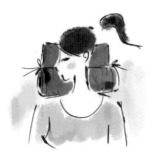

고개를 오른쪽으로 돌린다.

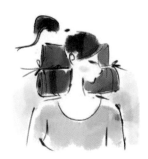

고개를 왼쪽으로 돌린다.

❶ 편안하게 누워 양손을 몸 옆에 자연스럽게 둔다. 이때 목푸리 베개와 같이 적당한 강도로 목을 지압해주는 베개를 베면 경직된 목이 더욱 효과적으로 풀린다.

❷ 목과 어깨에 힘을 빼고 도리도리하듯 머리를 좌우로 천천히 돌린다. 처음에는 천천히 돌리다가, 익숙해지면 점점 돌리는 각도를 크게 하고 속도도 빠르게 해본다.

❸ 도리도리 동작이 익숙해지면 골반도 좌우로 흔들어본다. 목의 움직임과 반대방향으로 흔든다. 상체와 하체를 꽈배기처럼 꼬았다가 푸는 듯한 느낌이 들 것이다. 이처럼 머리와 골반을 반대방향으로 살랑살랑 반복석으로 움식이다 보면, 어느덧 온몸에 미세한 진동이 생기고 유쾌한 파동 속에 놓이게 될 것이다. 전체 동작을 약 5~10분 정도 반복한다.

❹ 동작을 천천히 멈추고 가만히 정신을 배꼽에 집중한다. 배꼽으로 에너지를 모은다는 생각을 하며 5분 정도 편안히 휴식한다. 온몸으로 퍼지는 유쾌한 파동을 느껴본다.

주의사항

❶ 머리를 흔들 때 몹시 어지러운 사람은 어지럽지 않을 정도로만 부드럽게 실시한다. 머리와 골반을 함께 회전하기가 어렵다면, 먼저 머리나 골반(하체) 중 한쪽을 돌리는 데만 집중한다.

7 천골 치기

천골 치기는 편안하게 누운 상태에서 골반과 골반강 내의 비뇨생식기를 포함한 장에 미세하면서도 강력한 진동을 전달할 수 있다. 이런 진동은 결국 몸 전체로 퍼져나가 몸속 곳곳의 세포를 일깨워준다. 특히 천골 치기는 여성의 골반통이나 생리통, 남성의 발기부전이나 정력 감퇴, 전립선 문제 등 비뇨생식기 문제에 탁월한 효과를 발휘한다.

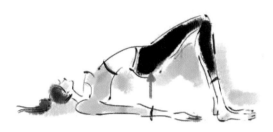

엉덩이를 올린다.

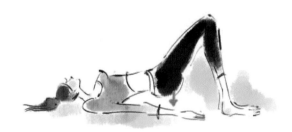

골반의 힘을 뺀 채 바닥으로 내린다.

❶ 편안하게 누워 양손을 몸 옆에 자연스럽게 둔다. 무릎을 적당한 각도로 접어 세운다.

❷ 엉덩이를 천천히 들어올렸다가 몸에 힘을 빼는 느낌으로 바닥에 털썩 내려놓듯이 엉덩방아를 찧는다.

❸ 처음에는 5cm의 정도의 높이에서 시작하고, 서서히 엉덩이 올리는 높이를 높여 자극의 강도를 증가시킨다.

❹ 약 5분 정도 반복하고, 중간에 힘이 들면 휴식을 취한다.

주의사항

❶ 골반통이나 요통, 디스크 등의 증상이 심한 사람들은 몸에 무리가 가지 않을 정도로만 부드럽게 동작한다.

❷ 엉덩이를 바닥에 내려놓을 때 몸에 힘을 빼야 한다. 의식적으로 힘을 주지 말고 중력의 힘으로 자연스럽게 바닥에 닿아야만 신동이 골반 깊숙이 전달된다.

2단계 :
장을 풀어주는
댄스워킹

장을 풀어주는 댄스워킹은 장과 골반을 효율적으로 푸는 운동, 특히 수평으로 허리 돌리기를 일상생활 속에서 쉽게 실천하도록 고안한 걸음법이다. 운동은 즐거워야 꾸준히 할 수 있고, 그러기 위해서는 일상생활을 하면서도 아무 때나 쉽게 실천할 수 있는 게 최고다. 그런 점에서 댄스워킹은 매우 유용한 장 운동법이다.

앞에서 네 발 동물들은 걷거나 움직일 때 골반, 장, 척추가 전체적으로 리드미컬하게 흔들리기 때문에 걷는 것 자체가 효율적인 운동이 된다는 점을 이야기했다. 하지만 직립보행을 하게 된 인간은 두 손의 자유라는 축복을 받았지만, 동시에 전신의 건강 측면에서는 비극을 맞이했다. 네 발로 걷는 동물이 땅에서 지기地氣만을 편중되게 받는 반면에, 인간은 머리를 하늘로 향함으로써 땅의 지기와 함께 하늘의 천기天氣를 골고루 받는 만물의 영장이 되었다. 인간은 직립을 통해 뇌와 지력이 발달되어 다른 동물들이 감히 따를 수 없는 창조력과 영적 능력을 갖게 된 것이다.

그런데 직립으로 인해 신체에는 여러 가지 문제가 생겨났다. 골반과 척추는 중력을 지탱하느라 무리하게 되었고, 장은 네 발로 다닐 때와 달리 운동이 잘 되지 않아 불편한 증상이 자주 생기게 된 것이다. 걸음걸이를 포함해 여러 가지 잘못된 자세가 습관으로 굳어진다면 몸의 균형과 정신력이 빠르게 무너질 수밖에 없다. 그러면 매사에 활력이 없고 나태해져 그야말로 동물보다 못한 삶을 영위하게 될지도 모른다. 동물보다 뛰어나다는 인간의 두뇌도 자연을 거스르는 방향으로 발달해, 점점 더 파괴적이고 비인간적인 문명으로 치닫게 될 것이다. 인간의 문명이 이제껏 자연환경을 파괴하고, 생태계를 교란시키며, 삭막하고 이기적인 사회를 만들어왔고 인류에게 참다운 행복과 자유, 건강을 선사하지 못했다는 사실만 보아도 인간의 지력이 잘못된 방향으로 나아가고 있는 게 아닌지 심히 걱정스럽다.

그래서 우리 인류에게 가장 시급한 과제는, 동물의 전체적인 움직임을 흉내 내어 자연스런 야생의 건강을 회복하는 것이다. 그렇게 건강한 몸의 토대를 되찾는다면, 정신적인 각성도 이루게 되어 자연과 문명이 조화롭게 어우러진 행복한 세상을 만들 수 있다.

'걸음'을 신성한 행위로 생각하고 위대한 우주의 생명력과 만나는 행위로 여긴 인디언들은 다음과 같이 말했다.

"씨앗을 대지에 심듯 발을 대지에 심으며 걸어라. 그러면 대지에서 다음 세대가 자라 나오는 것을 느낄 수 있을 것이다. 건강하게 살아 있다는 것은 머리를 하늘에 두고 발은 대지에 심는 것이다. 그때 대지는 나를 허공으로 밀어 올릴 것이며, 나는 깃털처럼 가볍게 걷게 될 것이다. 그리고 나의 자아를 뛰어넘어 새로운 체험을 하게 될 것이다."

일반적으로 우리는 하루에 30분 정도 걷는다. 비록 그렇게 긴 시간은 아니지만 걷는 습관만 바꾸어도 바른 자세를 몸에 익힐 수 있다. 그러니 걷기만 해도 몸에서 활력이 샘솟는다면 얼마나 좋겠는가? 장을 풀어주는 댄스워킹을 해보면 그런 것을 경험할 수 있다. 이 걸음법은 춤추듯이 골반을 섬세하게 움직이는 보행법이다. 골반을 교정함과 동시에 장을 흔들어주고 풀어주기 때문에 전신의 긴장이 사라지고 마음까지 행복감으로 가득 찬다.

골반과 장, 척추를 나선형으로 돌리며 걸어보자. 걸을 때 골반을 리드미컬하게 움직이면, 우선 장운동이 3배 이상 촉진된다. 당연히 소화, 흡수, 배설 기능이 원활해져 뱃속이 편안해진다. 또한 몸 전체가 파도치듯이 골고루 움직이기 때문에 골반, 척추, 관절 등에서 균형이 흐트러진 부분이 바로잡힌다. 더불어 근육이 강화되면서 뼈에 적절한 압력이 가해지므로 골다공증이 예방되고 치유된다.

골반과 장에는 인간의 근원적 생명 에너지인 양기, 즉 요가에서 말하는 일명 '쿤달리니' 에너지가 잠들어 있는 곳이다. 걸을 때 골반과 장을 춤추듯이 흔들어주면 이러한 근원적인 에너지가 깨어나 존재감과 살아 있음을 느끼게 된다. 몸에 에너지가 충만해져 구름 위를 걷듯이 걸음이 가벼워진다. 그러므로 댄스워킹은 생활 속에서 지속적으로 에너지를 채울 수 있는 신명 나는 춤이요 놀이다. 골반과 장의 파동은 결국 척추와 머리까지 회오리치며 올라가고, 중력을 초월해 몸 전체가 하나의 리듬을 타게 된다.

이처럼 걸음은 자연과 세상, 나를 만나는 명상에까지 도달하는 과정이다. 걸으면 길을 만나고 세상을 만난다. 그 길에서 하늘과 땅과 하나가 된 자신을 발견하게 된다. 그러면 우주의 중심인 나를 만나게 되고, 그 무엇에도 구속되지 않는 자유로운 영혼을 만나게 된다.

춤추듯이 걸어라! 걷기만 잘 해도 힘이 솟고 삶이 즐거워진다. 삶은 그저 춤이 되고 신나는 놀이가 되어야 한다. 이슬람의 수피 스승은 말한다.

"걸을 수 있는 다리가 있을 때 걸어라. 그리고 걸을 수 없게 되면 그때 내면의 세계로 떠나라."

1 제자리걸음 댄스워킹

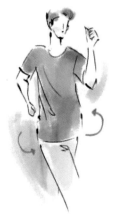 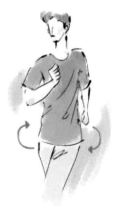

왼쪽 다리를 들 때
왼쪽 골반을 안쪽으로 당긴다.

상체가 비틀어지는 방향으로
고개도 돌린다.

❶ 팔을 자연스럽게 흔들며 약 1분간 제자리걸음을 걷는다.

❷ 왼쪽 다리를 들 때 왼쪽 골반을 몸 안쪽으로 약간 틀어준다. 왼쪽 다리를 내려놓고 오른쪽 다리를 들 때도 오른쪽 골반을 몸 안쪽으로 약간 틀어준다.

❸ 5~10분 정도 번갈아가며 골반을 몸 안쪽으로 틀어주며 제자리걸음 댄스워킹을 실시한다. 골반을 약간 틀어주는 동작만으로도 골반과 장은 평소보다 3배 이상 움직여진다. 그리고 골반을 몸 안쪽으로 틀면서 생기는 회전력은 척추와 머리까지 올라가 두뇌를 자극해 기분까지 좋게 만들어준다.

<u>2</u> 도리도리 댄스워킹

이제 제자리걸음 댄스워킹을 도리도리 목 풀기 운동과 결합하여 몸통과 척추의 회전력을 더욱 강력하게 유도한다.

❶ 제자리걸음을 할 때 왼쪽 다리를 들었다면 머리를 왼쪽으로 살짝 틀어준다. 다시 말하면, 팔과 머리는 같은 방향을 향한다는 뜻이다. 상체와 하체의 움직임을 엇갈리게 하여 척추와 몸통을 꽈배기처럼 쥐어짜는 것이다.
❷ 반대방향도 마찬가지로 골반과 몸통을 쥐어짜듯이 강하게 회전시킨다. 5분 정도 도리도리 댄스워킹을 반복한다.

주의사항
❶ 머리를 흔들 때 몹시 어지러운 사람은 어지럽지 않을 정도로만 부드럽게 실시한다. 머리와 골반을 함께 회전하는 도리도리 댄스워킹이 어렵다면, 무리하게 하지 말고 처음에는 제자리걸음 댄스워킹에만 집중해도 충분하다.

3 걸으면서 하는 댄스워킹

제자리걸음 댄스워킹이 익숙해지면 이제 걸으면서도 댄스워킹을 자연스럽게 할 수 있도록 연습한다. 골반과 장, 척추의 느낌이 살아나면 골반의 섬세한 움직임으로도 골반과 장에서 기운이 솟아나고 몸 전체가 시원하게 풀리는 것을 쉽게 체험할 수 있다.

댄스워킹이 어느 정도 익숙해지면 골반과 척추를 자연스럽게 움직이기 때문에 남들 보기에도 별로 어색하지 않다. 하루에 30분만 댄스워킹을 하면, 다른 운동이 거의 필요 없을 정도로 심신에 활력이 충만해질 것이다.

❶ 왼발을 먼저 앞으로 내딛는다면, 왼발을 내밀 때 왼쪽 골반을 몸 안쪽으로 약간 틀어준다.

❷ 땅을 디딜 때 발바닥 한가운데 있는 혈인 용천으로 땅의 기운을 빨아들이듯이 엄지발가락에 힘을 주고 발가락으로 땅을 움켜쥐며 걷는다. 그림과 같이 발끝은 15도 정도 밖으로 벌리고 걷는 것이 좋다.

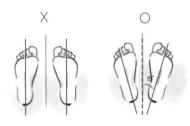

발끝을 15도 정도 벌리고 걷는다.

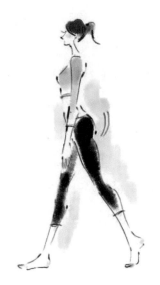
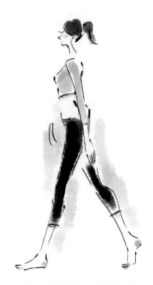

발을 내딛는 쪽의 골반을 안쪽으로 약간 틀어주며 골반을 앞뒤로 적극적으로 움직이며 걷는다.

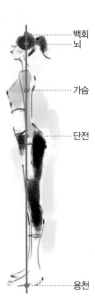

········· 백회
········· 뇌

········· 가슴

········· 단전

········· 용천

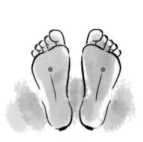

용천 혈

땅의 기운이 용천으로 들어와 백회까지 이어진
느낌으로 걷는다.

❸ 발가락으로 땅을 움켜쥐듯이 걷는 데 의식을 집중하다 보면 땅의 기운이 회음과 단전을 타고 가슴, 머리 중심부까지 연결되는 것을 느낄 수 있을 것이다.

❹ 착지는 반드시 뒤꿈치부터 시작하여 이어서 발 중앙과 엄지발가락 순으로 지면에 닿는 것이 좋다. 발바닥이 땅에 닿는 순서는 아래 그림과 같다.

❺ 허리와 가슴을 쫙 펴고 활짝 웃으며 걷는다.

❻ 팔을 힘차게 흔들면서 상체를 하체와 반대방향으로 가볍게 흔들어 척추를 비틀어준다.

❼ 시선은 20m 정면을 향한다.

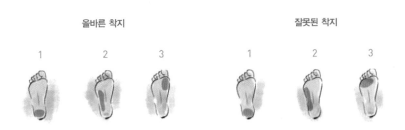

걸을 때 발바닥이 땅에 닿는 순서

3단계 :
셀프 장기마사지

장을 풀어주는 운동과 댄스워킹으로 장기를 운동시켜 복뇌의 긴장을 풀고 막힌 곳을 소통시켰다면, 이제 장기마사지로 복뇌를 직접 자극해보자. 문지르고 주무르고 누르는 방법(안마 혹은 마사지)은 동서양을 막론하고 인류가 시작된 이래 가장 많이 애용해온 건강법이며, 거의 본능에 가까운 치유술이다.

특히 배를 문지르는 약손요법은 예로부터 전해져 내려오는 전통 민간요법의 하나로, 우리 조상들이 배앓이나 급체에 애용해왔던 방법이다. 두뇌를 중요하게 생각한 서양의학과는 달리, 동양의학에서는 복뇌인 오장육부를 인체의 뿌리와 중심으로 보고 그곳을 다스리는 데 더욱 주력해왔다.

장기마사지는 전래의 약손요법에 현대의학을 결합하여, 더욱 과학적이고 실용적으로 체계가 정립된 자연건강법이다. 장기마사지는 오장육부를 직접 자극하여 독소를 말끔히 몰아내고, 복뇌의 자율신경과 호르몬 기능, 면역력을 강력하게 증진시켜주며, 복뇌와 단전을 빠르게 각성시켜준다. 이렇게 각성된 복뇌를 통해 두뇌의 간뇌와 시상하부가 작동하면 회복력과 자연치유력이 강해지고 직관력과 상상력, 심지어 영적인 능력까지 개발된다. 또 장의 신경은 성性신경과도 밀접한 관계가 있기 때문에 복뇌를 마사지하면 확실히 정력이나 성기능도 강해진다.

장기마사지는 따뜻한 손만 있으면 언제, 어디서나 손쉽게 활용할 수 있는 건강법이다. 또한 부부 혹은 부모와 자식, 가족 간에 서로 주고받으면 평생 약이나 병원 신세를 질 일이 없어질 것이다. 어린 자녀의 경우 소아비만을 미연에 방지할 수 있고, 어른의 경우 소화불량이나 복부비만 문제도 해결할 수 있다. 무엇보다도 서로 간에 사랑의 기운이 오가므로, 건강과 치유의 효과를 넘어 가족의 친밀감과 애정까지 돈독해진다.

장기마사지를 하기 전에
반드시 알아야 할 것

장기마사지는 맨살에 직접 하는 것이 가장 좋지만, 옷을 입은 상태에서 해도 기가 전달되기 때문에 효과 면에서는 큰 차이가 없다.

단, 마사지 직전에 식사를 해서 배가 부른 상태라면 강하게 자극해서는 안 된다. 이럴 때는 가볍게 자극하는 정도로 소화를 도와준다.

마사지하는 사람은 손톱을 짧게 깎아야 한다. 깊숙한 곳까지 누르고 문지르다 보면 손톱으로 피부에 상처를 낼 수도 있기 때문이다. 또한 장기마사지가 끝난 뒤에는 몸 안에서 분해된 독소가 쉽게 배설되도록 따뜻한 물을 1컵 마시고, 누운 자세 그대로 잠시 쉬면서 쾌적한 기분을 충분히 즐긴다.

장기마사지의 효과를 극대화하기 위해서는 마사지하는 장기와 대화를 나누듯이 마음으로 접촉을 유지하는 것이 중요하다. 그러다 보면 몸과 마음이 연결되고 복뇌의 감각이 살아난다. 익숙해지면 약간만 자극해주어도 복뇌가 편안해진다. 또한 과식하는 습관도 사라지고 몸에 좋지 않은 음식을 자연스럽게 멀리하게 된다. 장기의 위치나 기능 등 인체에 대한 공부를 해두는 것도 장기마사지의 효과를 높이는 데 큰 도움이 된다.

부작용이나 위험을 예방하려면

손으로 하는 장기마사지는 부작용이나 위험이 거의 없다. 통증이나 몸살, 어지럼증, 피곤함, 나른함처럼 장기마사지를 하는 과정에서 흔히 경험하는 증상들은 대부분 몸이 변화를 겪으면서 일어나는 명현반응들이다. 하지만 민감한 장기들이나 복부대동맥과 같은 큰 혈관들을 직접 만지기 때문에 다소 주의가 필요한 것은 사실이다. 다음은 장기마사지를 할 때 주의해야 할 사항들이다. 잘 숙지하여 혹시라도 생길지 모르는 부작용이나 위험을 미리 예방하기 바란다.

1. 심각한 심장병이 있거나 혈압이 높다면 마사지를 조심스럽게 진행한다. 장기마사지는 복부의 큰 혈관들을 지압하는 경우도 있다. 큰 혈관들을 너무 강하게 누르면 혈압이나 복압이 높아져 두뇌나 심장에 무리를 줄 수 있다.

2. 복부대동맥 경화증이나 복부대동맥류가 있으면 강한 자극은 되도록 피한다. 복부대동맥은 심장에서 내려와 배꼽 왼쪽을 지나 배꼽 밑에서 좌우의 골반으로 갈라져 다리로 내려간다. 특히 복부대동맥이 눈에 띌 정도로 툭툭 뛰거나, 심장이 뛸 때 '쐐~' 하는 혈류잡음이 들리는 경우는 더더욱 조심해야 한다. 이런 경우 대동맥이 극히 약해진 상태로, 복부대동맥 경화증이나 폐색증, 복부대동맥류가 있을 가능성이 높기 때문이다. 약해진 대동맥을 강하게 자극하면 혈관이 손상될 위험이 있으므로 강한 자극은 금물이다.

3. 급성염증, 궤양, 종양, 전염성질환, 피부질환 부위 역시 강한 자극을 피한다. 병소는 부드럽게 문질러주거나 가볍게 두드려주는 정도가 좋으며, 그 주변을 많이 마사지해주어 간접적으로 순환을 도와주는 식으로 마사지하면 좋다.

4. 임신부는, 특히 임신 초기라면 강한 자극을 금한다. 하지만 부드럽게 문질러주는 정도는 태교마사지가 되어 태아와 임신부 모두에게 아주 유익하다. 임신 개월 수에 따른 장기마사지 요령은 나의 다른 저서《뱃속다이어트 장기마사지》를 참고하기 바란다.

5. 피임기구, 맥박조정기, 인공기구(인조 복부대동맥, 인공관절 등)를 착용한 부위는 강한 자극을 금한다.

셀프 장기마사지 순서

할 수만 있다면 장기별로 하나하나 섬세하게 마사지를 하는 것이 효과 측면에서는 가장 탁월하다. 하지만 이 책에서는 바쁜 현대인들이 간편하게 실천할 수 있는 핵심적인 장기마사지 방법만 설명하겠다. 지금부터 나오는 마사지들만 순서대로 따라 해봐도, 아니 이 중 몇 가지만이라도 꾸준히 실천해도 복뇌가 살아나는 놀라운 변화를 체험하게 될 것이다. 솔직히 말해 배의 아무 곳이나 자극해도 효과를 볼 수 있다. 자극이 없는 것보다는 낫다는 말이다. 하지만 인체의 원리에 따라 핵심 포인트를 지압하거나 마사지하는 요령을 알면 작은 자극으로도 엄청난 효과를 볼 수 있다.

1 배 흔들기

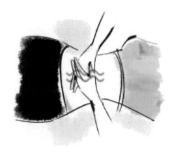

위아래로 가볍게 흔들어준다.

❶ 편안하게 누워서 손바닥이 배에 닿도록 양손을 포개어 배꼽 위에 놓고 위아래로 가볍게 흔들어준다. 양손을 각각 배꼽 좌우에 놓고 흔들어도 좋다.

❷ 팔에 힘을 빼고 겹쳐진 손바닥(혹은 따로 떨어진 양손의 손바닥)의 위치를 옮겨가며 배 전체를 흔들면서 풀어준다.

❸ 손바닥으로 만져보았을 때, 유난히 긴장되어 있거나 단단하게 뭉친 곳이 있다면 그곳을 집중적으로 흔들어준다. 힘주어 세게 흔들지 말고, 손바닥의 기로 배를 살살 달래듯이 부드럽게 풀어준다. 배의 느낌에 따라 1~5분 정도 흔들어주면 충분하다.

2 배꼽 기통

배꼽의 중요성은 이미 앞에서 여러 번 강조했다. 배꼽은 인체의 뿌리이자 중심이므로, 배꼽만 잘 열어도 오장육부는 물론 몸 전체의 균형이 바로잡히고 기혈의 순환이 원활해진다. 그뿐 아니다. '배꼽을 연다'는 것은 태아가 배꼽을 통해 모태와 연결되듯 생명의 근원과 다시 연결된다는 뜻이다. 그리고 여기에는 본래의 자아를 회복하는 정신적 의미까지도 포함되어 있다. '배꼽 기통'이라는 말은 말 그대로 '배꼽의 기를 통하게 한다'는 뜻이다. 좀 더 심오한 의미는 2부 뒷부분에 나오는 배꼽 이야기를 다시 읽어보기 바란다.

서서 하는 배꼽 기통

❶ 먼저 양 손바닥으로 허리 양쪽을 감싸듯이 잡는다. 양쪽 엄지손가락으로 허리 뒤쪽을 받친다.

❷ 상체를 앞으로 숙인다. 엄지손가락을 제외한 나머지 손가락 끝

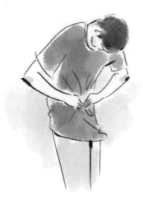

손끝으로 배꼽 테두리를
꼼꼼히 누른다.

으로 배꼽 테두리의 좌우를 동시에 눌렀다가 뗀다. 상체를 숙인 자세로 시원한 느낌이 들 때까지 누르고 떼기를 수차례 반복한다.

❸ 배꼽 테두리의 상하, 그다음은 대각선 방향으로 눌렀다가 떼기를 반복한다. 손끝으로 배꼽 테두리를 누른 상태로 5초 이상 길게 지압하는 것도 좋다. 누른 상태에서 몸통을 좌우로 흔들며 자극을 더해주면 더욱 잘 풀린다. 서 있기가 힘들면 의자에 앉아서 해도 좋다.

누워서 하는 배꼽 기통

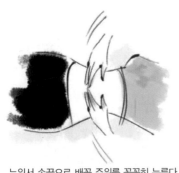

누워서 손끝으로 배꼽 주위를 꼼꼼히 누른다.

❶ 편안하게 누워서 양손가락 끝을 모아 배꼽 테두리를 둘러가며 눌러준다. 배꼽 왼쪽에서 시작하여 반시계방향으로 90도씩 돌아가며 왼쪽, 위쪽(가슴 쪽), 오른쪽, 아래쪽(다리 쪽), 4곳을 풀어준다.

❷ 그다음으로 누르지 않았던 대각선 방향의 4곳도 반시계방향으로 돌아가며 풀어준다.

❸ 배꼽 테두리를 5초 이상 지그시 누르거나, 누른 상태에서 상하좌우로 혹은 원을 그리듯이 흔들거나 눌러주면 더욱 잘 풀린다.

❹ 서서 하는 동작처럼 누워서 할 때도 좌우, 상하, 대각선 방향을 양손으로 동시에 눌러줘도 좋다. 오른쪽 그림에 배꼽 테두리의 지압점 8곳이 표시되어 있다.

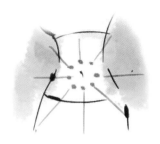

좌우, 상하, 대각선의 8방향으로
배꼽 테두리를 눌러준다.

3 직장 기통

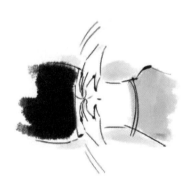

치골 위에서 항문 방향으로 지그시 누른다.

소화관은 입에서 항문까지 약 9m 길이로 이어진 하나의 관 형태로 이뤄져 있다. 관은 처음과 끝, 그리고 중간 이음새 부위가 중요하며 이곳이 잘 막히는 곳이기도 하다. 소화관의 끝 부위인 직장 쪽으로 압력을 가하여 기를 통하게 해주면 소화관 전체의 불편한 압력이 줄어들어 뚫리는 기분을 금방 느낄 수 있다.

❶ 치골에서 약 3cm 위에 양쪽 손끝을 대고 항문 쪽을 향해 지그시 누른다. 누운 자세라면 손으로 누를 때 골반까지 약간 들어주면 훨씬 쉽게 항문 쪽에 압력이 가해진다. 항문에 압력이 느껴지고 찌릿찌릿한 반응이 오면, 정확한 방향으로 누른 것이다. 눌러지는 느낌이 들지 않는다면 방향을 조금씩 바꿔가면서 여러 번 눌러보기 바란다.

❷ 정확한 방향을 찾으면 그 부분을 5~10초 정도 지압한 후 서서히 손을 뗀다. 속이 시원해지면서 소화관의 기가 통하는 느낌이 들 때까지 여러 번 반복해서 지압한다.

4 복뇌 기통

복뇌는 넓은 의미로는 복강을 포함한 오장육부 전체를, 보통은 소장을 말한다. 좁은 의미로는 명치 부위라고 생각하면 된다. 명치와 배꼽 사이의 대동맥 근처에 미주신경과 복강신경절, 상장간막신경절 등 두뇌와 통하는 자율신경다발들이 밀집해 있다.

복뇌를 적절하게 자극하면 자율신경이 살아나 소화가 잘되고 배변이 원활해지는 등 장기의 기능들이 활성화된다. 그리고 두뇌와 직접 연결된 미주신경이 자극되어 행복호르몬인 엔도르핀을 비롯한 뇌내 호르몬들이 샘솟게 된다.

특히 가슴뼈 끝부분의 바로 아래인 명치 부위에는 식도와 위가 연결되는 분문이 있다. 아랫배 쪽으로 지그시 누르면 분문이 열려 식도와 위에 차 있는 가스가 빠져나가 가슴이 시원해진다. 가슴이 답답하고 명치가 막힌 듯한 느낌이 들 때는 복뇌마사지가 효과적인 해결책이 될 수 있을 것이다.

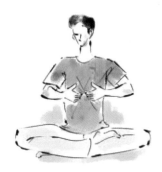

명치 부위를 지그시 눌러준다.

❶ 명치 부위에 양 손끝을 대고 약간 아픈 느낌이 들 정도로 지그시 눌렀다가 뗀다. 시원한 느낌이 들 때까지 수차례 반복한다. 숨을 내쉬면서 누르고, 들이마시면서 뗀다.

❷ 역류성 식도염 증상이 있거나 가슴이 자주 답답하고 위가 더부룩하다면, 명치를 아랫배 쪽으로 눌러주면 완화되는 효과가 있다. 식도와 위의 연결 부위인 분문을 열어주기 때문이다.

5 복부피부 기통

배는 인체의 중심에 위치하므로 심신의 긴장이 잘 모여드는 부위이며, 오장육부의 독소와 스트레스의 영향도 고스란히 받게 된다.

복부피부 기통은 인체의 중심부인 복부피부의 긴장, 경직, 응어리들을 섬세하게 풀어내는 기법이다. 복부피부를 이완시켜 그 속에 담긴 오장육부를 편하게 만들어주며, 이 기법 자체가 위와 소장, 대장 등에도 크게 영향을 미쳐 막힌 부위를 효과적으로 뚫어준다.

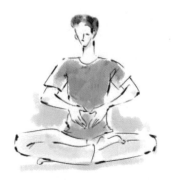

배꼽 주위를 손끝으로 꼼꼼히 눌러준다.
원형으로 마사지한다.

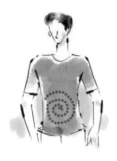

나선형을 그리듯이
배꼽에서부터 마사지해나간다.

❶ 누워서 해도 좋고 앉아서 해도 좋은 동작이다. 양쪽 엄지손가락을 제외한 여덟 손가락 끝을 모아 배꼽 근처에서부터 시작하여 배 전체를 원형으로 마사지해 나간다.

❷ 누르다 보면 특별히 아프거나 뭉친 곳이 있을 것이다. 그런 부위는 잠시 멈춰서 위아래로 혹은 좌우로, 세심하게 흔들며 풀어준다.

❸ 힘으로 풀어서는 절대 안 된다. 손끝에 힘을 빼고, 힘이 아니라 손에서 나오는 좋은 에너지로 세포를 달랜다고 생각한다. 그런 마음으로 가볍게 마사지하면 굳은 부위가 더욱 쉽게 풀릴 것이다.

6 배 두드리기, 타복공

이제까지 배운 방법들이 주로 배를 누르는 안복공按腹功이나 배를 주무르는 유복공柔腹功이었다면, 이번에는 배를 두드리는 타복공打腹功을 소개하겠다. 타복공은 비교적 실천하기 쉬운 배마사지법이지만, 그 효과는 안복공이나 유복공 못지않다. 손바닥이나 주먹으로 각각의 장기를 가볍게 두드리면, 그 진동이 장기에 전달되어 독소가 떨어져나가고 막힌 부위가 통하게 된다. 이것 역시 힘을 주어 세게 두드리지 말고 장기에 기를 불어넣는다는 마음으로 가볍고 부드럽게 두드리는 것이 중요하다.

❶ 편안하게 앉거나 누운 자세에서 손바닥으로 배꼽과 배꼽 주변의 소장을 가볍게 두드린다. 처음에는 손바닥으로 두드리다가 어느 정도 단련이 되면 강도를 높여 주먹으로 두드린다.

❷ 치골과 아랫배를 항문 쪽으로 가볍게 두드려 직장과 방광을 먼저 자극해준다. 그다음 양 손바닥으로 좌우 옆구리 쪽의 상하행결장을 오르락내리락하며 두드린다. 배꼽 위로 가로질러 지나가는 횡행결장도 꼼꼼하게 두드려준다.

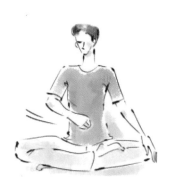

가볍게 주먹을 쥐거나
손바닥으로 배꼽을 두드린다.

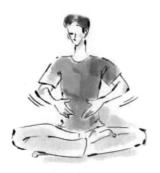

양쪽 늑골 하부의 비위와 간담을
손바닥으로 동시에 두드린다.

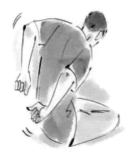

등허리 뒤쪽의 신장도
시원한 느낌이 들도록 두드린다.

❸ 양 손바닥으로 좌측 상복부와 늑골 하부의 위장, 비장, 췌장과 우측 상복부와 늑골 하부의 간담을 동시에 두드린다. 양손으로 양쪽을 동시에 두드려도 좋고, 한 손으로 한쪽씩 번갈아가며 두드려도 좋다.

❹ 등허리 뒤쪽의 신장과 부신을 양 주먹으로 살살 두드린다. 장기 깊숙한 곳까지 전달되는 진동을 느껴본다.

❺ 가슴뼈(가슴 중앙선)를 위에서 아래로 가볍게 두드린다. 가슴이 시원하게 뚫리는 느낌이 들 것이다. 특히 폐가 약하다면 양쪽 가슴을 골고루 두드려준다. 기관지와 세기관지(기관지로부터 분지한 직경 1mm 이하의 작은 기관지로, 폐소엽 내부에서의 기관분지를 가리킨다), 그리고 폐포까지 진동이 전달되어 막힌 부위가 뚫리고 호흡이 한결 편안해질 것이다.

❻ 각 장기를 두드리는 시간은 1~5분 정도로, 시원하게 느껴질 때까지 실시하면 된다.

주의사항

❶ 배에 힘을 빼고 장기에 진동이 전달되는 것을 느끼며 두드린다. 배에 힘을 주고 세게 두드리면 뱃심을 기르는 효과는 있겠지만, 진동이 장기에 전달되는 효과는 오히려 줄어든다.

7 배 문지르기, 마복공

문지르는 방식의 배마사지는 마복공摩腹功이라고 하는데 타복공처럼 방법이 비교적 쉽다. 문지르는 방식은 손바닥의 열기를 장기에 더해주고 배를 따뜻하게 만드는 효과가 탁월하다. 모든 병은 배가 차가워서 생기는 것이라고 앞에서 강조했듯이, 배가 따뜻하면 만병이 물러간다. 마복공은 뜸이나 온열팩보다 훨씬 쉽고 빠르게 배를 따뜻하게 만들어준다.

배꼽소용돌이 마복공

❶ 양 손바닥을 마주 대고 1분 정도 비벼서 따뜻하게 만든다.
❷ 손바닥이 따뜻해지면, 양손을 포개거나 한 손을 배꼽 위에 얹고 시계 방향으로 원을 그리며 2~3분 정도 문지른다. 반시계방향으로도 2~3분 정

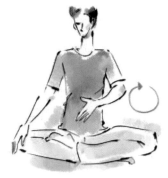

원을 그리며 배꼽 주변을 문지른다.

도 열이 날 정도로 문지른다.

❸ 따뜻한 손바닥과 배가 마찰해서 나오는 열기가 배꼽을 통해 장으로 들어가는 것을 느낀다. 따뜻한 기운이 배꼽의 기운을 조화롭게 안정시키고, 몸의 중심인 배꼽이 안정되면 결과적으로 몸 전체의 기운 또한 균형이 잡힌다.

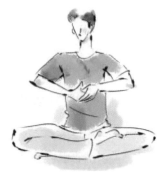

명치 위아래를 손바닥으로 문지른다.

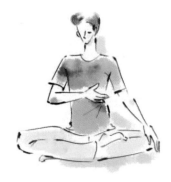

위장이 있는 부위도 손바닥으로 문지른다.

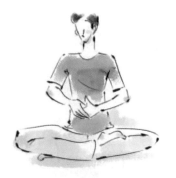

간이 있는 부위도
손바닥으로 문지른다.

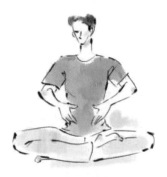

양 옆구리의 대장이 있는 부위도
손바닥으로 문지른다.

음양조화 마복공

❶ 명치 부위를 위아래로 2~3분 정도 힘차게 문지른다.

❷ 이것만으로도 복뇌가 활성화되고, 답답하게 막힌 부위가 뚫리며, 에너지의 순환, 즉 수승화강이 원활해진다.

각 장기 마복공

❶ 위치를 조금씩 옮기며 손바닥으로 각 장기를 문지른다.

❷ 2~3분 정도씩 위아래로 혹은 좌우로, 원을 그리듯 열이 날 때까지 문질러준다.

8 배꼽명상으로 단전에 에너지 모으기

장기마사지가 끝나면 활성화된 장기의 기운을 배꼽 단전으로 모아 저장해야 한다. 기운을 모아서 저장한다는 말이 쉽게 이해되지 않을 것이다. 다시 말하면, 수확을 끝낸 농작물을 쥐나 새가 먹지 못하도록 창고에 잘 저장해두는 것과 같다. 에너지에 대한 더 자세한 설명은 뒤에 나오는 배꼽호흡과 배꼽명상에서 다루겠다.

❶ 편안하게 앉아서 눈을 감는다.

❷ 양 손바닥을 포개어 배꼽에 대고 배꼽 안쪽에 집중한다. 두뇌가 복뇌인 장으로 내려가, 양쪽 뇌가 하나가 되는 것을 상상한다.

❸ 배꼽호흡을 깊고 느리게 반복한다. 장으로 내려온 두뇌가 복뇌

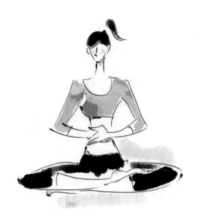

배꼽호흡을 하며 배꼽 안쪽의 느낌에 집중한다.

와 합쳐져, 배꼽호흡에 따라 수축하고 팽창한다고 상상한다.

❹ 손바닥의 따뜻한 기운이 배꼽으로 들어가는 것을 느낀다. 배꼽
안쪽으로 이어지는 단전에 붉은 태양이 이글거리며 타오르고
있다고 상상한다.

❺ 배에 기운이 모여 든든해지고 마음이 고요해지면 명상을 끝낸
다. 각자의 상황에 따라 1~10분 정도 하면 된다.

명현반응을
즐겨라

북뇌건강법을 실천하다 보면, 특히 장기마사지나 장을 풀어
주는 운동을 실천하는 과정에서 명현반응을 흔히 경험하게 된다. 장
기마사지를 하고 나면 대부분은 변의 양이 많아지고 속이 편안해지

는 등의 호전반응을 체험한다. 하지만 오랫동안 만성질환을 앓았다거나 몸이 지나치게 허약한 사람, 노약자의 경우는 다음과 같은 명현반응이 나타날 수도 있다.

이완반응

체질개선과 회복과정에서 일시적으로 나타나는 증상들이다. 이 경우는 충분히 휴식과 수면을 취함으로써 몸의 회복을 돕고 몸의 변화에 적응해나가야 한다.

- 몸이 나른해지고 축 늘어지는 느낌이다.
- 무기력하고 피곤하다.
- 시간에 관계없이 늘 잠이 쏟아진다.

과민반응

장기마사지를 포함한 복뇌건강법을 실천하는 과정이나 직후에, 허약하거나 예민한 사람들에게는 과민반응이 잘 나타난다. 신경을 지나치게 자극했거나 독소물질이 과도하게 나와서 어지럼증이나 메스꺼움, 구토, 몸살 등이 생기는 것이다. 일시적인 통증, 가려움증, 부기, 몸살, 설사와 같은 반응들이 생기면, 자극의 강도를 줄이거나 약간 휴식하여 안정을 되찾은 후에 다시 부드럽게 마사지나 운동을 실시한다.

해독/배설반응

독소가 배설되는 과정에서 나타나는 증상들이다. 오장육부에 쌓인 독소나 노폐물을 깨끗이 청소하지 않으면 배가 편안해질 수도 없고 몸이 가벼워질 수도 없다. 아래의 증상들은 해독·배설반응이니 걱정할 필요가 없다. 복뇌건강법을 꾸준히 실천해나가노라면 이 증상들은 자연히 줄어들면서 없어진다.

- 복부를 비롯한 자극 부위에 피부발진이 나타난다.
- 발열이나 발한 증상이 나타난다.
- 일시적으로 생리 출혈량이 과다해진다.
- 트림과 방귀가 잦아진다.
- 눈곱, 귀지, 가래가 많아진다.
- 일시적으로 설사나 변비 증상이 나타난다.
- 잠복된 병기가 빠져나가면서 예전에 아팠던 부위가 다시 아플 수 있다.
- 독소배출 혹은 자연치유력과 면역반응의 활성과정에서 때때로 검사수치가 악화되기도 한다.

위와 같은 명현반응이 없으면 체질이 개선될 수 없다는 것을 명심해야 한다. 산에 올라갈 때 본 풍경들을 내려올 때도 만나듯이, 몸이 나빠지면서 경험했던 증상들은 다시 좋아질 때도 똑같이 겪게 마련이다.

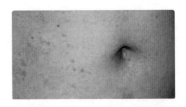

독소 배설 반응인 붉은 피부발진이 나타난 사례

그러니 명현반응이 나타나면 몸이 좋아지는 과정이라고 생각하고 느굿한 마음으로 즐겨야 한다. 괜한 걱정으로 애를 끓이면 회복이 더뎌진다. 명현반응 때문에 초초해하다 실천해오던 운동과 마사지를 중단한다면 건강을 되찾을 기회를 영원히 놓쳐버릴 수도 있다.

사실 어떤 경우는 명현반응이 심하게 나타날수록 회복도 빠르다. 하지만 견딜 수 없을 정도로 과도한 명현반응이 나타나는 것은 경계해야 한다. 아무리 좋은 것이라고 과하면 독이 되는 법이고 부작용을 일으킬 수 있다. 전반적인 컨디션은 좋아지는 가운데, 앞에서 언급한 특정 증상들이 생기면 '아, 이게 명현반응이구나' 하고 생각하면 된다.

단, 명현반응이 견딜 수 없을 정도로 심하게 나타나면 마사지나 운동의 강도와 시간을 줄이는 게 좋다. 몸이 회복할 수 있는 여유를 주면서 점차적으로 개선해나가는 지혜가 필요하다.

4단계 :
배꼽호흡

1~3단계 복뇌건강법을 통해 복뇌를 풀었으면 이제 복뇌를 강화하고 기로 가득 채울 차례다. 4단계 복뇌건강법은 복뇌 두드리기와 배꼽호흡 등으로 복뇌를 강하게 단련하는 과정이다.

호흡은 복뇌를 일깨우고 자율신경을 조절할 수 있는 아주 좋은 '초인종'이다. 교감신경계가 흥분하면 호흡은 가빠지고 얕아진다. 그러므로 교감신경의 과도한 흥분을 억제해주기 위해선 반드시 느리고 깊은 호흡이 필요하다.

또한 앞에서 설명한 것처럼 두뇌와 복뇌는 부교감신경인 미주신경을 통해 연결되어 있다. 미주신경은 연수의 좌우에서 나와 목을 따라 내려가며, 흉곽을 가로질러 복부로 들어간다. 이를 통해 순환계,

호흡계, 소화계 등 3개의 시스템을 지나며, 각종 분비선과 장기에 신경을 분포시킨다. 그러므로 올바른 호흡은 순환계, 호흡계, 소화계 전반에 긍정적 영향을 미치며, 두뇌와 복뇌가 하나로 조화되도록 돕는다.

깊은 호흡은 땀을 흘리지 않는 운동이다. 하지만 깊은 호흡만으로도 장기마사지가 이루어져 오장육부가 해독되고 배의 기혈과 림프순환이 촉진된다. 특히 장운동이 촉진되어 소화와 흡수, 배설 과정이 원활해진다.

그렇다면 어떻게 해야 심호흡을 자연스럽게 할 수 있을까? 먼저 배와 횡격막, 그리고 흉곽을 이완시켜야 한다. 호흡을 가능하게 하는 이 부분들이 긴장되어 있으면 의도적으로 심호흡을 하려고 해도 마음처럼 잘되지 않는다. 다행히 우리는 1~3단계 복뇌건강법을 통해 이미 배와 횡격막, 흉곽을 충분히 이완시켰기 때문에 호흡이 한결 깊고 편해졌을 것이다.

먼저 배를 부드럽게 풀고 공기를 배 깊숙이 빨아들이듯이 호흡한다. 배꼽을 포함한 아랫배가 나오고 들어가는 게 느껴질 것이다. 이렇게 배꼽까지 가닿는 호흡은 복뇌와 단전을 일깨우고 기력을 충만하게 해준다. 동시에 깊은 호흡으로 한껏 들이마신 산소는 혈액을 통해 인체 곳곳에 퍼져나가 불필요한 노폐물과 지방질을 태우는 불쏘시개 역할을 한다.

점차 호흡이 깊어지면 마음까지 고요해진다. 호흡과 마음이 모두 고요해질 때까지 호흡연습을 더 열심히 하면, 급기야 폐호흡이 끊긴 것처럼 배꼽과 단전이 수축과 팽창을 반복하며 배꼽 스스로가 숨을 쉬는 듯한 상태가 된다. 바야흐로 탯줄을 통해 호흡했던 태아 때와 같은 태식호흡, 즉 배꼽호흡이 시작되는 것이다. 그러면 마치 어머니의 자궁 속에서 평온하게 지냈던 순간처럼 우주의 자궁에 포근하게 감싸이게 된다.

복뇌강화
배 두드리기

배 두드리기는 복뇌를 강하게 단련하는 데 효과적인 운동이다. 배 두드리기는 앞에서 배운 복부 이완법(1~3단계 복뇌건강법)과 병행하면 좋다. 또한 배꼽호흡을 하기 전에 배 두드리기를 먼저 실시한다면 호흡이 훨씬 쉽게 깊고 편안해질 것이다.

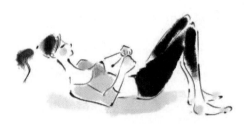

숨을 참은 상태로 아랫배를 강하게 두드린다.

❶ 바닥에 편안한 자세로 누워 양 무릎을 세운다.
❷ 숨을 크게 들이마시며 아랫배를 한껏 부풀린다.
❸ 그 상태로 들이마신 숨을 참으며 머리와 어깨를 들어 올린다.

이때 상체에 힘을 빼고 뱃심으로 상체를 들어 올리는 것이 중요하다. 양 주먹으로 부푼 아랫배를 북을 치듯이 빠르게 두드린다. 숨을 참을 수 있을 때까지 계속 아랫배를 강하게 두드린다. 숨을 참는 시간은 처음에는 10초에서 시작하여 점차 1분 이상 지속할 수 있도록 훈련한다.

❹ 원래 자세로 되돌아가 숨을 모두 토해낸 후 자연스럽게 호흡하며 30초 간 휴식한다.

❺ 2~4번 동작을 10회 정도 반복한다. 아침에 잠자리에서 일어날 때, 그리고 밤에 잠자리에 들 때 매일 실시하면 뱃심이 엄청나게 강해진다.

기충전 배꼽호흡의 요령

예비 복식호흡 훈련

❶ 초보자는 눕거나 의자에 앉아서 시작한다. 의자에 앉을 경우 척추를 바르게 세우고 다리를 엉덩이 너비로 벌린다. 남자의 경우는 고환이 의자에 닿지 않도록 의자 끝에 걸터 앉는다.

❷ 어깨의 긴장을 풀고 턱을 가슴 쪽으

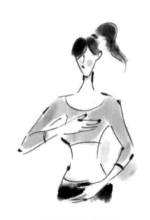

배와 가슴에 손을 얹고
호흡연습을 해보자.

로 약간 끌어당긴다.

❸ 한 손은 배 위에, 다른 한 손은 가슴 위에 올려놓고 하나-둘-
셋-넷을 세며 천천히 숨을 들이마신다. 배를 풍선처럼 부풀린
다는 생각으로 가득 들이마신다. 다시 하나-둘-셋-넷을 세며
천천히 숨을 토해낸다. 10회 정도 호흡하면서 공기가 가슴속과
뱃속으로 들어가고 나오는 흐름을 느껴본다. 양손을 얹은 가슴
과 배 중에 어느 부위가 더 많이 움직이는지 관찰해본다.

❹ 호흡이 느려지고 편안해졌다면, 이제 의도적으로 숨을 들이쉴
때 가슴보다는 아랫배가 불룩 나오도록 외부의 공기를 뱃속으
로 스며들게 한다. 이때도 역시 하나-둘-셋-넷을 세면서 아
랫배에 기를 가득 채우듯이 숨을 들이마시고 1~2초 정도 멈춘
후, 다시 하나-둘-셋-넷을 세면서 천천히 내쉰다.

초보자는 누워서 하면 훨씬 쉽게 호흡이 깊어진다. 가슴과 배에 한
손씩 얹고 아랫배 부위가 더 많이 팽창하도록 깊숙이 호흡한다. 배
의 힘을 좀 더 기르고 싶다면 아랫배에 두꺼운 책이나 돌, 덤벨 등
무거운 물체를 얹고 복식호흡을 실시한다. 약 5~10분 정도만 깊은
복식호흡을 해도 배가 뜨거워지고 속이 든든해지는 느낌이 들 것이
다. 예비 단계에서 연습을 충분히 했다면 본격적으로 배꼽호흡을 해
볼 수 있는 '기충전 배꼽호흡' 단계로 넘어간다.

기충전 배꼽호흡

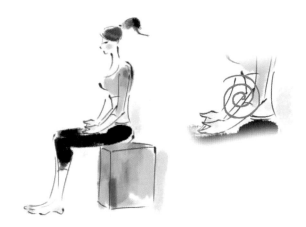

시선을 배꼽에 두고 배꼽으로 숨을 들이마시듯이 호흡연습을 한다.

❶ 의자에 앉아서 양손을 무릎 위에 편안하게 놓는다. 양 손바닥을 위로 향하게 한 상태에서 왼손과 오른손을 포개면 양 엄지손가락 끝이 마주 닿는다.

❷ 혀는 입천장에 편안하게 댄다. 이는 머리와 가슴의 에너지를 연결하기 위한 것이다.

❸ 눈은 살며시 감는다. 눈을 감은 채로 배꼽을 바라본다고 생각하며 시선을 아래쪽에 둔다.

❹ 다섯까지 세면서 5초 동안 숨을 의식적으로 깊이 들이마시며 아랫배를 불룩하게 나오게 한다. 숨을 잠시 멈추는 듯한 후 다시 5초 동안 숨을 내쉬며 배를 들어가게 한다. 숨을 들이마실 때 항문 전체를 단전 쪽으로 지그시 조여 올렸다가 내쉴 때 더욱 강하게 조인다.

❺ 숨을 들이마실 때 배꼽으로 에너지가 들어온다고 상상해본다. 에너지가 나선형을 그리며 들어오고, 숨을 내쉴 때 단전(배꼽 안쪽)에서 다시 나선형을 그리며 진주 모양으로 감기는 모습을 상상하며 호흡한다.

길고 부드러운 호흡이 자연스럽게 이루어지면, 급기야는 호흡이 저절로 깊어져 없는 듯 미미해지는 느낌이 든다. 코와 폐로 하는 호흡은 거의 멈춘 듯이 고요해지고, 배꼽만 나오고 들어가는 진짜 배꼽호흡이 시작되는 것이다. 이 과정에서 아랫배는 기로 충만해지고 뜨거워지며 마음은 한없이 평온해진다.

5단계 :
배꼽명상

배꼽명상은 배꼽호흡의 요령과 비슷하나 호흡보다는 의식과 생각에 중점을 두는 명상수련이다. 말하자면 생명의 근원인 배꼽으로 되돌아가는 귀향의 명상이다.

두뇌가 복뇌로 귀향해 두뇌와 복뇌가 하나로 통합된다. 가슴에 있는 심장도 복뇌로 귀향하여 하나로 통합된다. 그러면 몸(복뇌), 마음(심뇌), 정신(두뇌), 즉 선도의 용어로 하면 '정기신精氣神'이 생명의 뿌리인 배꼽에서 하나로 통합되는 것이다. 이렇게 되면 본래의 생명력을 회복하고, 심신이 지극히 고요해지고 평화로워진다. 두뇌로 말하자면 대뇌 피질, 대뇌 변연계, 뇌간이 하나로 통합되어 창조성과 잠재능력이 발휘되는 상태와 같다.

궁극적으로 배꼽명상은 자신의 본래 모습, 참 자아를 찾는 명상이다. 배꼽호흡과 함께 혹은 배꼽호흡을 한 후에 배꼽명상이 자연스럽게 이어진다면 가장 이상적인 수련이라고 할 수 있다.

배꼽명상의
요령

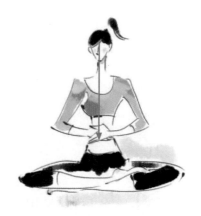

단전이 따뜻해지는 것을 느껴본다.

❶ 편안하게 앉아 양 손바닥을 포개어 배꼽 위에 댄다.
❷ 3~5분 정도 배꼽호흡을 하면서 배꼽 안쪽에 집중한다. 호흡을 할 때마다 손과 우주의 따뜻한 기운이 배꼽 안쪽으로 들어가는 상상을 하며, 단전이 따뜻해지는 것을 느낀다.
❸ 일체의 잡념을 끊고, 오로지 자신의 맥박, 온기 등 배꼽 안쪽의 움직임과 손의 촉감만 느낀다.
❹ 두뇌(상단전)를 심뇌(중단전)로 천천히 내린다. 그러고 나서 두

뇌와 심뇌(심장)를 복뇌(하단전)인 장으로 천천히 내린다. 두뇌와 심뇌를 복뇌로 천천히 내리면서 5~6세의 어린 시절로 되돌아갔다고 상상한다. 점점 더 내려감에 따라 기억이 없는 2~3세의 갓난아기를 거쳐 마침내 무의식 상태인 어머니의 자궁 속으로 되돌아가는 상상을 해본다.

❺ 3가지 뇌(두뇌, 심뇌, 복뇌)가 배꼽 안쪽에서 하나로 합쳐져 함께 합창을 하듯 호흡하는 것을 느껴본다.

❻ 이윽고 탯줄과 연결된 어머니의 자궁 속에 있는 것처럼 고요해지고 평온해진다. 배꼽을 통해 우주에너지와 연결되어 있음을 느낀다.

배꼽소용돌이
명상

배꼽소용돌이명상은 눈과 의식을 사용하여 배꼽 안쪽에 나선형의 소용돌이를 그리는 명상이다. 극미의 원자에서 극대의 우주까지, 만물은 나선형의 움직임으로 운행되고 있다. 나선형 움직임은 생명력의 본질이자 본모습이며, 그 운동을 통해 생명에너지를 놀랍도록 증폭시킨다. 나선형은 자연계의 움직임으로 에너지를 일깨우고, 끌어들이고, 모으는 힘을 생성한다. 토네이도가 나선형으로 돌며 얼마나 엄청난 에너지를 뿜어내는지 상상해보라.

나선형의 소용돌이는 그 엄청난 회전력으로 잠자고 있는 단전의 에너지를 빠르게 일깨워준다. 그리고 몸의 중심 부위에 소용돌이를 일으킴으로써 몸 전체의 음양에너지를 조화롭게 만들어준다.

그뿐 아니다. 눈은 뇌의 외적 확장이라 할 정도로 뇌신경의 1/3과 연결되어 있다. 때문에 눈을 굴리는 운동을 하면 뇌가 빠르게 각성되며 머리도 금방 맑아지고 고요해진다. 지금 바로 눈을 감고, 좌우로 굴리거나 원을 그리며 회전시켜 보라. 어느덧 잡념이 사라지고 평화로워짐을 발견하게 될 것이다.

배꼽명상과 함께 배꼽소용돌이명상을 병행한다면 더욱 빠르게 두 뇌와 복뇌를 각성시키고 양쪽의 뇌를 통합시킬 수 있을 것이다.

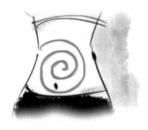

눈과 의식을 사용하여 배꼽을 중심으로 배꼽 안쪽에 나선형의 이미지를 그린다.

❶ 의자나 바닥에 편안하게 앉는다.
❷ 눈과 의식을 사용하여 배꼽을 중심으로 배꼽 안쪽에 나선형의 이미지를 그린다. 숨을 내쉴 때는 배꼽으로 들어오는 에너지가 배꼽 안쪽에서 나선형으로 감긴다고 상상한다. 나선형을 그리는 방향은, 시계방향과 반시계방향을 번갈아가며 시도해본 후에 자신에게 더 잘 맞고 심신에 더욱 좋은 효과를 미치는 방향을 선택한다.
❸ 저 멀리 아득한 우주공간에서 나선형으로 소용돌이치고 있는 우주에너지를 동시에 상상한다. 그러면 우주의 무한한 소용돌이 에너지와 연결되어 단전의 에너지가 더욱 강하게 충전되는

한눈으로 보는 5단계 복뇌건강법

과정	단계	방법	내용	효과	두뇌변화
복뇌이완	1단계	장을 풀어주는 운동	복뇌를 효과적으로 푸는 기공운동	속이 편안해짐 소화, 흡수, 배설 기능 증진 피부 맑아짐 전신 쾌청	대뇌 피질 안정 대뇌 변연계 정화
	2단계	장을 풀어주는 댄스워킹	복뇌를 풀고 활력을 얻는 걸음법		
	3단계	셀프 장기마사지(배푸리와 목푸리 이용)	직접 복뇌를 마사지하는 약손요법 배푸리와 목푸리로 편안하게 복뇌 풀기		
복뇌강화	4단계	복뇌 두드리기 배꼽호흡	복뇌를 강화하고 기로 가득 채우는 기충전 호흡법	정신안정 활력 증진 집중력 향상	뇌간 활성화
복뇌각성	5단계	배꼽명상 배꼽소용돌이 명상	복뇌와 두뇌를 통합하여 참 자아를 되찾는 명상법	직감과 잠재능력 개발 깨달음	복뇌와 두뇌의 통합 대뇌, 변연계, 뇌간의 통합

것이 느껴질 것이다. 5분 정도만 실시해도 어느덧 두뇌가 복뇌로 내려가 하나로 합쳐져 심신이 평온해질 것이다.

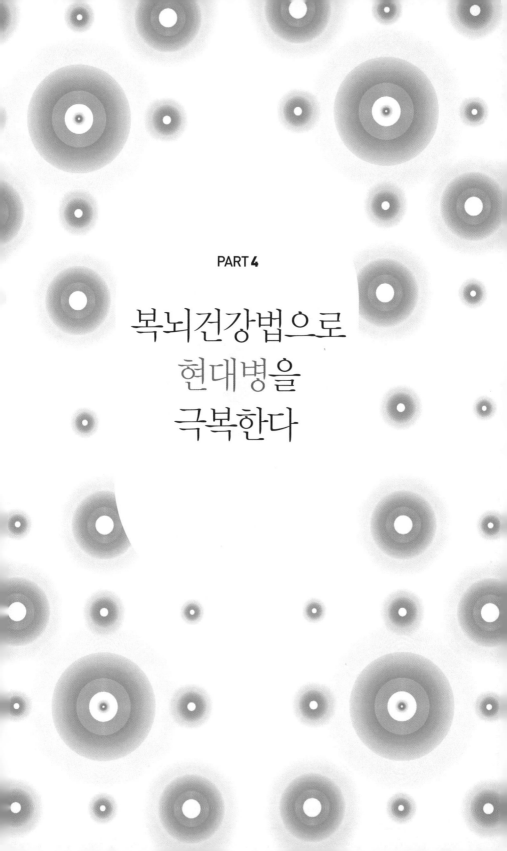

PART **4**

복뇌건강법으로
현대병을
극복한다

복뇌건강법으로
현대병을 극복한다

나는 지난 10여 년 동안 복뇌건강법을 지도하거나 직접 장기힐링 마사지를 해줌으로써, 각종 질병들이 치유되는 것을 수없이 목격해 왔다. 그 질병들이 근원부터 빠르게 치유될 수 있었던 것은, 앞에서 누누이 강조했듯이 잠자고 있던 복뇌가 깨어나 소통할 수 있게 된 결과였다. 또한 복뇌호르몬이 되살아나 복뇌와 두뇌가 함께 맑아진 덕분이었다.

3부에서 소개한 '5단계 복뇌건강법'을 자신의 상태와 증상에 따라 알맞게 적용한다면 많은 질병을 극복할 수 있을 것이다. 더 나아가 복뇌와 두뇌의 각성으로 무한한 창조력과 직관력이 발현되면, 뇌의 주인으로서 능동적인 삶을 영위할 수 있을 것이다.

지금부터 복뇌건강법으로 고질병을 치유한 실제 사례들과 함께, 각종 현대병들을 극복하는 구체적인 방법을 제시하고자 한다. 내 경험에 따르면, 병이란 경중의 기준이 없다. 더부룩함, 소화불량, 변비처럼 경미한 증상으로 여겨지는 경우도 당사자들은 한없이 불편하고 힘들다. 암환자들이 느끼는 극심한 불안감과 두려움에 비하면 정신적인 괴로움은 덜할지 몰라도, 변비나 소화불량을 겪고 있는 사람들은 자신의 증상이 가장 혹독하고 회복되기 어렵다고 생각한다.

실제로 병이 회복되는 속도에 있어서도 병의 경중은 큰 차이가 없다. 오히려 중병을 앓는 환자의 경우 병에 대한 경각심이나 회복 의지가 강하게 작용한 덕분에 더욱 빠른 호전을 보이기도 한다. 물론 너무 위중한 환자는 포기를 택하기도 하지만.

이런 이야기를 꺼내는 이유는, 아무리 난치병이나 불치병으로 알려진 질병을 겪고 있더라도 결코 두려워하거나 좌절할 필요가 없다는 사실을 강조하기 위해서다. 인체의 조화가 깨져서 발생한 이런 병들은, 다시 인체의 조화와 균형을 찾으면 회복되기 마련이다. 대부분의 중환자는 자신의 병 때문이 아니라 병에 대한 공포 때문에 죽는다.

또 한 가지 강조하고 싶은 것은, 질병에는 그 양상에 따라 무수한 병명들이 붙어 있지만 사실 모든 질병의 원인은 단 하나로 귀결된다는 점이다. 앞에서도 설명한 '통즉불통 불통즉통', 즉 통하면 아프지 않고 통하지 않으면 아프다는 순환과 흐름, 즉 '통의 원리'다. 몸이든 마음이든 혹은 인간관계든, 잘 통하여 순조롭게 흐르면 문제가 생기지 않는다. 그러므로 몸과 마음, 인간관계의 막힌 부위를 뚫어준다면 어떤 문제라도 근본적으로 해결할 수 있다. 그런 의미에서 복뇌건강법은 몸과 마음의 어느 부분이 어떻게 잘 막히는지 그 원리를 명쾌하게 밝히고, 그 불통不通을 가장 자연스럽고 확실하게 뚫을 수 있는 방법을 제시해준다.

소화불량:
둔해진 소화기관을 깨우면 식욕과 소화력이 살아난다

스트레스를 받거나 긴장할 때 가장 민감하게 영향을 받는 부위 중 하나는 바로 '위장'이다. 다급한 상황에 처했을 때 혹은 기분 나쁜 사람과 함께 식사할 때면 소화도 잘 되지 않고 체하기 십상이라는 것은 누구나 한 번쯤 경험해보았을 것이다. 특히 성격이 예민한 탓에 쉽게 긴장하는 사람들은 한결같이 위장 기능이 좋지 않다.

우리의 신체는 스트레스에 대처하기 위해 다양한 반응을 일으킨다. 교감신경은 흥분하고, 심장은 빨리 뛰며, 혈압은 상승한다. 에너지 소모가 평소에 비해 2~3배로 늘어나 체온도 상승한다. 반면 소화기관, 즉 위장, 소장, 대장의 기능은 평소보다 훨씬 둔해진다. 소화기관은 부교감신경이 우위에 있는 편안한 상태에서 활발히 움직이기 때문이다. 따라서 특별한 기질적 요인이 아니더라도, 교감신경의 흥분은 복부불쾌감이나 복통 등 소화기관의 문제를 일으키는 원인이 된다.

하지만 이러한 문제가 오래 지속되거나 과음, 과식, 자극적인 음식이나 약물 섭취 등으로 위벽이 자주 공격받게 되면 위염이나 위궤양으로 발전할 가능성이 높아진다. 처음에는 위장의 평활근이 긴장되어 체기, 소화불량, 위경련 등의 증상만 보이던 것이, 점차 위장의 기혈순환이 느려지고 위산과 소화효소의 생산 능력이 떨어진다. 그러면 위벽을 보호하는 점액의 생산이 줄어들어 위염이나 위궤양으로 악화되고 만다.

위장병은 복뇌건강법으로 비교적 쉽게 해결된다. 특히 소화불량이나 위경련, 급성위염은 빠르게 개선된다. 이런 증상을 앓고 있는 사람들은 미주신경과 복강신경절이 밀집되어 있는 명치가 딱딱하게 경직되어 있고, 그 부위를 눌렀을 때 심한 통증을 느낀다. 명치, 즉 좁은 의미의 복뇌 부위를 부드럽게 풀어주면 과도하게 흥분되어 있던 교감신경이 안정을 되찾고 부교감신경이 활성화되어 위의 기능이 금방 회복된다.

극심한 위경련이 자주 일어나 병원을 가보려고 했던 L씨가 복뇌건강법 강좌에 참여한 적이 있다. 이미 지칠 대로 지쳐 있어, 교육에 참여하는 동안 몸을 가누기도 힘들어했다. 그런데 놀랍게도 장을 풀어주는 운동을 하고 장기힐링마사지를 받는 사이 그는 나날이 혈색이 좋아지고 기운을 차려갔다. 몇 번의 교육 과정을 통해 자연스럽게 위경련이 사라져 그는 더 이상 병원에 갈 필요도 없게 되었다.

만성위염이나 위궤양, 위확장, 위무력, 위하수 등의 증상은 급성위염 증상보다 회복되는 데 시간이 더 많이 걸린다. 위장질환을 유발하는 유해독소가 위점막을 통과해 위벽에 오랫동안 들러붙어 있으면서 위장의 고유세포들과 근육들을 위축시켰거나 혹은 늘려 놓았기 때문이다.

하지만 복뇌건강법을 꾸준히 실천하면 위벽에 쌓여 있는 독소가 직접적으로 제거되고 위장의 기혈순환이 촉진되어 운동기능이 되살아난다. 그 결과 세포들이 재생되고 근육들이 부드럽게 풀려, 지나치게 뭉쳐 있거나 처져 있던 위가 점차적으로 탄력성을 회복한다.

위장의 탄력성이 회복되면 소화력이 좋아져 밥맛이 꿀맛처럼 느껴진다. 소화불량이 개선되어 일시적으로 식사량이 늘어나기도 하지만, 지나칠 만큼은 먹지 않고 적절히 조절하게 된다. 그뿐 아니라 몸에 해로운 음식이나 자극적인 음식을 자연스럽게 거부하는데, 이는 위장의 감각세포가 두뇌로 올바른 신호를 전달하기 때문이다. 장기힐링마사지를 받는 동안 미각이 엄청나게 예민해지는 경우는 흔히 있는 일이다.

나의 경우만 보더라도 예전엔 맵고 짠 음식을 무척 좋아했다. 하지만 복뇌건강법으로 위장 기능이 좋아지고 나니 조금이라도 자극이 있는 음식을 먹으면 즉각적으로 위벽에 불편함이 느껴졌다. 요즘은 김치를 물에 살짝 씻어 먹는 정도까지 되었다. 이를 계기로 나는 탁월한 발효음식 문화를 가진 우리나라에 왜 선진국보다 많은 수의 위장병 환자들이 있는지 이해하게 되었다. 바로 지나치게 맵고 짠 자극적인 음식이 한몫을 하기 때문이다.

요즘 아이들은 라면, 햄버거 등의 가공식품과 인스턴트식품에 입맛이, 아니 정확히 말하면 복뇌가 중독되어 있어 우리 고유의 전통음식을 싫어하는 경향이 있다. 심지어 김치에 손도 안 대는 아이들이 다반사라고 한다. 이런 아이들이 복뇌건강법을 실천한다면 장의 감각이 살아나 자연의 풍미가 가득한 우리 전통음식을 즐겨 먹게 될 것이다.

한편, 잦은 트림이나 구토는 역류성식도염을 유발하는 원인이 된다. 십이지장 쪽으로 흘러가야 할 위산이 위의 상부인 분문을 지나 식도 쪽으로 올라오면서 염증을 일으키는 것이다. 식도염을 앓는 환자들은 명치나 가슴 쪽에서 타는 듯한 통증을 느낀다. 누워 있을 때, 특히 새벽녘에 통증이 더 심해지니 당사자 입장에선 여간 고생스러운 게 아니다.

역류성식도염의 경우, 양 손가락 끝을 모아 명치 부위를 배꼽 쪽으로 지그시 누르는 것을 반복하면 위산 역류 증상을 개선하는 데 큰 도움이 된다. 이 지압은 역류하는 위 상부를 아래로 내려주고 식도와 위장의 경계선인 분문을 열어주어 식도에 쌓인 가스를 편안하게 배출시키기 때문에 자연히 트림도 줄어든다.

위장의 기운이 완전히 끊어지지 않는 한, 복뇌건강법으로 위장 세포를 재생시키고 위장 기능을 원활하게 살릴 수 있다. 복뇌신경의 적절한 자극과 위장의 운동으로 기혈순환이 촉진되어 자율신경의 기능도 균형이 잡히기 때문이다. 그런데 간혹 약에만 의존하려는 사람들을 보게 된다. 소화가 안 되거나 속이 쓰리다고 소화제, 제산제 혹은 위산분비억제제만 찾아먹는다면 어떻게 될까?

'기혈순환'이라는 건강의 근본 원리를 생각하지 않고 응급처방 식으로 증상만 없애려 하면 결과적으로 더 심각한 문제가 불거지게 마련이다. 그런 약들은 자극을 억제시켜주는 동시에 위장의 활동도 억제한다. 소화제는 위장의 역할을 대신 해줌으로써 위장 본래의 기능을 떨어뜨린다. 제산제와 위산분비억제제는 장기적으로 보면 위장세포를 위축시키고 위장의 기혈을 불통시켜 위무력과 만성위염을 부채질하게 된다.

위장을 다시 살리려면 위장의 경고를 주의 깊게 살펴야 한다. 과식하거나 폭식하지 말고 위장을 위해하는 자극적인 음식과 스트레스를 줄이는 것부터 시작해야 한다. 그리고 결정적으로는 복뇌건강법을 실천하여 위장의 기혈순환과 자율신경을 자극해 위장이 스스로 재생할 수 있도록 만들어주어야 할 것이다.

소화불량을 개선하는 복뇌건강법

1. 장을 풀어주는 운동 중 '수평으로 허리 돌리기'로 위장을 많이 움직여준다.
2. 셀프 장기마사지나 배푸리 기구로 복뇌인 명치 부위와 위장 부위를 많이 자극해준다.
3. '배꼽명상'으로 두뇌를 복뇌로 내려 대뇌 피질의 과열을 줄이고 교감신경의 항진을 누그러뜨린다.

소화불량을 개선하는 생활요법

1. 과식과 폭식을 삼가고, 자극적인 음식, 카페인, 약물 섭취를 피한다.
2. 근심, 걱정, 조급증을 누르고 항상 느긋하게 생활한다.
3. 천천히 꼭꼭 씹어 먹는다. 꼭꼭 씹어 먹으면 성격이 느긋해지고

밥맛도 좋아지며 적게 먹게 된다. 침에는 많은 소화효소와 면역 물질이 들어 있기 때문에 천천히 꼭꼭 씹는 습관만 들여도 웬만한 위장병은 개선된다.

소장의 적취 :
냉기를 몰아내면 복뇌가 살아난다

배의 대부분을 차지하는 소장은 배꼽 주변으로 겹겹이 쌓여 있다. 주로 위장에서 잘게 부수어진 음식물을 흡수하는 일을 담당하니, 인체의 뿌리에 해당한다고 볼 수 있다. 또한 앞에서도 언급했듯이 소장은 복뇌의 일부로서, 천연약물인 복뇌호르몬의 보고이자 인체를 방어해주는 면역력의 핵심 근원지이다.

소장은 암과 같은 큰 병에는 잘 걸리지 않는 편이지만, 적절한 운동 없이 긴장과 스트레스에 자주 노출되면 염증과 유착, 협착, 꼬임, 폐색 등이 일어나기도 한다. 비록 가벼운 증상들이지만 음식물의 이동과 흡수를 저해하기 때문에 오래 지속될 경우 치명적인 결과를 초래하기도 한다. 더구나 소장은 장기 이식도 불가능한 부위라고 한다.

소장은 부드러우면서도 탄력이 좋아야 건강한 상태다. 건강한 사람의 배에 손을 얹으면 소장의 주름과 부드러운 감촉이 오롯이 느껴진다. 사실상 이렇게 느껴지는 사람은 매우 드문데, 보통은 눌렀을 때 부드럽고 탄력이 있으면 건강한 것이다. 이처럼 부드러워야 할 소장이 왜 팽팽하게 긴장되거나 딱딱하게 굳는 것일까?

첫 번째 이유는 무엇보다도 '스트레스'다. 소장은 많은 신경세포를 지니고 있기 때문에 감정에 아주 민감하게 반응한다. 예민한 사람들이 극심한 스트레스를 받는 경우 장이 뒤틀리거나 꼬이는 증상을 느끼는 것도 이러한 이유에서다. 소장이 경직되면 신경과 호르몬이 뇌에 영향을 미쳐 두통이나 수면장애, 우울증 등을 유발하게 된다.

두 번째 이유는 과식이나 과음, 불량 음식의 섭취로 만들어지는 '가스'다. 장내에서 발생한 가스가 복강까지 꽉 차 팽만감을 느끼게 한다. 이런 사람들은 배가 맹꽁이처럼 빵빵하여 손가락으로 배를 누르면 바로 튕겨져나온다. 세 번째 이유는 차가운 음식을 먹거나 배를 차가운 상태로 오래 노출시켜 생긴 '냉기'다. 이 경우, 냉기로 인한 스트레스 때문에 복뇌의 에너지 순환이 정체되고 결국에는 냉기가 더욱 가중되는 악순환이 거듭된다.

스트레스와 불량한 식생활, 냉기에 노출된 생활환경 탓에, 현대인들은 정도의 차이가 있지만 대부분 장이 경직되어 있다. 나는 이렇게 단단하게 굳은 배의 적취가 복뇌건강법을 통해 부드럽게 풀린 사례를 수없이 목격해왔다. 그중 태아의 크기만 한 큰 적취가 있던 한 환자의 사례를 소개할까 한다.

수년 전 78세의 여성 O씨가 장기힐링마사지를 받으러 왔다. O씨의 배는 무척 불러 있었고 아랫배 부분을 만져보니 단단한 덩어리가 만져졌다. 젊은 여성이라면 안에 태아가 들어 있다고 착각할 수 있을 정도로 큰 덩어리였다. 손으로 밀면 미는 대로 이리저리 움직였다. 환자들의 배를 수없이 만져보았지만 이토록 단단하고 크게 뭉친 적취는 처음이었다. O씨의 말에 의하면, 1년 전에 처음 적취가 생겼고 1개월 동안 뭉쳐 있다가 순간적으로 풀렸다고 했다. O씨는 배가 언제 뭉쳤고 풀렸는지 정확히 기억하고 있었다. 그 후 6개월 뒤에 두 번째로 뭉쳤고, 그리고 다시 1개월 뒤에 세 번째로 뭉쳤는데 모두 어느 순간 쉽게 풀렸다고 했다. 나를 찾아오기 1개월 전에 네 번째로 뭉쳤는데, 이번엔 잘 풀리지 않아 기공치료사를 소개받아 마사지를 받았다고 했다. 기공마사지로 단단한 덩어리가 단번에 풀려 '기'의 위력을 절감했다고 했다.

나중에 안 사실이었지만, O씨는 40년간 서울대학교에서 과학 분야의 교수로 재직했으며 독실한 기독교신자였다. 그래서 그전까지는 '기'를 전혀 믿지 않았다고 한다. 하지만 그때의 경험을 통해 기의 존재를 믿지 않을 수 없게 되었다고 했다.

그런데 기공마사지로 풀었던 적취가 보름쯤 지나 다시 생겼다. 1년 사이 다섯 번째 적취가 생긴 것이었다. 그녀는 지난번에 기의 위력을 확실히 경험했던 터라 인터넷으로 기공힐링센터를 검색하여 나를 찾아온 것이었다.

O씨의 배를 만져보니 내 손끝이 얼얼할 정도로 냉기가 심하게 느껴졌다. "이건 냉기 때문에 뭉친 냉적입니다." 하고 말해주었더니, 그녀는 깜짝 놀란 표정으로 어릴 때부터 차가운 것을 몹시 싫어해 뜨거운 것만 찾아다녔다고 대답했다. 그리고 얼음 근처에만 가도 냉기가 느껴져 몸이 굳어진다고 말했다. 젊은 시절에 한번은 동료 교수들과 설악산 산행을 간 적이 있었는데, 산에 오르지 못하는 몇몇 사람들이 산 아래에 남아 계곡물에 발을 담그고 놀던 중 O씨 혼자 갑

자기 하반신 마비가 왔다고 했다. 그래서 침을 맞고 난리법석을 피웠으며, 지금까지도 한여름에 뜨거운 돌침대에서 자야 한다는 부연 설명도 했다.

첫날은 장에 기를 주입하며 열심히 마사지를 했다. 냉기는 빠져나갔으나 뭉친 장은 완전히 풀리지 않았다. O씨의 얼굴에 실망한 기색이 역력했다. 예전에 다른 기공치료사에게 마사지를 받았을 때는 한번에 풀렸는데 왜 이번에는 그러지 않느냐는 것이었다.

두 번째 힐링에서도 냉기는 많이 빠져나갔다. O씨가 발에서 찬 기운이 빠져나가는 것이 느껴진다고도 했다. 하지만 적취는 흐물흐물한 정도로 풀리긴 했지만, 예전만큼 한 번에 확 풀리지는 않았다. O씨는 불만을 토로했다. 적취 때문에 배가 꽉 막힌 느낌이 들고, 배에 가스가 가득 차 몹시 불편하다는 것이었다. O씨는 변비약을 이것저것 바꾸어 복용하며 매일 힘들게 변을 보고 있다고 했다.

O씨의 냉적은 1년 전부터 나타나기 시작했지만, 이미 수십 년 전부터 환자의 몸 안에서는 스트레스와 냉기가 쌓여온 것 같았다. 한의학에서는 '겨울의 병은 가을에 잘못 관리해서 오고, 40대의 병은 30대에 잘못 관리해서 온다'는 말도 있지 않은가. 1년 전부터 나타난 적취 증상은, 사실 수십 년 전부터 쌓여온 스트레스와 냉기가 최근 들어 노쇠와 함께 더욱 심화된 형태로 발전된 것이었다. 불만을 토로하는 O씨에게 나는 이러한 사실을 설명해주며, 적취를 완전히 풀기 위해서는 약간의 시간이 더 필요하다는 것을 이해시키려 했다. 하지만 O씨는 예전에 단번에 풀렸던 경험을 계속 상기하며, 내 말을 믿으려 하지 않는 눈치였다.

세 번째, 네 번째, 다섯 번째 힐링마사지에서도 비슷한 상황이 반복되었다. 냉기가 많이 빠지고 냉적이 흐물흐물하게 약해졌지만, 다시 내왕할 때는 뭉친 상태로 돌아가 있었다. 하지만 배의 온기가 많이 돌아온 것으로 보아 금방이라도 적취가 완전히 풀릴 기색이었다. 배의 색깔도 맑아졌고 탄력도 제법 생기고 있었다. 하지만 O씨의 불만은 극에 달했다. 치료를 5번이나 받았는데 왜 적취가 그대로 있느냐는 것이었다. 예전 기공치료사가 100점이었다면 나는 50점밖에 안 되는 것 같다며 노골적으로 면박을 주기도 했다.

돈을 버는 게 목적이었다면 나는 당장 O씨에 대한 힐링마사지를 중단했을 것이다. 치유자에 대한 신뢰 없이 다른 치유자와 계속 비교하는 환자를 치료하는 건 매우 힘든 일이다. 굳게 믿어도 치유가 힘든 상황인데 말이다. 하지만 내게 있어 환자를 치유하는 일은 곧 나와의 싸움이기도 하다. 내 안의 약한 부분을 극복하고 나 자신과의 싸움에서 이겨야 환자도 치유가 되는 것이다. O씨의 경우에는, 장기힐링마사지 10년 이상의 경력 동안 가장 크고 단단한 적취를 만나서인지 꼭 풀어버리고야 말겠다는 도전의식이 발동하여 힐링마사지를 중단하고 싶지 않았다. 나는 O씨에게 곧 풀릴 것 같으니 5회만 더 받아보라고 권했다. O씨는 한 번만 더 속아보자는 심정으로 내 말에 따르기로 했다.

그런데 급격한 변화는 여섯 번째 힐링마사지를 할 때 일어났다. O씨는 다시 하복부에 냉적이 뭉친 상태로 내왕했다. 나는 처진 장을 위로 끌어올리며 배꼽을 집중적으로 눌렀다. 배꼽 테두리를 따라 여러 차례 누르자 뭉쳐 있던 장이 하나하나 흩어지며 풀리기 시작했다.

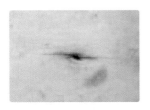

검게 착색되어 있는 O씨의
배와 배꼽

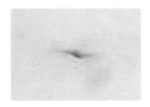

힐링마사지 10회 만에 환하게
밝아지고 탄력이 생겼다.

마지막 배꼽점을 누르니 태아만 했던 덩어리가 거짓말처럼 흔적도 없이 사라져 버렸다.

이때 O씨가 오른쪽 허리에서부터 다리를 지나 새끼발가락까지 통증을 느꼈다. 과거에 찬 개울물에 발을 담갔을 때 마비가 왔던 부위였다. 그동안 막혀 있던 에너지 통로가 열리는 과정에서 생긴 통증반응이었다. O씨는 흥분을 감추지 못하는 눈치였다. 나 또한 어느 정도 예상했던 일이지만, 그토록 큰 덩어리가 여섯 번째 힐링마사지에서 완전히 풀리니 무척 놀라웠다. 하지만 또 굳어질 수 있으므로 마냥 기뻐하기에는 일렀다. 한동안은 굳고 풀리는 과정을 반복하면서 서서히 치유되는 것이 일반적인 과정이기 때문이었다.

예상대로 O씨는 다시 배가 뭉친 상태로 일곱 번째 힐링마사지를 받으러 왔다. 하지만 예전보다는 훨씬 약해진 덩어리였고, 환자의 태도도 예전과 달라져서 곧 풀릴 것이라는 희망과 믿음을 보였다. 역시 힐링마사지를 조금 받고 나니 환자의 적취가 예전보다 쉽게 풀렸다.

그 후 O씨의 상태는, 밤에 배에 온열팩을 얹고 자면 아침에는 악취가 완전히 풀려 있고 낮에 활동하면 다시 약간 뭉치는 정도까지 호전되었다. 그 후로는 발지압점을 누르고 몸을 전체적으로 흔드는 사이에 배꼽 주변의 덩어리가 풀려져나갔다. O씨 자신도 그런 느낌을 확실히 받았다며 무척 좋아했다. 아홉 번째 힐링마사지를 할 때 O씨의 배와 배꼽 색깔은 눈에 띄게 밝아졌고 탄력도 현저히 좋아졌으며 군살도 줄어들었다. 열도 많이 가라앉아 표정도 아주 평온해 보였다. 놀라운 변화였다. O씨의 배를 살펴보니 배꼽의 오른쪽 윗부분에 냉기가 강하게 느껴져, 나는 그쪽으로 혈액을 강하게 흘려보내는 복부 대동맥 지압으로 냉기를 뽑아냈다. 그러자 장 전체가 따뜻해지면서 이내 말랑말랑해졌다. O씨는 더 이상 배가 불편할 정도로는 굳지 않았고, 굳더라도 쉽게 풀릴 수 있는 상태까지 호전되었다.

평상시에 생활하면서 장이 차가워지지 않도록 주의를 기울여야 한다. 무엇보다도 덥다고 찬물이나 얼음, 찬 음식을 마구 먹어서는 안 된다. 겉이 뜨거워질수록 속은 더 차가워지기 마련이다. 그래서 우리 조상들은 여름 복날에 뜨거운 삼계탕을 먹어 속의 냉기를 풀어내는 지혜를 발휘했던 것이다. 찬 음식뿐 아니라 미니스커트와 배꼽티 같은 옷, 스트레스와 긴장은 모두 배와 장기를 차게 만드는 주범이다. 장이 차가워지면 굳어지고, 장이 굳으면 제 기능을 하지 못한다는 사실을 명심하자.

소장의 적취를 개선하는 복뇌건강법

1. 장을 풀어주는 운동 중 '수평으로 허리 돌리기'로 소장을 많이 움직여준다.
2. 셀프 장기마사지나 배푸리 기구로 배꼽 주변을 많이 자극하여 장을 따뜻하게 해준다.
3. '배꼽호흡'으로 소장에 기를 불어넣고 소장을 운동시켜준다.

소장의 적취를 개선하는 생활요법

1. 스트레스를 줄이고 매사에 긴장하지 않는 연습을 한다.
2. 여름이라도 찬물이나 찬 음식을 마구 먹지 않는다. 찬 음식을 먹을 때는 충분히 씹어 입 안에서 데운 후에 삼킨다.
3. 미니스커트와 배꼽티 같은 의복으로 배를 차게 만들지 않는다.

변비와 설사 :
대장은 인체의 뿌리, 변비는 만병의 근원이다

복뇌건강법 교육에 참여하는 사람들 중에는 장의 운동이 원활하지 못해 변비나 설사로 고생하는 경우가 많다. 그중에는 10~20년 이상 지속된 변비나 설사로 복통과 불편을 호소하는 환자들도 다수다. 잘 통해야 할 대장이 꽉 막혀 답답하거나 살살 아프다면 얼마나 성가시고 귀찮겠는가?

복뇌건강법은 장의 운동 기능을 정상화시켜주고, 복뇌의 자율신경을 적절하게 자극해주기 때문에 장 문제가 빠르게 개선될 수 있다. 장기힐링마사지와 복뇌건강법을 실천해 고질적인 변비와 설사가 극적으로 개선된 몇 가지 사례를 소개하겠다.

과민성대장염 때문에 30년간 심한 설사로 고생하던 여성 K씨는, 단 1주일 동안 셀프 장기마사지를 하고 나서 배가 편안해짐과 동시에 설사도 사라졌다고 했다. K씨의 얘기에 따르면, 처음엔 배꼽을 중심으로 시계방향으로 1시간 정도 마사지를 했다고 한다. 그런데 마사지가 끝나자마자 설사가 엄청나게 쏟아져 나왔다는 것이다. 하지만 기분은 무척 시원하고 산뜻했다고 했다. 그 후로 아침저녁으로 1시간씩 스스로 배를 누르며 마사지를 했더니, 설사 증상도 사라지고 변도 어린아이의 변처럼 황금색으로 바뀌었다는 것이다.

설사와 변비는 장의 운동 양상에서 차이가 날 뿐, 근본적으로 자율신경 기능의 이상 때문에 생기는 증상이다. 다만, 음식물이 장을 통과하는 시간에서 차이가 날 뿐이다. 교감신경의 항진으로 대장이 예민해져서 장의 연동운동이 너무 심하면 설사가 되고, 너무 약하면 변비가 되는 것이다.

1년 동안 자력으로 변을 보지 못한 고질적인 변비 환자가 장기힐링마사지로 치료된 사례도 있다. 50대 중반의 여성 P씨는 처녀 때부터 변비로 고생해왔고 최근 1년은 관장을 해서 변을 봐야 할 정도로 변비가 심각해져 있었다. 그동안의 고통을 말해주듯 얼굴은 침울해 보였고, 군데군데 기미가 피어 있었다.

복진을 해보니 배꼽은 간 쪽으로 당겨져 있었고 손바닥에는 뜨거울 정도로 열이 많았다. 반면 위는 쳐져 있었고 장은 무력했다. 전형적으로 변비가 있을 수밖에 없는 배의 형태였다. 장운동은 원활하지 않은데, 간에 열이 많아서 수분이 지나치게 말라버리니 변비가 생긴 것이다.

일단 P씨에게 장기힐링마사지를 받도록 했다. P씨는 마사지 도중 심하게 기침을 하며 가래를 뱉어냈다. 마사지를 순조롭게 이어갈 수 없을 정도로 숨이 넘어갈듯 심하게 기침을 해댔다. 울화나 습담 등 가슴에 쌓인 것이 많았다는 증거였다. 하지만 힐링마사지가 끝난 후에는 얼굴이 한결 밝아졌고, 환자 자신도 속이 무척 후련해졌다며 놀라워했다.

두 번째 힐링마사지에서는 장운동을 촉진하고 간의 열을 내리는데 집중했다. 힐링마사지가 끝나자 환자는 여전히 가래를 많이 뱉어냈으나, 처음보다는 양이 줄어든 것 같았다. 나는 P씨에게 따뜻한 물을 많이 마시라고 조언하고, 혼자서 할 수 있는 장운동을 몇 가지 알려주었다. 다음 날 내왕했을 때 P씨는 아직 변통이 된 상태는 아니었지만 안색이 한결 좋아져 있었다.

복진을 해보니 P씨의 하복부 좌측에 있는 맹장 부위가 막혀 있는 느낌이 들었고, 대장을 누를 때 쾌통 반응이 있는 것을 보아 확실히 장의 기능이 떨어질 대로 떨어져 있다는 것을 알 수 있었다. 계속 관장을 하면 호전이 늦춰질 것으로 생각되어, 응급처방으로 장청소를 권했다. 소금물을 약 2L 마셔서 설사를 유도하는 것으로, 일반인들이 해봐도 좋은 방법이다. 다만 신장이 좋지 않으면 몸에 무리가 올수 있으니 소금물의 양을 몸 상태에 따라 잘 조절해야 한다.

다음 날 P씨는 약간 들뜬 표정으로 내왕했다. 그녀는 어제저녁에 바로 장청소를 실시했는데, 소금물을 마신 후 배와 다리가 부어올라 고생을 많이 했으나 변통은 되지 않았다고 했다. 소금물을 2L 정도 마시면 웬만한 경우가 아니고는 설사를 하기 마련인데, P씨의 변비가 얼마나 심각한 상태인지에 다시 한 번 놀랐다. 그런데 희소식이 이어졌다. 다음 날 아침, 장청소를 1회 더 실시해봤는데, 마침내 변통이 되었다는 것이다. 처음엔 딱딱한 변이 나오다가 이후 설사를 수 차례 했다고 말했다. 독소를 배출해서 그런지 P씨의 눈 주위에 있던 다크서클이 훨씬 엷어져 있었다. 비록 소금물을 먹은 결과였지만, 1년 여 만에 자력으로 변을 보았으니 어찌 기뻐하지 않을 수 있었겠는가. 내친 김에 나는 장청소를 한 번 더 실시할 것을 권했다. 아니나 다를 까 다음 날 역시 그녀는 변을 엄청나게 많이 보았다며 흥분을 감추 지 못했다.

그런데 주말을 보낸 후 P씨는 무척 불안한 표정으로 나를 찾아왔다. 그녀는 일요일에도 변을 보는 데 큰 무리는 없었지만, 대신 위와 장에 불편함을 느꼈고 심한 몸살을 앓았다고 했다. 두통도 극심했다고 했 다. 나는 그동안 몸 깊숙이 잠복해 있던 독소가 빠져나가면서 일어나 는 명현반응임을 설명해주었다. 그리고 변통을 스스로 할 수 있을 정 도가 되었으니 장 기능이 많이 살아나고 있는 것 같다고 말해주어 그 녀를 안심시켰다. 일곱 번째 힐링마사지를 받는 날, 환자는 아침 6시 에 일어나 8시부터 셀프마사지를 실시해 다섯 차례 설사변을 보았다. 확실히 대장이 살아나고 있는 징조였다. 이후 그녀는 매일 변을 볼 수 있게 되었다. 어떤 날은 변을 세 차례나 보기도 했다. 지나치게 깔끔 한 성격이 변비의 원인일 수도 있다고 내가 충고하자, P씨는 그러한 성격을 고치려는 노력도 했다. 총 11회를 끝으로 P씨는 힐링마사지를 마무리했고, 지금까지 별 탈 없이 잘 지내고 있다고 전했다.

이제까지 장기힐링마사지를 하면서 질병의 메커니즘을 연구하고 살펴본 결과, 중병이 있는 환자들은 대부분 '인체의 뿌리'라 할 수 있는 장에 오랫동안 문제가 있었던 것으로 밝혀졌다. 뿌리가 약하면 결국 잎과 줄기에도 문제가 생기기 마련인 것이다. 변비는 흔한 증상이라 대수롭지 않게 생각하는 경향이 있다. 하지만 변비야말로 만병의 근원임을 알아야 한다. 몸의 노폐물이 제때 빠져나가지 않으면 안에서 부패하면서 유독성 가스를 만들어내고, 이것이 피를 혼탁하게 만들어 병을 일으키는 원인이 되는 것이다.

변비와 설사를 개선하는 복뇌건강법

1. 장을 풀어주는 운동 중 '수평으로 허리 돌리기'와 '장을 풀어주는 댄스워킹'으로 대장을 많이 움직여준다.
2. 셀프 장기마사지나 배푸리로 아랫배와 대장을 집중적으로 자극해준다.
3. 깊은 '배꼽호흡'으로 대장을 운동시켜준다.
4. 장이 무력한 경우는 '복뇌 두드리기'로 복뇌를 강화시켜준다.

설사와 변비를 개선하는 생활요법

1. 결벽증이 있거나 완고한 성격을 가진 사람은 대장에 문제가 잘 생긴다. 털털하고 유연한 성격으로 개선하는 것이 필요하다.
2. 미니스커트와 배꼽티 같은 의복으로 배를 차게 만들지 않는다.
3. 약보불여식보藥補不如食補, 식보불여동보食補不如動補 라고 한다. 한약으로 보補하는 것은 음식으로 보하는 것만 못하며, 음식으로 보하는 것은 운동으로 보하는 것만 못하다는 말이다. 평소 걷기나 등산 등의 운동으로 몸을 많이 움직여준다.

복부비만 :
한두 달만 실천해도 내장지방이 사라진다

복부만큼 지긋지긋하게 살이 안 빠지는 부위도 없을 것이다. 다른 부위는 다 빠져도 뱃살만큼은 끝까지 빠지지 않는다고 다들 아우성이다. 여러 가지 이유가 있겠지만, 배는 몸의 중심부에 있으면서 움직임이 가장 적은 부위이기 때문이다.

하지만 복뇌건강법은 배와 장기를 직접 자극하고 집중적으로 움직여주니 이른바 '뱃살킬러'라 부를 만하다. 장기힐링마사지를 받거나 복뇌건강법을 꾸준히 실천한 사람들 중 뱃살이 말끔히 정리된 사례들은 일일이 열거할 수 없을 정도다.

뱃살의 여러 유형 중 가장 쉽게 빠지는 유형은 가스가 가득 차 팽팽해진 배다. 장기힐링마사지 후 바로 쑥 꺼지는 경우도 있고, 2~5회 정도 마사지를 받은 후 올챙이배처럼 불룩했던 배가 편편해지는 경우도 흔하다. 이런 경우는 보통 장기힐링마사지 후에 방귀가 엄청나게 터져 나오게 된다. 하수구의 막힌 곳을 뚫어주면 고여 있던 물이 한꺼번에 쏟아져나가는 것과 같은 이치다.

그다음으로 복뇌건강법을 통해 잘 빠지는 뱃살 유형은 내장비만형이다. 내장비만은 복강 안이나 장기 사이사이에 누런 기름덩어리가 쌓여서 생긴 뱃살이다. 지방간도 간 안에 지방이 쌓인 것이니 내장지방에 속한다. 팔다리는 날씬한데 유독 배만 올챙이처럼 볼록하게 튀어나와 있는 사람들이 있는데, 이런 올챙이배는 99%가 내장비만이다. 배가 튀어나오지는 않았지만 허리가 H자 형태인 경우에도 내장지방일 가능성이 많다. 허리에 곡선이 없다는 것은 뱃속에 지방이 붙어 있다는 증거이기 때문이다. 내장비만을 '마른 비만' 혹은 '숨은 비만'이라고 부르는 것은 다 이런 이유다.

일반적으로 인체의 표피를 자극하는 마사지나 팔다리 등 인체의 말단을 주로 움직이는 운동으로는 내장지방이 잘 없어지지 않은 것으로 알려져 있다. 하지만 복뇌건강법은 장기 자체를 직접 자극하거나 효율적으로 장을 움직이게 하는 운동을 실시하기 때문에 내장지방이 비교적 잘 빠진다.

복뇌건강법을 한두 달 실천하기만 해도 내장지방이 빠져 허리 곡선이 예쁘게 생기는 것을 자주 확인할 수 있었다. 볼록하거나 편편한 허리에 잘록한 곡선이 생겼다는 것은 내장지방이 사라졌다는 것을 의미한다. 젊은 아가씨일수록 허리라인이 빠르게 만들어진다. 변비나 생리통, 소화불량 등의 다른 증상 때문에 복뇌건강법을 시작했는데 막상 뱃살이 빠져 더욱 좋았다는 경험담들을 많이 들었다.

단 1개월 동안 셀프 장기마사지와 배푸리를 이용한 운동을 실천해 예쁜 허리 곡선을 갖게 된 사례가 있다. 40세 미혼여성인 K씨는 변비와 소화불량 등 각종 장질환으로 오랫동안 고생해왔다. 또한 아랫배가 늘 차가운 상태여서 생리통이 심했고, 최근에는 난소와 자궁이 위축된 상태라는 병원 진단까지 받았다. 나이가 40대로 접어든 데다 미혼인 탓에 하복부 순환이 심하게 정체된 것으로 판단되었다. 복부 비만 때문에 배만 볼록하게 나와서 열흘 전에는 지방흡입수술을 받기도 했다.

그녀는 배의 건강과 미용을 위해 복뇌건강법 강좌에 참석했다. 그녀의 배는 지방흡입술 직후라 전체적으로 울퉁불퉁하고 특히 아래쪽은 시퍼렇게 멍들어 있었다. 지방흡입수술을 하긴 했지만 허리라인이 없고 복근도 보이지 않는 상태였다. 그녀는 셀프 장기마사지 실습 후 뱃속이 무척 편안해졌다며 놀라워했고, 이후 결혼 준비를 해야겠다며 장기마사지 고급과정을 개인지도로 받았다. 약 1개월 후 그녀는 장기마사지에 대해 궁금한 것이

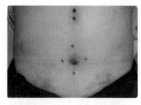

지방흡입술 직후의 배로 허리 라인이 없고 복근도 보이지 않는다.

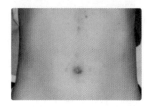

1개월 후, 허리선이 확연히 생기고 복근도 예쁘게 나타났다.

있다며 우리 센터를 방문했는데, 그 사이에 배가 놀라울 정도로 많이 달라져 있었다.

흔히 운동을 해야 복부근육이 아름답게 생긴다고 알고 있다. 물론 운동을 열심히 하면 뱃심도 붙고 복근도 빠르게 만들 수가 있다. 하지만 나는 복뇌건강법을 지도하면서 무리한 운동 없이도 뱃살이 빠지면서 숨어 있던 복부근육이 자연스럽게 드러나는 경우도 많이 목격했다. S씨가 그 대표적 사례다. S씨는 복뇌건강법을 1개월 정도 실천한 후 허리가 2인치 줄고 몸무게가 5.5kg나 빠졌다. 그런데 신기하게도 그 과정에서 복근이 자연스럽게 드러나 멋있는 배 모양이 완성되었던 것이다.

S씨는 장기마사지를 시작한 후, 한두 번 만에 몸의 시스템이 정상

적으로 돌아간다는 느낌을 받았다고 했다. 복부가 따뜻해지면서 제왕절개와 복부수술을 받아 둔감했던 아랫배에 감각이 되살아났고, 예전엔 윗몸일으키기 같은 배에 힘을 주는 동작을 하면 경련이 일곤 했는데, 이제는 그렇지 않아 복부운동을 할 수 있게 되었다고 한다.

S씨처럼 복뇌건강법으로 장기의 기능이 좋아지고 자율신경과 자연치유력이 살아나 몸의 균형이 잡히고 몸 전체가 개선된 사례는 가장 좋은 경우라고 볼 수 있다. 일반적으로는 복뇌건강법으로 뱃살만 빠진다고 생각하기 쉬운데, 이는 큰 오산이다. 뱃살이 빠지면 다른 부위의 살도 함께 빠지는 게 당연한 이치다. 배는 몸의 중심이고, 배에 있는 장, 신장, 간, 폐 등의 장기는 몸의 해독을 담당하므로, 이들의 기능이 좋아질수록 몸 전체의 해독작용도 더욱 촉진된다. 쉽게 말해, 장기의 기능이 살아날수록 몸의 조절력이 생겨 불필요한 지방을 분해해서 배출하게 되는 것이다. 실제로 뱃살이 빠지면서 허벅지나 팔뚝에 있던 군살도 줄어들고 얼굴도 갸름해지는 것을 수없이 목격할 수 있었다.

한편 여성들의 임신 과정에서 생긴 튼 살이나 처진 뱃살이 복뇌건강법을 통해 말끔하게 정리되는 경우도 무수히 보았다. 처녀 때나 신혼 초의 팽팽하고 깨끗한 배를 되찾는 것이다.

뱃살을 쏙 빼는 복뇌건강법

1. 장을 풀어주는 운동 중 자신에게 맞는 운동을 실천하고, '장을 풀어주는 댄스워킹'을 생활화한다.
2. 셀프 장기마사지나 배푸리로 배 전체를 골고루 자극한다.

3. 피하지방이 많은 사람, 튼 살이나 처진 살이 심한 사람은 '복부 피부 기통'이나 '뱃살 꼬집어 비틀기'를 많이 실시한다. 내장지 방이 심한 사람은 간을 자주 마사지하여 지방대사를 도와준다. 배에 가스가 찬 사람은 위장, 소장과 대장의 소화기관을 중점적 으로 마사지한다.

4. 깊은 '배꼽호흡'으로 장을 운동시켜주고 다량의 산소 공급으로 지방이나 노폐물의 연소를 도와준다.

뱃살을 쏙 빼는 생활요법

1. 가벼운 유산소운동을 병행해주면 뱃살을 더욱 빨리 연소시킬 수 있다. 걷기나 가벼운 조깅, 수영, 등산 등의 운동을 1주일에 3일 이상 30~60분 정도 규칙적으로 해준다. 실내에서나 야외에서 걸을 때 댄스워킹을 실천하면 운동효과를 3배 이상 높일 수 있다.

2. 복뇌건강법으로 장기가 해독되면 잘못된 식습관이 자연스럽게 바로 잡히는 경향이 있지만, 의도적으로도 과식이나 폭식, 육식, 인스턴트식 등의 식습관을 개선하도록 노력한다. 특히 스트레 스를 음식으로 풀지 않도록 주의하고, 스트레스의 근본 요인 자 체를 해결하려고 노력한다.

3. 미니스커트와 배꼽티 같은 옷을 입으면 배가 차가워질 수밖에 없다. 평소에 배를 차게 만들지 않는 습관을 들인다.

근골격계질환 :
내장을 다스려야 70% 이상 해결된다

　　복뇌건강법으로 근육의 경직이나 통증, 골격의 변형도 바로 잡을 수 있을까? 답은 '그렇다'이다. 근골격계질환의 70% 이상이 내부장기를 다스려야 근본적으로 해결이 된다. 내부장기가 '알맹이'라면, 근육과 뼈대는 그것을 감싸고 보호하며 신체를 움직일 수 있게 해주는 '껍데기'라고 볼 수 있다. 알맹이와 껍데기는 서로 밀접하게 영향을 주고받지만, 아무래도 알맹이의 문제가 껍데기 쪽으로 옮겨가는 경우가 많을 수밖에 없다. 약 20~30%의 경우를 제외하고는, 장기의 문제가 근골격계의 문제를 유발한다고 보면 틀림이 없을 것이다.

　　이런 사실을 잘 아는 물리치료사들이나 척추교정 전문의들(카이로프랙틱 닥터들)이 장기힐링마사지를 배우러 종종 나를 찾아왔다. 한 정형외과 의사는 내장 문제가 있는 요통 환자들을 내게 보내기도 했다. 내가 장기힐링마사지를 국내에 최초로 소개한 후, 한국 물리치료 분야에서는 내과적 물리치료에 대한 자각이 일어나 급기야 서양의 내장기 도수요법을 부랴부랴 도입해오기도 했다. 장기힐링마사지가 수기요법과 피부미용은 물론, 물리치료와 한의학 등 모든 건강 분야에 새로운 통찰과 시사점을 던져주었던 것이다.

　　먼저 우리나라 인구의 80%가 최소한 한 번 이상 겪는다는 요통에 대해 살펴보자. 요통은 우리가 알고 있듯이 잘못된 자세나 습관 혹은 갑작스러운 외부 충격에 의해 생긴다. 골수염이나 결핵 등의 염증이나 감염에 의해 오기도 하고, 나이가 들면서 척추관협착증이나 골다공증 등에 의해 유발되기도 한다.

하지만 많은 경우 내장병이 요추나 허리 근육 쪽으로 영향을 미쳐 요추 변형이나 요통을 만든다는 사실을 알아야 한다. 소화기질환은 식후나 공복, 배변 시 요통을 유발하고, 위나 십이지장궤양은 복통과 요통을 동시에 일으킨다. 간담의 질환은 주로 오른쪽 허리에 통증을 일으키며, 내장에 악성종양이 생기면 시일이 경과함에 따라 요통이 점점 악화되는 경향이 있다.

마찬가지로 요로결석과 신장염, 신장결석, 신장하수 같은 신장병 등의 비뇨기질환, 그리고 냉대하, 월경통, 배란통, 월경전 긴장, 만성골반염, 난관과 난소의 만성염증, 자궁후굴증, 골반내 종양 등과 같은 부인과질환도 옆구리나 하복부 통증과 함께 요통을 자주 유발한다. 그러나 무엇보다도 요통이 발생하는 가장 흔한 메커니즘은 장의 냉기, 가스, 독소가 요추신경을 자극하고 장의 아래에 놓인 신장에 이어, 신장을 감싸고 있는 근육인 장요근과 요방형근, 척추기립근 등에 긴장을 유발하게 되는 것이다. 장이 아래로 처지면 아랫배가 볼록해지며 요추에 힘이 가해져 요추가 앞으로 무리하게 휘면서 요통이 발생하기도 한다.

요방형근은 신장을 감싸고 있고 요추와 골반을 이으며 허리를 지탱해주는 근육이다. 장요근은 배의 가장 안쪽에 붙어 있는데, 흉추 12번과 요추 1~4번에서 시작하여 골반을 지나 다리의 대퇴골까지 이어지면서 상체와 하체를 연결해주는 유일한 근육이다. 인간이 최초로 직립보행을 가능케 한 핵심 근육이 바로 장요근이다. 요방형근이나 장요근은 위로는 척추, 아래로는 골반과 다리에 부착되어 있으니, 이런 근육들이 긴장되거나 수축되어 짧아지면 요통은 물론 골반과 척추의 변형이 올 수밖에 없다.

장의 냉기, 가스, 독소는 배 앞쪽으로도 영향을 미쳐 복직근(주로 소장의 영향)과 복사근(주로 대장의 영향)의 통증과 긴장을 유발한다. 복직근과 복사근은 갈비뼈와 골반을 연결하고 있어, 결국 이들의 변형을 초래한다. 그뿐 아니라 이들 근육에 이어진 다른 여러 근육들을 따라 이 통증과 긴장이 상체와 하체로 도미노처럼 전달된다. 배를 감싸고 있는 근육들이 위로는 얼굴과 머리까지, 아래로는 골반과 다리와 발까지 그 영향을 미치게 되는 것이다. 인체는 거미줄처럼 얽혀 있는 하나의 유기체이기 때문에 인체의 모든 부분은 서로 영향을 주고받을 수밖에 없다. 그리고 문제의 근원이 복부에서 발생해 전신으로 퍼져나가는 경우가 가장 많다.

나는 이론만 아니라 실제로 장기힐링마사지로 만성요통을 개선한 사례를 많이 알고 있다. 대부분 정형외과나 물리치료, 일반 스포츠 마사지로 해결되지 않거나 재발이 반복되었던 환자들이었는데, 나의 책을 보고 배푸리를 활용하거나 장기마사지를 따라 해 고질적인 요통이 싹 사라졌다고 체험담을 전해온 분들도 다수 있었다.

그중 가장 극적인 사례는 장기힐링마사지 교육생이었던 J씨였다. 그는 큰돈을 벌어들였던 출판업과 건강 관련 사업을 모두 정리하고, 46세부터 진아眞我를 찾아 여러 수행과 요법을 체험해오다가 10여

년 전부터 요통을 겪었다. 요통이 생길 때마다 양의학의 마취주사로 견뎌왔는데, 최근에는 상태가 심해져 5분만 걸어도 다리가 저리고 마비되어 주저앉아버릴 정도가 되었다. 불치병을 치료했다는 유명한 치료사들을 찾아가보기도 하고 국선도를 병행해보기도 했지만 상태는 계속 심해졌다.

그러다가 나의 책을 보고 장기힐링마사지 교육에 참여하게 되었다. 교육 첫날에는 수강생들끼리 마사지 실습만 했을 뿐이었는데도, 그는 그날 통증 없이 25분이나 걸을 수 있었다. 장기마사지의 효과에 무척 신기해한 그는 그 후로 내게 장기힐링마사지를 몇 번 더 받았고, 강사과정에도 참여하면서 고질적으로 괴롭혀왔던 요통도 말끔히 없앴다. 가족들에게 장기힐링마사지를 해주었더니 부인의 복부비만과 아들의 아토피 피부염까지 해결되었다고 했다.

장기의 문제는 복부근육, 특히 복직근의 긴장을 유발하는데, 이 긴장감이 몸을 타고 올라가 가슴 근육과 어깨 근육까지 영향을 미친다. 최근 어깨와 목이 뻣뻣하게 뭉쳐 통증을 호소하는 사람들이 적지 않다. 스포츠마사지나 경락마사지로 풀어서 약간 완화되는 듯싶다가도 이내 그 증상이 재발되곤 한다. 하지만 복뇌부터 찬찬히 다스리다 보면 어깨와 목의 통증이 뿌리부터 풀려나가는 체험을 할 수 있다.

42세의 여성 H씨는 1997년 IMF의 충격으로 목의 경직과 만성피로, 조기 갱년기증세가 나타나 고생하고 있었다. 그녀는 제왕절개 수술 후에 몸이 더욱 허약해졌다고 했다. 갱년기 증상 때문에 호르몬제를 처방받았으나 유방암이 생길까 봐 두려워서 호르몬제를 끊고, 대신 헬스와 경락마사지로 컨디션을 조절해왔다. 그런데 3개월 전부터 체력이 급격히 악화되더니, 어깨에 통증이 점점 잦아져 운동하기도 어려운 상태가 되어 장기힐링마사지를 받기로 결심한 것이었다.

배를 살펴보니 하복부가 매우 허약한 상태였다. 배꼽의 모양은 둥글었지만 배꼽 테두리가 선명하지 않은 것을 보아 원기가 많이 소진된 것이 분명했다. 긴장과 스트레스가 간과 심장을 거쳐 어깨까지 상승해 목의 경직을 유발했다. 다행히 힐링마사지를 한 번 받고 어깨와 목의 경직은 많이 사라졌다. 두 번째 힐링마사지 후에는 아침 일찍 가뿐한 몸으로 일어나 등산도 할 수 있게 되었다. 네 번째 마사지를 받은 후에는 명현반응이 나타났는데, 통증 부위에서 오랜 기간 잠복되어 있던 독소가 배출되면서 나타나는 반응이었다.

명현반응을 거친 후에 그녀는 어깨와 목이 속에서부터 시원해진 기분이며, 효과가 월등히 오래 지속되는 느낌이라고 말했다. 아홉 번의 힐링마사지를 받은 후에 그녀는 배에 탄력이 생기고 뱃살이 빠져 허리 곡선까지 예쁘게 생겼다. 몸의 컨디션이 전반적으로 좋아졌음은 물론이다.

장기에서 올라온 긴장은 가슴과 등, 어깨와 목을 타고 급기야 얼굴과 머리까지 올라와 극심한 긴장과 통증을 일으킨다. 얼굴 긴장, 비염, 눈의 피로와 충혈, 구안와사, 턱관절장애, 두통, 불면증과 우울증, 뇌졸중 등이 모두 복뇌에서 시작되는 증상들이다. 지금부터 이중에서 턱관절장애에 대해 살펴보기로 하겠다.

얼마 전 어느 방송 프로그램에서 턱관절질환의 심각성과 치료 문제에 대해 방영한 적이 있다. 24세의 한 여성이 턱관절장애로 인한 안면변형과 극심한 통증으로 자살을 생각할 정도라고 호소하며 이렇게 말했다.

"씹는 것도 말하는 것도 힘들어지고, 전신이 아프고, 망치로 때리는 듯한 두통에 시달립니다. 뚜렷한 치료법과 완치도 없는 병입니다. 정말 지옥 같습니다."

그녀는 2년 전부터 턱에서 느껴진 통증을 가볍게 여기고, 병원에서도 별다른 말이 없어 무심코 지나치다 병을 키웠다고 한다. 2년이 지난 지금은 입을 크게 벌리고 하품을 하거나 딱딱한 음식을 씹을 수 없는 것은 물론이고, 때로는 말하는 것조차 힘들다고 한다. 그리고 방송에 의하면, 아직 잘 알려지지는 않았지만 의사들은 실제로 전체 인구의 25% 정도가 턱관절장애를 가지고 있다고 보며, 이것 때문에 병원을 찾는 환자의 수도 급격히 늘고 있다고 한다. 나 역시 한때 잠시나마 턱관절장애를 겪은 바가 있기도 하다.

턱관절은 양쪽 귀의 바로 앞에 위치하며 턱뼈와 머리뼈를 연결하는 관절이다. 턱관절은 모든 턱운동의 중심축이기 때문에 음식을 씹는 것 혹은 말하는 것과 같은 턱의 기능을 수행하는 데 있어서 매우 중요한 역할을 한다. 턱근육과 인대는 턱에 부착되어 있으면서 턱을 움직이게 하고 턱의 위치를 조절하는 역할을 한다. 그러므로 턱관절장애는 턱관절 자체의 문제와 턱관절을 움직이는 턱근육의 문제로 대별되나, 턱관절과 턱근육은 기능적으로 서로 밀접한 관계가 있기 때문에 두 가지의 병이 함께 발생하는 경우가 많다.

우선, 턱관절의 병으로는 관절원판장애, 관절염, 탈구, 강직 등이 있고, 턱근육의 병으로는 근긴장, 근막통, 근염, 근경련, 근경축 등이 있다. 턱관절의 병이 발생하는 원인은 매우 다양하지만, 많은 경우 턱을 무리하게 사용하는 것이 중요한 원인이 된다. 단단하거나 질긴 음식을 너무 즐겨먹거나, 앞니로 손톱이나 물체를 물어뜯거나, 평소에 이를 꽉 깨물고 있거나, 잠을 잘 때 이를 갈거나, 한쪽으로만 음식을 씹거나, 입을 너무 자주 크게 벌리거나 하는 것들이 모두 턱관절질환의 원인이 될 수 있다.

이렇게 잘못된 습관이나 불균형하고 무리하게 턱을 사용함으로써 턱관절에 문제가 생기는 경우도 있겠으나, 대부분의 경우 과도한 긴장과 스트레스와 관련된 탓이 크다. 사실 전체 턱관절장애 환자 중 관절보다는 턱근육에 증상을 가지고 있는 경우가 많고, 환자의 90%는 근육장애를 가지고 있다고 한다. 근긴장, 근경련, 근막통 등 턱근육의 문제는 물리적 자극보다는 스트레스에 의한 긴장으로 유발되는 경향이 있다. 우리가 스트레스를 받거나 긴장하고 있을 때 안면근육들이 경직되고 좌우 균형도 틀어지는 것을 누구나 쉽게 겪곤 할 것이다. 손톱 물어뜯기, 이갈이(알치증), 자기도 모르게 이를 꽉 무는 잘못된 습관도 사실은 스트레스 상황에 대처하려는 본능에 의해 나타나는 것들이다.

그런데 턱관절장애로 고통을 호소하는 사람들을 더욱 괴롭히는 것은 이른바 '전신 증상'이라고 하는, 턱관절장애로 인한 합병증이라고 한다. 턱관절장애로 인해 머리와 어깨, 허리, 골반에까지 통증을 느껴 일상생활이 불가능하다는 것이다. 정말 턱관절의 문제가 전신의 통증을 가져올 수 있는 것일까?

최근 경희대 최대균 교수 연구팀의 〈교합 균형이 자세 중심에 미치는 영향에 관한 연구〉에 따르면 치아의 교합상태에 따라 신체 균형능력이나 근력이 달라질 수 있다고 한다. 즉, 턱관절과 치아교합의 안정성이 신체 전반에 영향을 미칠 수도 있으며, 턱이 만병의 근원이기 때문에 턱을 고치는 것만으로도 많은 병을 고칠 수 있다는 것이다.

물론 몸 전체는 도미노처럼 맞물려 있기 때문에, 턱의 불균형이 다른 부위의 긴장이나 불균형을 초래할 수도 있다. 하지만 턱에서부터 모든 문제가 파생된다는 생각은 문제의 한쪽 측면만 강조하는 것이다. 또 다른 사람들의 주장처럼 발 또는 골반의 불균형이 자세를 틀어버려 결국 턱근육의 긴장을 초래할 수도 있는 것이다.

장기힐링마사지의 견지에서 본다면, 복뇌이자 몸의 중심인 장의 긴장은 전신의 불균형을 유발하기 때문에 문제의 근원에 해당한다고 본다. 장은 소화, 흡수, 배설 과정에서 파생되는 유독 가스의 해를 가장 먼저 당하는 곳이고, 스트레스에도 민감하게 반응하는 뱃속뇌, 즉 복뇌이다. 잘 알다시피 스트레스와 긴장은 교감신경을 흥분시키고, 교감신경의 과활동은 위장이나 소장, 대장의 기능을 일차적으로 마비시킨다.

이러한 장의 긴장과 팽만은 앞쪽으로는 복직근이나 복사근, 뒤쪽으로는 장요근이나 요방형근 같은 복부와 관련된 근육에 긴장이나 단축을 초래하게 된다. 몸의 중심부 근육인 복근의 긴장은 결국 도미노처럼 하체와 상체로 이어진다. 상체로는 복직근에 이어진 대흉근, 어깨와 목의 근육, 그리고 결국에는 안면근까지 긴장이 전달되는 것이다. 인체의 중심인 복부에서 인체의 말단으로 문제가 파생된다고 보는 것이 좀 더 근원적인 관점이다. 교통정체를 예로 들더라도 중앙통로가 막히면 변두리로 교통체증이 퍼져나가지만, 변두리 정체는 단시간 내에 중앙통로의 교통체증까지 유발하기가 쉽지 않다. 물론 지엽적인 문제가 전체 문제를 일으키기도 하지만 그 확률이 낮다는 이야기이다.

나는 수년 전 턱의 통증 때문에 입을 벌리고 음식을 씹는 데 큰 불편을 겪었다. 돌이켜 생각해보면 턱관절장애는 확실히 과도한 스트레스와 관련이 깊다는 사실을 알 수 있다. 당시 나는 통제하기 힘든 생각들, 근심과 걱정 때문에 머리가 복잡하고 무거웠는데, 이런 지나친 스트레스와 긴장에 의해 배 근육이 경직되고 이어서 안면근육들이 경직되었던 것이다.

턱관절 장애를 가진 사람들은 공통적으로 두통과 어깨의 긴장, 안면 경직과 같은 상기증 증세와 함께 소화불량, 복부팽만 같은 장 문제를 동반한다. 수년 전 내가 치유한, 턱관절장애를 가진 젊은 여교사 J씨 역시 비슷한 증세를 호소했다. J씨는 음식을 씹을 때마다 덜거덕 소리가 나고 안면근육이 굳어진 데다, 머리에 통증과 무거운 느낌이 심하여, 그동안 시도해보지 않은 치료법이 없을 정도였다. 여러 차례 휴직까지 하면서 치료를 받아오고 있었는데, 내게 왔을 때는 휴직을 할 수 있는 마지막 기회라고 했다.

J씨는 장기힐링마사지로 결국 복부의 경직이 풀리면서 안면의 긴장도 사라져갔다. 두통이 사라지면서 안면경직이 완화되자 안색까지 화사해졌다. 그 이후 교직에 복귀하여 무리 없이 수업을 진행할 정도

로 호전되었다.

배와 장을 풀면 교감신경이 빠르게 안정된다. 대뇌피질의 활동이 안정되면서 머리와 가슴의 열이 배 쪽으로 재빠르게 내려간다. 반면에 두뇌 중심부에 위치한 자율신경의 영역인 뇌간의 기능이 활성화되면서 생명기능이 정상화되는 것이다. 이렇게 복뇌인 장을 자극하면 바로 자율신경을 균형잡아 몸과 마음을 편안하게 되돌릴 수 있다. 몸과 마음이 편안해지면 몸은 자연스럽게 제 균형을 스스로 찾게 된다. 스스로를 조절하는 몸의 지혜를 굳게 믿으면서 몸의 자연치유력에 힘을 보태주는 건강법을 실천하는 것이 중요하다. 몸의 자가조정력을 일깨워주는 가장 쉽고도 근본적인 방법은 몸의 중심이자 뿌리, 복뇌인 장을 풀어주는 것이다.

요통과 견통, 턱관절장애에 좋은 복뇌건강법

1. 장을 풀어주는 운동 중 '골반 앞뒤로 흔들기'로 허리와 척추 전체를 가볍게 풀어준다. 서거나 앉아서 운동하기 힘들면 '누워서 골반 흔들기'를 실시하여 장운동과 함께 허리와 척추를 풀어준다. 견통이나 안면긴장, 턱관절장애가 있으면 누워서 하는 '도리도리 목 풀기'로 그 주변을 풀어준다.

2. 셀프 장기마사지나 배푸리로 배 전체를 골고루 자극하여 배근육의 긴장을 풀어준다.

3. 요통이 있으면 장과 신장 타복공을 많이 해준다. 신장 타복공은 장요근과 요방형근과 같은 허리근육을 함께 이완시켜준다. 견

통이나 안면긴장이 심하면 상체의 열을 해소하기 위해 간과 심장 타복공을 중점적으로 해준다.

4. 아랫배나 특히 신장이 허약한 경우는 뱃심을 기르기 위해 '복뇌 두드리기'를 실시한다.

5. 고요한 '배꼽명상'으로 스트레스를 날려버리고 상체의 열을 내려준다.

요통과 디스크에 좋은 생활요법

1. 앉을 때 허리를 의자 등받이에 붙이고, 자세를 항상 반듯하게 유지하기 위해 노력한다.

2. 일할 때 자세를 바르게 하고 운동하듯 일하면 피로감이 덜 느껴진다.

3. 딱딱하고 발에 맞지 않은 신발, 굽이 높은 신발을 신지 않는다.

4. 요통은 근육이 부실하다는 뜻이므로, 꾸준한 운동으로 허리를 강화해야 재발이나 악화를 막을 수 있다.

5. 갑자기 허리가 아플 땐 안정을 취하고 얼음찜질을 해준다.

6. 생선, 우유, 미역, 김, 두부 등 칼슘이 풍부한 음식을 듬뿍 먹는다.

안면긴장과 턱관절장애에 좋은 생활요법

1. 생활 속에서 스트레스를 줄인다. 스트레스를 받으면 근육이 긴장하기 때문에 턱관절장애가 악화될 수 있다.

2. 무언가에 집중할 때 이를 악무는 경우가 있는데, 본인에게 이런

습관이 있는지 확인해보고 평소 의식적으로 긴장을 푸는 훈련을 한다.

3. 입을 지나치게 크게 벌리지 않도록 주의한다.

4. 턱을 괴거나 책상 위에 엎드려 자는 행동을 피한다.

5. 잘 때 이를 갈거나 악물지 않도록, 잠자기 전에 마사지나 지압, 온찜질 등으로 턱 부위의 근육을 풀어준다. 귀 앞쪽에 쏙 들어간 턱관절 주위를 손가락 끝으로 지압한 상태에서 입을 다물었다 열었다 하면서 저작근을 풀어준다.

6. 한쪽 치아로만 식사하는 습관을 버리고, 평소 잘 씹지 않는 치아로 씹는 습관을 들인다.

7. 질기거나 딱딱한 음식, 즉 껌이나 오징어 등은 되도록 피한다.

8. 평소 바른 자세를 유지하고, 특히 걸을 때 어깨를 활짝 펴고 목을 바로 세운다. 구부정하게 걷게 되면 턱관절 주위의 근육에 피로감이 가중된다.

생리통과 불임 :
아랫배가 따뜻해지면 각종 부인병이 사라진다

자궁은 생명을 잉태하는 기관으로 여성 건강의 척도다. 여성은 남성과 달리 몸의 면역세포가 질과 자궁에 80%나 집중되어 있다. 생식은 인간의 가장 중요한 행위 중 하나이기 때문이다. 당연히 자궁을 보호하기 위해 최고의 기능들이 질과 요도, 자궁 등에 집중되어 있다. 그러므로 여성은 질과 자궁이 건강하면 질병에 잘 걸리지 않는다. 질과 자궁만 깨끗하고 따뜻해도 피부에 트러블이 거의 없으며 광채가 난다. 하지만 자궁과 관련된 여성 특유의 생리현상, 즉 월경과 임신, 출산에 기인한 병들이 무수히 많다. 이른바 '부인병'이다. 부인병은 생리통, 생리불순, 냉대하, 자궁근종, 유산, 불임 등의 임신 전 질환, 영양부족, 저항력 약화, 입덧, 소화불량, 요통, 하혈, 부종, 임신중독증 등의 임신중 질환, 그리고 산후풍, 산후관절통, 산후우울증, 산후요통, 신경통, 골다공증 등의 출산 후 질환으로 나눠진다.

다른 부위도 마찬가지겠지만 특히 자궁은 생리를 반복하기 때문에 기혈순환이 중요하다. 기혈순환이 막혀 어혈이 생기면 생리통, 생리불순, 자궁근종, 저항력 약화, 불임과 불감증 등의 부인병이 빈발하게 된다. 기혈순환이 원활하지 못한 원인은 아랫배가 차가워진 탓이다. 과도한 스트레스에다가 냉성식품과 인스턴트식품의 남용, 그리고 배꼽티나 미니스커트 같은, 한기에 노출되기 쉬운 의복 등 현대의 의식주 문화 전반에 아랫배를 차갑게 만드는 주요 원인들이 산재해 있다.

장의 기능저하나 장에서 발생한 독소도 자궁의 건강을 해치는 근본적인 원인으로 작용한다. 장기능이 떨어지면 자연스레 장이 처져 자궁을 압박하고, 장의 독소는 자궁을 직접적으로 오염시켜 자궁 내의 기혈순환을 막고 어혈을 발생시킨다.

복뇌건강법은 뜸이나 찜질, 좌훈요법, 하반신욕 등의 그 어떤 건강법보다도 빠르고 효과적으로 아랫배를 따뜻하게 만들어준다. 뱃속을 깊이 자극하고 운동시켜 아랫배의 기혈순환을 촉진하기 때문이다. 이미 많은 여성들이 복뇌건강법을 실천하는 과정에서 냉이나 시커먼 생리혈 덩어리들을 쏟아내며 자궁질환을 개선했고, 덩달아 피부가 윤택해지고 표정도 밝아지곤 했다. 무엇보다도 대부분의 여성들이 즉각적인 효과에 놀라움을 금치 못했다.

복뇌건강법을 꾸준히 실천해 생리통이 사라지고 생리 전에 배와 허리가 아팠던 생리 전 증후군이 사라진 사람도 있다. 특히 생리통은 셀프 장기마사지로도 쉽게 없앨 수 있다. 막힌 아랫배의 어혈을 손으로 직접 풀어주니 하복통이 없어지는 것은 어쩌면 당연한 결과일 것이다.

자궁근종 역시 잘만 관리하면 더는 자라지 않거나 심지어 크기가 줄거나 없어지는 사례가 종종 있다. 한방에서 보면 자궁근종은 대표적인 어혈 증상인데, 아랫배가 따뜻해지고 순환이 좋아지면 작아지거나 없어진다는 것이다. 자궁근종이 2~3cm 정도로 작은 경우, 복뇌건강법을 실천하여 비교적 쉽게 효과를 얻을 수 있었다.

그런데 나를 찾아왔던 사람 중에는, 근종이 12cm까지 커진 상태인데도 수술하지 않고 장기마사지만으로 치료에 도전한 특이한 경우가 있었다. 기상청에 근무하는 39세 여성 P씨는, 나를 찾아왔을 당시 각각 3.2cm, 1.2cm, 1.7cm 크기의 자궁근종이 3개 있었다. 그녀는 저녁이면 졸음이 쏟아졌고 늘 피곤함을 호소했는데, 복진을 해보니 복부근육에 전혀 힘이 없었고 피하에 작은 결절들이 무수히 많은 상태였으며 신장 기능이 거의 바닥으로 떨어진 상태였다.

첫 번째 힐링마사지 후에는 불룩하던 배가 쏙 꺼졌고, 세 번째 마사지 후에는 미각이 살아나 단맛, 짠맛 등을 아주 섬세하게 느꼈다. 맛에 예민해졌다는 것은 몸이 많이 정화되어 민감해졌다는 것을 의미한다. 이런 경우 체질에 따라 몸에 해로운 음식에 대한 거부 반응이 예전보다 더 심하게 올 수도 있다. 그러므로 음식에 더욱 세심한 주의를 기울여야 한다.

P씨는 열 번째 힐링마사지 후 안색이 좋아지고 생기가 넘쳐 보였다. 아랫배를 만져보니 자궁근종이 거의 잡히지 않았고, 크기가 현저히 작아진 것으로 판단되었다. P씨는 몸의 컨디션이 전반적으로 매우 좋아져 그 후 수년간 근종을 의식하지 않고 잘 지냈다.

그런데 8년 뒤에 그녀가 나를 다시 찾아왔다. 스트레스가 가중된 탓에 갑자기 가장 큰 근종이 13cm까지 불어난 것이다. 배를 살펴보니 아랫배가 임산부처럼 불룩 튀어나와 있었다. 근종 때문에 아랫배의 압통이 심하고 생리양이 과도하게 많아진 상태였다. P씨는 1주일에 1회씩 꾸준히 힐링마사지를 받으며 다시 복뇌건강법을 실천했다. 1~2회 힐링마사지 후에 배의 가스와 냉기가 엄청나게 빠져나갔다. 그러자 바로 압통이 감소되고 배가 따뜻해지면서 근종 부위가 말랑말랑해졌다. 하지만 병원에서 수술을 강력하게 권했기 때문에, 그녀는 근종이 어느 정도 작아진다면 수술도 염두에 두고 있었다.

그러다가 다섯 번째 힐링마사지 후에는 배가 상당히 따뜻해지고 하복부의 혹이 현저하게 작아졌다. 당시 두 달 후에 수술을 예약해 두었는데 간수치가 높아져 수술을 뒤로 미루게 되었다. 그리고 열 번째 힐링마사지 후에는 근종이 7cm로 손에 잡힐 정도로 작아졌다. 허리둘레가 37인치에서 34인치로 3인치나 줄었다. 그즈음 P씨는 간수치가 안전한 범위로 떨어졌으나, 근종제거 수술을 하지 않고 자가치유할 것을 결심했다. 근종이 작아지자 생리양도 정상으로 돌아왔고 별다른 불편이 없었기 때문이었다. 그 후로 2년이 지났지만 그녀는 별 탈 없이 좋은 상태를 유지하고 있다.

보통 자궁근종이 10cm 이상이면 수술을 해야 한다. 하지만 P씨의 경우처럼 근종이 커도 별다른 심각한 증상이 없다면 수술하지 않고 호전될 수도 있다. 자궁은 여성의 단전에 해당되며 생식을 담당할 뿐 아니라 성감대로서도 중요한 역할을 한다. 그러니 생식의 역할이 끝났다고 하여 함부로 몸을 절제切除하는 잘못을 범해서는 안 된다.

임신과 출산은 여성에게 있어 매우 중요한 일이다. 그런데 아랫배가 차가워진 현대 여성들은 자궁 관련 질환들이 쉽게 생기고, 특별한 의학적 원인을 알 수 없는 불임도 흔하다. 복뇌건강법을 실천하고 장기힐링마사지를 받아, 결혼 후 4년 동안 생기지 않던 아기를 갖게 된 M씨의 경우도 그러했다. M씨는 당시 나이 34세로 피부미용과 교수여서 수업지도에 도움을 받고자 장기힐링마사지를 배우러 왔다. 그러다 장기힐링마사지가 불임에도 도움이 된다는 사실을 확신하고 직접 힐링마사지를 받았다.

학위 공부와 뒤이은 교수 생활로 몸이 많이 망가진 상태라고 했던 M씨는 결혼 후 4년이 지나도 아기가 생기지 않아서 고민하고 있었다. 그런데 장기힐링마사지를 직접 받아보니 나날이 기력이 회복되고, 얼음장 같이 차가웠던 아랫배도 몰라보게 따뜻해진 것이다. 약 한 달 동안 10여 회의 힐링마사지를 받고 얼마 지나지 않아, M씨는 거짓말처럼 임신을 하게 되었다.

M씨의 사례뿐 아니라, 남편에게 장기마사지를 받은 45세의 여성이 자연분만으로 순산했던 일도 있었다. 그녀는 42세에 초혼한 여성으로, 3년간 임신이 되지 않던 상황이었다. 그러던 중에 남편에게서 틈틈이 장기마사지를 받은 덕분에 임신을 한 것이다. 게다가 45세라는 적지 않은 나이에 놀랍게도 자연분만으로 건강한 아이를 낳았다.

이처럼 장기마사지는 불임에 큰 도움이 된다. 불임이 아니어도 장기마사지를 임신 전에 실시하면 자궁이 건강해져 튼실하고 총명한 아이를 잉태하는 데 도움이 된다. 그뿐 아니다. 출산 후에는 자궁의 회복이 빨라지고 튼 살과 축 처진 뱃살도 빠르게 되돌아온다.

생리통, 자궁근종, 불임 등의 부인병에 좋은 복뇌건강법

1. 장을 풀어주는 운동 중 '천골 치기'를 열심히 실천하고 '장을 풀어주는 댄스워킹'을 생활화한다.
2. 셀프 장기마사지나 배푸리로 아랫배를 골고루 자극하여 배를 따뜻하게 만든다.
3. 명치를 꾹꾹 눌러 자극을 주어 스트레스로 막혀 있던 복뇌를 뚫어준다.
4. '복뇌 두드리기'로 뱃심을 기른다.

생리통, 자궁근종, 불임 등의 부인병에 좋은 생활요법

1. 차가운 물이나 음식을 피하고 따뜻한 음식을 꼭꼭 씹어 먹는다.

2. 미니스커트와 배꼽티 같은 의복으로 배를 차게 만들지 않는다.

3. 좌훈요법, 배꼽뜸, 뜸돌이나 찜질팩, 하반신욕 등으로 골반과 아랫배를 따뜻하게 데운다.

성기능 문제 :
남성에겐 정력제, 여성에겐 오르가슴의 묘약

남성의 성기능 문제는 주로 조루, 발기부전, 정력감퇴 등이 있고, 여성의 성기능 문제는 불감증, 성교통 등이 있다. 성기능 문제는 당사자들에겐 무척 심각한 일이지만 밖으로 드러내거나 치료받기가 쉽지 않다.

한편, 단지 성생활이 가능하다는 것만이 성건강의 전부가 아니라, 두 사람 모두가 조화를 이루며 만족해야 문제없는 성건강이라 할 수 있다. 이렇다 보니 남녀를 불문하고 성문제 때문에 고통받고 있지만 혼자 속병을 앓고 있는 사람들이 의외로 많다.

성에너지는 생명력의 원천이기 때문에 순조롭게 순환되지 않거나 잘 관리되지 않으면 다양한 형태의 신체적, 정신적 질병들을 만들어낸다. 이 질병들이 죽을 정도의 병들은 아니지만, 행복의 중요한 원천인 성적 즐거움을 포기해야 하거나 부부가 조화롭고 열정적인 관계를 유지하는 데 걸림돌이 된다면, 결코 작은 문제로 방치할 수 없다.

사실 성문제를 해결하기 위해 장기힐링마사지를 받으러 오거나 복뇌건강법 강좌에 참여하는 경우는 드물다. 나는 1997년《멀티 오르가즘 맨》이라는 책을 출간하여 국내에 '멀티 오르가슴'이라는 새로운 개념을 유행시킨 바 있고, 그때부터 국내 최초로 성인 대상의 성교육도 실시해오고 있다. 나는 이 성교육과 성힐링으로 사람들의 다양한 성문제를 해결하는 데 도움을 주고 있는데, 성문제가 있거나 성기능을 향상시키고자 하는 사람들에게 꼭 필요한 내용들을 알려주고 있다.

그런데 내가 여기에서 강조하고 싶은 것은, 성기능을 향상시키는 최고의 특효약이 복뇌건강법이라는 사실이다. 배와 장기를 다스리는 것이 정력이나 성감과 무슨 연관이 있을까? 사실 장기는 에너지를 만들어내는 공장이니 정력과 성감의 원천임은 당연한 이치일 것이다. 남성의 발기력과 여성의 오르가슴은 성기관의 기혈순환과 관계가 깊다. 성기관으로 흐르는 기와 혈과 신경은 모두 배에서 내려간다. 그러므로 배가 단단하고 차갑게 굳어 있다면 성기능이 떨어지기 마련이다. 남성의 경우엔 발기가 어렵고 조루가 생길 수 있으며, 여성의 경우엔 불감증이 오기도 한다. 2부에서 배꼽의 중요성에 대한 이야기를 자세히 푼 바 있다. 배꼽은 생명의 원천이자 인체의 중심으로 원기가 다량 집중되어 있다는 내용이었다. 이런 배꼽과 배꼽 주변이 막히면 생식 기능과 함께 성기능이 원천적으로 퇴화되는 것이다.

장기힐링마사지를 받거나 복뇌건강법을 실천하면 성에너지가 왕성하게 활동할 수 있게 되어 성욕구가 증가한다. 다른 건강상의 문제로 장기힐링마사지를 받거나 복뇌건강법에 참여한 사람들 중에는 성기능도 덩달아 개선된 사례들이 많다. 그들은 자신들의 질병이 개선되는 것과 더불어 성기능이 향상되는 것에 대해 무척 기뻐한다.

남성들의 경우, 무엇보다도 성관계 후 피로증세 혹은 다음 날 정력감퇴 증세가 현저히 감소한다. 발기가 전혀 이루어지지 않거나 약한 경우, 발기가 가능해지거나 강직도가 높아지곤 한다. 골반 주변의 흥분에너지가 몸 전체로 원활하게 순환되고 심리적으로도 느긋해짐으로써 극심한 조루증상도 개선된다. 하지만 조루의 경우에는 성훈련이 병행되어야 조절력이 배양될 수 있다.

복뇌건강법을 시작하는 시점에서 대부분의 여성들은 골반의 냉기와 냉이 배출되는 것을 경험한다. 더불어 배와 성기관의 기혈순환이 원활해져 성적 흥분이 불같이 일어나는 체질로 변화된다. 거의 섹스리스sexless로 지내온 한 여성은 장기힐링마사지를 받은 날 집에 돌아가 남편과 섹스를 하고 싶은 욕구가 불같이 일어났다며 흥분을 감추지 못했다.

배와 골반에 갇혀 있는 성에너지를 적절하게 풀어내는 것은 심신의 건강에 무척 중요하다. 건강의 원천인 성에너지를 잘 흐르게 하여 성의 즐거움을 충만하게 누리고, 조화롭고 열정적인 부부관계를 오래도록 유지하기 위해서라도 복뇌건강법을 열심히 실천할 필요가 있다.

부모의 가정불화는 아이의 결혼관이나 성가치관에도 오래도록 지대한 영향을 끼친다. 아이의 무의식에 잠재해 평생을 따라다니는 것이다. 행복한 부부관계보다 더 좋은 가정교육은 없다는 사실을 새삼 이해할 수 있었던 경우를 소개하겠다.

40대 초반의 여성 S씨는 극심한 요통과 식탐이 고민이었다. 허리가 몹시 아파 구부리기조차 힘들 때가 많았고, 식욕 조절이 제대로 되지 않아 체중이 15kg나 불었다. S씨는 요통과 비만 때문에 나에게 마사지를 받으러 왔지만, 내가 보기엔 무언가 다른 원인이 있는 것 같았다.

나는 그녀가 아직 미혼이고 성관계도 거의 없다는 것을 직감했다. 조심스럽게 물어보니 그녀는 미혼일 뿐 아니라 40대 초반인데도 성경험이 전혀 없다고 했다. 결혼을 하지 않은 이유를 들어보니, 어린 시절에 겪은 가정문제로 결혼에 대해 부정적이라고 했다. 권위적인 아버지와 그 분위기에 억눌려 살았던 순종적인 어머니의 불행했던 모습이 어릴 때부터 그녀에게 각인된 가정의 실상이었던 것이다. '저렇게 사느니 차라리 결혼하지 않고 혼자 살 거야!' 하는 생각이 언제나 남성들과의 교제를 방해해왔고, 그들과의 성관계조차 피하게 만들었던 것이다. 성적 억압이나 불만족은 급기야 요통과 골반통으로 표출되었고, 성적 허기를 먹는 것으로 달랜 바람에 식욕 조절이 힘들어진 것으로 보였다.

문제의 원인을 이해하는 것이 문제해결의 출발점이다. 일단 자신이 무의식적으로 붙들고 있는 관념을 직시하고 놓아주면 내부에서 엉켜 있는 에너지가 풀리기 시작한다. 나는 먼저 그녀가 가진 심리적 문제점을 스스로 직시하게 했다. 그리고 몸에 새겨진 부정적 감정과 에너지를 장기힐링마사지로 풀어냈다. 심리적으로 갇힌 에너지를 놓아준다고 해도 그 상처는 이미 신체 장기와 세포 차원에 깊숙이 기록되어 있기 때문에, 몸을 다루는 치유가 병행되어야 빠르게 그 상처를 낮게 할 수 있는 것이다. 예전에 받은 상처와 아픔을 정신적으로 떠나보내려 해도 육체가 굳게 붙잡고 있으면 마음대로 되지 않고 끈덕지게 그를 괴롭힌다.

　나는 S씨에게 장기힐링마사지와 함께 골반과 장을 효율적으로 움직이는 운동을 가르쳐주었다. 그동안 억압되어 있던 성에너지를 풀어 순조롭게 흐르게 하기 위해서였다. 그녀는 2회 힐링마사지 후 골반에서 찌르는 듯한 극심한 통증을 느꼈다. 부작용이 아닌가 걱정하는 눈치였지만 나는 속으로 쾌재를 불렀다. 오랫동안 억압된 응어리들이 정화되고 있는 징조였기 때문이다. 아니나 다를까 그녀는 그 이후부터 변을 잘 보게 되었고 골반통증도 급속도로 사라졌다. 급기야 4회 힐링마사지 후에는 식욕 조절이 한결 용이해지고 허리둘레가 6cm 줄고 체중은 4kg 감량되는 극적인 변화를 보였다.

성기능 문제를 해결하는 데 좋은 복뇌건강법

1. 앞에서 소개한 장을 풀어주는 운동은 골반과 장를 풀어주어 정력을 증진시켜주고 오르가슴 감수성을 높여준다. 특히 '천골 치기'를 많이 하고 걸을 때는 '장을 풀어주는 댄스워킹'을 생활화한다.
2. 셀프 장기마사지나 배푸리로 아랫배를 골고루 자극하여 배를 따뜻하게 만든다.
3. 원기를 담고 있고 생식기능을 관장하는 장기는 신장이다. '신장 타복공'으로 신장을 건강하게 만든다.
4. '복뇌 두드리기'로 뱃심을 기른다.
5. 깊은 '배꼽호흡'을 하루 20분 이상 실천하여 단전과 복뇌를 기로 가득 채운다.

성기능 문제를 해결하는 데 좋은 생활요법

1. 좌훈요법, 배꼽뜸, 뜸돌이나 찜질팩, 하반신욕 등으로 골반과 아랫배를 따뜻하게 데운다.

2. 꾸준한 운동만큼 좋은 보약은 없다. 주 3회 이상 그리고 1일 30분 이상 걷기나 등산, 수영, 자전거타기, 줄넘기 등의 유산소운동과 철봉과 평행봉, 웨이트 트레이닝 등의 근육단련운동을 병행한다.

3. 마늘, 토마토, 전복, 미꾸라지, 굴, 부추, 복분자, 장어, 팥, 수수, 기장, 찹쌀, 콩 등은 성에너지를 증진시켜주는 식품들로, 모두 주위에서 쉽게 구할 수 있는 식품들이다. 틈틈이 즐겨 먹도록 하자. 정력에 좋다고 하면 온갖 혐오식품들도 마다하지 않는 것이 남성들의 속성이지만, 대부분은 검증되지 않은 것들이고 구하기도 어려울 뿐 아니라 많은 비용이 들기도 한다.

간장병 :
우리 몸의 화학공장, 굳어가는 간이 부드러워진다

간은 우리 인체에서 중요한 역할을 담당하고 있다. 간은 인체에서 가장 큰 장기이며, 무려 500가지가 넘는 화학공정을 완벽하게 처리하는 몸속 화학공장이다. 이렇게 중요한 간이 지방으로 가득 차고, 염증으로 만신창이가 되고, 여기에서 더욱 발전해 딱딱하게 굳거나 덩어리가 생겨도 과연 우리가 살아날 수 있을까?

간의 역할이 이렇게 다양하고 중요한 만큼, 간은 결코 연약하지 않다. 간의 재생력은 실제로 놀랄 만하다! 간은 80% 혹은 그 이상까지 망가져도 새로운 조직이 자랄 때까지 기능을 발휘한다. 또한 2~3개월 안으로 정상적인 크기로 회복될 수 있다.

먼저 지방간은 복뇌건강법으로 무척 쉽게 개선되는 것으로 나타났다. 간은 원래 담즙을 생산하여 장을 통과하는 지방질의 소화를 돕는다. 또한 담즙을 이용하여 체내에 있는 원하지 않는 물질, 즉 넘쳐나는 지방이나 콜레스테롤을 제거하여 장을 통해 몸 밖으로 배출하기도 한다. 간의 지방비율은 보통 4%인데 10%를 넘으면 지방간으로 분류한다. 간의 지방은 일종의 내장지방이다. 복뇌건강법은 깊숙이 숨어 있는 간을 직접 자극하고 담즙의 생산을 돕기 때문에 간의 지방을 비교적 잘 배출시킨다. 5회 정도의 장기힐링마사지를 받거나 장을 풀어주는 운동을 1달 정도 꾸준히 실천하기만 해도 지방간은 현저하게 줄어든다.

하지만 간경화와 간암 등 간의 심각한 증상은 대부분 간염에서 시작된다. 간염은 과다한 알코올 섭취로 인해 생기기도 하지만 대부분 간염바이러스에 의해 생긴다. 간염바이러스 보균자들이 무려 전 국민의 10%에 달하는데, 이 중 B형 간염이 8%로 대부분을 차지하고 있다고 한다. 그런데 불행히도, 간은 침묵의 장기다. 간염이 있더라도 그 증상이 약간의 피로감 정도라서 대개 무시하고 넘어가는 경우가 많기 때문에, 처음엔 전혀 느끼지 못하다가 간질환이 상당히 진행된 뒤에야 비로소 증상이 심해져 당황하곤 한다. 때문에 환자들은 간경화나 간암이 갑자기 생겼다고 생각하기 쉽다.

더욱 심각한 사실은 B형 간염바이러스를 완벽하게 제거할 수 있는 치료제가 없다는 것이다. 현재 사용중인 치료제들은 혈중 B형 간염 바이러스 유전자를 억제하고 반 이상의 환자에서 간기능 검사수치를 떨어뜨리며, 간조직검사상 염증 및 섬유화의 정도를 감소시켜준다. 하지만 문제는, 이런 약제들이 B형 간염바이러스의 DNA을 완전히 제거하지는 못하며, 간기능 검사수치가 좋아졌다고 해서 건강도 좋아졌다고 장담할 수 없다는 데 있다. 이는 항바이러스 치료제의 한계라고 할 수 있는데, 약제의 부작용은 물론 어떤 치료제이든지 약을 끊으면 다시 재발할 가능성이 크고, 장기간 복용하게 되면 내성균이 생기면서 비활동성 바이러스가 다시 활동성 바이러스로 변하는 것이다.

약제에 대한 내성문제는 비단 B형 간염바이러스에 국한되지 않는다. 인류는 지금껏 수많은 항생제를 개발해 왔지만, 박테리아는 인류의 항생제 개발 속도보다 더 빨리 내성을 획득해 전파되고 있다. 병도 아니라고 여겼던 폐렴, 임질, 중이염, 결핵 등이 돌연변이균들이 생겨 불치병으로 나타나고 있는 실정이다. 더구나 C형 간염바이러스는 B형 간염바이러스에 비해 불안정한 구조로 되어 있어 변종이 쉽게 나타나 항바이러스 치료제조차 쓸 수 없다. 그뿐 아니다. 몸 안에서 중화항체가 생겨도 또 다른 변형 바이러스가 연속적으로 나타나 기존 중화항체는 새로 변형된 바이러스에 대해 면역작용을 전혀 하지 못하므로 지속적인 관리가 필요하다. C형 간염이 보균자가 적지만 B형 간염보다 위험한 것은 바로 그런 이유 때문이다.

결국 간염은 생체면역이 약화되어 생기는 질환으로, 이를 근본적으로 치료하려면 자연면역을 강화하는 방법밖에는 없다. 대부분의 간염환자들은 병원치료를 받으면 간염이 나을 것으로 생각하지만, 간염바이러스를 죽이는 약물은 현재까지 없다는 사실을 알아야 한다. 오히려 항생제의 남용은 항생제에 내성을 가진 균종을 생산해내고, 광범위 항생제는 장내의 정상 세균총도 같이 없애므로 다른 세균에 의한 2차 감염을 일으킬 수 있다. 실로 각 항생제에 대한 내성변이주인 슈퍼박테리아가 많이 출현하여 인류의 생명을 위협하고 있다.

최근 〈사이언스 데일리Science Daily〉가 보도한 덴마크 코펜하겐대학교 연구팀 조사에 따르면, 아기 때 직장에서 발견되는 세균의 숫자가 적으면 학교에 다닐 무렵 알레르기질환에 걸릴 위험이 증가했다고 한다. 또한 수많은 연구결과들에 의하면, 깨끗한 환경에서 자란 어린이보다 지저분한 환경에서 자란 어린이가 천식과 알레르기질환에 덜 걸렸다. 이러한 사실은 생체 전체를 파괴하는 항생제가 만능이 아니며 체내의 면역력 증강이 정답이라는 사실을 방증한다. 알고 보면 간의 염증반응이나 간수치 상승, 더 나아가 간의 섬유화는 간바이러스를 물리치는 과정에서 자연스럽게 생기는 치유반응들이다.

염증은 바이러스와 백혈구가 싸우는 과정에서 생기는 증상이며, 간수치는 간의 효소수치로서 간세포의 파괴가 일어날 때 이를 복구하기 위해 상승하게 되는 것이다. 그러므로 간세포의 파괴율이 심하면 심할수록 그것을 회복하기 위한 간의 효소수치(ALT)와 면역반응(AST)이 높게 나타난다. 간의 염증이 심화되면 간이 딱딱해지는 섬유화가 진행되는데, 섬유화는 염증으로 파괴된 공간을 채워 간 자신을 보호하려는 자구책인 것이다. 파괴된 부위가 섬유질로 채워지지 않아 당장 간이 지탱할 수 없는 것보다는 다행이라고 할 수 있다.

이런 인체의 자가 치유과정을 이해하지 못하고 당장 인체의 치유 작용인 증상(염증반응, 간수치, 섬유화)을 없애려 한다면 내면의 의사를 죽이는 것이나 다름이 없다. 처음엔 증상이 호전되는 듯하지만 결국 더욱 큰 증상을 불러일으킨다. 가령 작은 경고신호를 무시하면 더욱 큰 경고조치가 내려지는 것과 같다고 할 수 있다.

인체의 면역력을 키우면 간염바이러스를 스스로 이기는 항체를 반드시 만들 수 있다. 식이요법과 더불어 장의 면역력을 효율적으로 키우는 복뇌건강법은 간염 항체를 만들어낸다. 장기힐링마사지를 받거나 복뇌건강법을 실천한 간염환자들 중 간염수치가 내려가는 예는 종종 있는 일이다.

간염과 고혈압 증세로 오랫동안 시달려왔던 43세 J씨는 장기힐링마사지를 세 차례 받고 나서, 5년간 변화가 없던 간수치가 정상으로 돌아왔다. J씨는 만성 B형간염 때문에 간수치가 250IU/L 정도로 높았고, 5년째 통원치료를 받던 중 나에게 힐링마사지를 받으러 온 것이었다. 혈압도 높고 몸이 잘 붓고 만성피로와 성기능 저하로 고생하고 있었으며, 최근 부친과 형도 간염으로 사망하여 간질환에 대한 두려움이 대단히 컸다.

복진을 해보니 간과 배꼽 사이에 막대기형의 큰 결절이 있었고, 간 부위와 명치 부위에 경직이 심했으며, 복부비만도 심한 상태였다. 간과 방광은 손이 아플 정도로 강한 탁기가 느껴졌고 심장은 과열된 상태였다.

힐링마사지를 받기 시작하면서부터 그는 잠을 편안히 자게 되었고, 자고 일어나면 몸이 붓고 코 속에 응어리가 생기던 증세도 사라졌다. 전신이 많이 가뿐해졌고 성기능도 호전되었으며 활력이 생겼다고 했다. 얼마 후 병원에서 정기검진를 받았는데, 5년간 요지부동이었던 간수치가 250에서 40~50IU/L으로 확연히 내려가 의사도 매우 놀랐다고 했다. 더불어 혈압도 많이 떨어져 정상 범위에 가까워졌다. 장기힐링마사지 과정에서 간염항체가 생성되었다는 사실은, 인체의 면역력이 증강되면 간염항체가 충분히 만들어질 수 있음을 보여주는 사례라고 할 수 있다.

간경화는 간염에 의해 세포의 상처 치유가 이루어지면서 간세포에 섬유질이 형성되어 진행된다. 마치 피부에 상처가 났다가 회복이 될 때, 부드럽고 매끈한 정상피부와는 달리 딱딱하고 결이 매끄럽지 못한 자국이 형성되는 것과 비슷하다. 이 상태가 심하거나 자주 반복될 경우 우둘투둘한 결절이 생기는데, 3mm 이상이면 대결절, 3mm 이하면 소결절이라 한다.

그런데 3mm 이상인 대결절은 대부분 간암으로 진행한다. 때문에 간암 환자의 약 95% 이상은 간염에서 비롯된다. 결절이 심해지고 두꺼워지면 혈관을 눌러 피가 흐를 수 없게 되어 영양공급이 안 된다. 피가 흘러 다닐 수 없으니 자연히 굳을 수밖에 없다. 한편 지방간이 있어도 역시 간세포를 둘러싸고 혈관을 압박하여 영양공급이 끊겨 간경화가 진행된다.

흔히들 이미 굳은 간은 다시 풀리지 않는다고 알고 있다. 하지만 간경화와 말기 간암에서 회복되는 사례들이 종종 있는 것만 보아도, 절대적인 사실이 아님을 짐작할 수 있다. 굳은 살 부위가 혈액순환이 좋아지면 다시 부드러워지듯 경화된 간이나 간암도 간으로 향하는 기혈순환이 좋아지면 다시 회복될 수 있다. 콜라겐 섬유세포로 채워진 굳은 흉터는 섬유조직 그 자체에서 그것을 다시 녹이는 '콜라게나제collagenase'라는 물질을 생성하여 간세포를 재생하는 것으로 밝혀지고 있다.

그렇다고 가만히 있다고 해서 간이 재생되는 것은 아니다. 중요한 것은, 간에 해로운 물질들의 섭취를 중단하고 간의 기혈순환을 도우면서 인체의 자연 면역력을 높이는 생활이 선행되어야 한다는 것이다. 무엇보다도, 장기마사지와 복뇌건강법은 간의 기혈순환을 직접 촉진하고 장기를 해독하여 장의 면역력을 빠르게 증진시켜주기 때문에 간염바이러스 항체의 생성을 돕고 간경화나 간암의 회복에도 큰 도움이 된다.

간장병에 좋은 복뇌건강법

1. 장을 풀어주는 운동 중 간을 효과적으로 자극하는 '수평으로 허리 돌리기'를 많이 실천하고 걸을 때는 '장을 풀어주는 댄스워킹'을 생활화한다.
2. '복부피부 기통'으로 배 전체를 골고루 풀어준 후, '간 타복공'이나 '간 마복공'으로 망가지고 불통된 간의 기능을 살려준다.
3. 깊은 '배꼽호흡'을 하루 20분 이상 실천하여 단전과 복뇌를 기

로 가득 채운다.

4. '배꼽명상'으로 스트레스와 긴장으로 상기된 열을 배로 내려주고 마음을 평온하게 한다.

간장병에 좋은 생활요법

1. 간은 해독기관이므로, 흡연이나 알코올, 약물, 인공조미료가 다량 가미된 인스턴트 음식 등 간에 해로운 물질을 섭취하지 않는다.

2. 올바른 먹거리로 혈액과 체액을 바꾸고 체질을 개선한다. 간세포의 구성요소는 단백질이므로, 고단백, 고비타민, 저지방, 녹색 채소 위주의 식단을 짠다. 단, 복수이뇨제를 사용하는 전해질 장애자나 혈액 내 질소수치가 높은 사람, 간암환자는 민물장어나 뱀 같은 고단백 음식을 피한다.

3. 소식을 생활화하고, 이따금 단식으로 숙변을 제거하며 전신을 대청소한다.

4. 케일 녹즙 등 생식을 많이 한다. 생식은 간 재생을 촉진시켜 잃어버렸던 기능을 회복시켜 준다.

5. 적당한 운동을 통해 체중을 조절한다.

6. 복수가 찰 때는 감초 달인 물, 결명자차, 무말랭이 달인 물, 수박이 좋다. 또한 족욕, 발뒤꿈치 뜸, 부항요법은 수분대사를 촉진한다.

상기증과 홍조, 피부 건강 :
장이 깨끗해지면 피부도 맑고 고와진다

피부는 건강은 물론 미적인 측면에 있어서도 무척 중요한 부위다. 특히 얼굴의 피부는 늘 겉으로 드러나는 부분인 데다 다른 사람들에게 일차적으로 드러나는 부분이기 때문에 관리에 여간 신경이 쓰이지 않을 수 없다. 여드름이나 기미, 홍조, 상기증 등은 얼굴 피부의 최대 적들이다. 우리나라 여성들은 맑고 뽀얀 피부를 가꾸기 위해 화장품 구입에 엄청난 돈을 투자하는 것으로 유명하다. 화장품 회사들은 아름다움을 열망하는 여심을 사로잡기 위해 각종 기능성 화장품들을 앞다투어 만들어내고 있다. 그리고 모델들이나 배우들을 내세우면서 자사의 화장품을 바르면 정말 '미의 여신'으로 거듭날 것처럼 선전하고 있다.

하지만 지금까지 연구된 결과에 의하면, 화장품의 성분 중에서 피부의 진피층까지 뚫고 들어갈 수 있는 물질은 없는 것으로 밝혀졌다. 화장품의 효과는 피부 표피층의 보습유지나 자외선차단 기능 정도일 뿐이다. 좀 더 정확히 말하자면, 화장품의 가장 위대한 효과는 피부의 결점이나 트러블을 감춰주는 기능인 것이다. 일종의 '가면' 기능인데, 이렇다 보니 유명 여성 연예인 혹은 자신의 여자 친구가 화장을 지우고 난 후의 모습을 보고서 실망감 혹은 허탈감을 느끼는 남성들이 종종 있다.

피부가 곱고 깨끗하다면 오히려 화장은 자연스러운 살결의 아름다움을 가리는 거추장스러운 장식이 될 뿐이다. 물론 눈가나 입술 부위 등에 포인트를 주기 위해 부분적으로 화장을 하는 것은 얼굴의 아름다움을 한층 돋보이게 할 수 있다. 하지만 온 얼굴에 덕지덕지 화장을 하는 것은 보기에도 좋지 않을뿐더러 피부호흡을 방해하여 결과적으로는 피부를 상하게 한다.

　그렇다면 피부를 근본적으로 건강하고 아름답게 가꾸는 방법은 무엇일까? 바로 '속피부'인 내부 장기를 깨끗하게 가꾸는 것이다. 피부 전문가들은 '피부는 장기의 거울'이라고 말한다. 장기의 상태가 거울처럼 피부로 고스란히 나타나게 마련이라는 말이다. 그러므로 장기에는 영양을 공급하지 않고 피부 자체에만 각종 영양성분을 공급하는 것은 비효율적일 뿐 아니라 매우 무익한 방법이다.

　현재 장기마사지나 복뇌건강법 교육에는 피부미용 전문가들이 상당수 참여하고 있다. 건강이나 수행의 차원에서 이 교육을 시작한 나로서는 처음엔 이 사실이 매우 의아했다. '왜 항상 장기마사지 교육 때마다 피부미용실 원장님들이 반 이상을 차지하는 걸까?'

　하지만 이 궁금증은 곧 풀렸다. 장기힐링마사지를 받거나 복뇌건강법을 실천하는 사람들의 얼굴이 밝고 화사하게 변화하는 것을 자주 관찰할 수 있었기 때문이다. 위나 폐의 기능이 좋지 않아 얼굴에 혈색이 없고 누런빛을 띠던 사람들은 발그레하게 화색이 돌았고, 상기와 홍조로 얼굴이 지나치게 붉던 사람들은 차분하게 가라앉았다. 대장이나 간 기능이 나빠 안색이 어둡거나 기미가 있는 사람들은 어두운 기운이 빠지면서 환하게 변하곤 했다. 그야말로 복뇌의 해독 1회가 화장품 1톤보다 낫다고 할 수 있겠다.

오장육부와 피부는 밀접하게 연관되어 있다. 복뇌의 해독은 바로 여드름이나 뾰루지, 기미 등의 피부트러블을 가라앉혀 주고 윤기 있고 부드러운 피부를 만들어준다. 특히 요즘 상기열증으로 인한 여드름 환자가 많다고 하는데, 이 경우 화장품을 이용한 관리는 효과를 보기 힘들지만, 장기마사지를 통해 장기의 독소를 해소하고 나면 만족할 만한 효과가 나타난다고 한다.

여드름은 일명 열꽃이라 불릴 정도로 얼굴의 과도한 열이 직접적인 원인이다. 열이 얼굴의 기름샘을 자극하여 피지가 과잉 분비되고 그 때문에 기름샘이 막히고 먼지와 세균이 붙어서 염증까지 유발된다. 얼굴로 열이 과도하게 몰리는 원인은 대부분 장기의 문제 때문이다. 간에 열이 많아 상부로 열이 치밀어 오르기도 하고, 위장의 소화 기능이 막히거나 자궁의 냉기와 어혈로 상부의 열이 아래로 내려오지 못해 얼굴로 몰리기도 한다. 장의 지나친 가스와 독소도 혈관을 타고 얼굴 피부를 자극하여 여드름과 뾰루지를 유발한다.

기미나 주근깨, 검버섯은 맑고 화사한 피부의 최대 적이다. 이들은 일종의 색소 침착 혹은 묵은 세포나 독소 정체의 증상이라고 할 수 있는데, 이들 또한 여드름과 마찬가지로 다양한 장기의 문제 때문에 생긴다. 간의 해독기능이 떨어지면 색소침착이 잘 일어나고, 신장의 수분대사 기능이 약해지면 수분이 제대로 순환하지 못해 피부가 거칠어지고 기미가 생긴다. 비위가 약해도 맑고 깨끗한 기운을 온몸 구석구석 순환시킬 수 없어 얼굴빛이 누렇게 뜨거나 기미가 생긴다. 특히 여성은 난소기능이 나빠지면 피부를 빛나고 윤기 있게 해주는 여성호르몬이 감소하여 잡티나 기미가 많이 생기게 된다.

한편 상기증과 홍조는 얼굴 피부를 흉하게 만드는 원흉에 속한다. 사실 상기증이나 홍조 모두 기혈이 머리와 얼굴로 과도하게 몰려 정체되는 증상이기 때문에, 극심한 두통이나 두중감, 만성피로, 소화불량 등을 동반한다. 하지만 홍조는 항상, 그리고 상기증은 많은 경우 얼굴을 붉게 만들기 때문에 당사자들에게 또 다른 고통을 주곤 한다. 얼굴이 항시 술에 취한 듯 붉게 달아올라 있거나 어떤 상황에 닥쳤을 때 갑자기 붉으락푸르락한다면, 대인관계에 민감하게 악영향을 끼치게 되기 때문이다.

나는 서두에서 정신 수련 과정에서 생긴 상기증 때문에 자연건강에 관심을 갖게 되었고, 복뇌건강법을 발견하여 상기증 극복에 많은 도움을 받았음을 자세히 서술했다. 상기증은 기운의 균형이 깨진 상태로, 현대의학으로 말하자면 교감신경이 과도하게 항진된 상태이다. 상기증은 보기에는 멀쩡해보여도 당사자의 고통은 말로 표현할 수 없을 정도로 극심하며 극복하기도 쉽지 않다.

얼굴이 항상 붉거나 상황에 따라 심하게 붉어지는 안면홍조 역시 상기증이요 교감신경 항진증의 일종이다. 안면홍조 증상은 다양하게 나타난다. 항상 얼굴이 붉은 상태인 일상홍조, 전기히터를 쐬거나 온도가 조금 높은 공간에서 얼굴이 붉어지는 온도홍조, 긴장되거나 감정적으로 격해지는 상황에서 얼굴이 붉어지는 감정홍조 등이 있다. 복뇌건강법은 인체의 중심을 소통시켜 얼굴의 열을 아래로 내려주고 교감신경을 빠르게 안정시켜주기 때문에, 안면홍조 증상을 개선하는 데 큰 도움이 되는 것으로 나타났다.

나는 모 포털사이트의 카페인 '안면홍조를 고치려는 사람들의 모임'에서 배지압법을 소개한 적이 있었다. 그 후 배지압법 덕분에 안면홍조가 호전되거나 완전히 사라진 사례들이 속출했다. 물론 사람에 따라서 시간이 좀 더 많이 걸리거나 큰 효과를 보지 못한 경우도 있었지만, 단 한 번의 배지압 혹은 2주 만에 홍조증상이 눈에 띄게 호전된 경우도 있었다. 나 역시 단 한 번의 장기힐링마사지로 뱃속에 정체된 가스를 배출시켜 안면홍조를 바로 없앤 경험이 있었다. 이런 위력은 배마사지가 복뇌의 자율신경을 직접 자극하여 과열된 교감신경을 빠르게 안정시켜주고 인체 중심의 막힌 기혈순환을 뚫어주어 상기된 열을 효율적으로 내려주는 데서 생기는 것이다.

안면홍조가 있는 사람들은 아무 때나 얼굴이 빨개지다 보니 소심해지고 스트레스가 극심해 죽고 싶다는 생각에 자주 사로잡힌다고 한다. 그리하여 급기야는 교감신경 차단수술이나 레이저수술 등 극단적인 시술도 마다하지 않는다. 하지만 장의 가스와 독소, 복뇌의 긴장과 정체, 에너지 순환불량 등의 근본적인 원인을 제거하지 않은 상태에서 증상만을 없애려는 임시처방이 어떤 도움이 될 수 있을까?

시술 후기들을 읽어보면 교감신경 차단수술은 효과가 아예 없거나 효과가 다소 있는 사람들도 1~2년 내에 제자리로 돌아온다고 한다. 오히려 신경차단으로 홍조가 더욱 조절이 안 되고 얼굴이 따끔거리고 가슴통증이나 어지럼증 등의 부작용이 심해 수술을 후회하는 사람들도 적지 않았다. 확장된 모세혈관을 축소하거나 파괴하는 레이저수술도 거의 동일한 수준이다. 전혀 효과를 보지 못했다는 사람들이 많았고 초반에 효과가 좀 있다가도 얼마 지나지 않아 되돌아오기

일쑤이고, 심지어는 피부가 더욱 민감해지는 등의 부작용도 적지 않았다고 푸념을 늘어놓은 경우도 많았다. 그마나 레이저로 효과를 본 경우는 모세혈관확장증을 가진 사람들이라고 한다.

상식적으로 생각해보라. 지루성피부나 여드름으로 피부가 붉어졌다든지 상기된 열로 얼굴의 모세혈관이 확장하여 안면홍조가 생겼다면, 어떻게 그 모세혈관만 파괴한다고 하여 안면홍조를 없앨 수 있겠는가? 그야말로 눈 가리고 아웅 하는 식이 아니겠는가? 문제의 뿌리를 제거하지 않고 결과만을 억지로 덮으려 한다면, 뿌리는 더욱더 썩어 들어가 한층 심각한 결과를 초래하고 말 것이다. 임시방편인 약물이나 수술은 응급상황이 아니라면 가급적 피해야 한다.

복잡한 스트레스와 복뇌의 불통으로 열이 얼굴로 화끈화끈 달아오르고 상체에 땀이 많이 난다고 호소하는 사람들이 많다. 이러한 사람들은 항상 교감신경이 과민해져 있어 약간만 과로하거나 신경을 써도 얼굴이 화끈 달아오르거나 안면홍조와 두통 등의 불편을 겪곤 한다. 이런 상태에서는 열꽃이 피듯 뾰루지나 여드름이 얼굴에 올라와 맑고 뽀송뽀송한 피부를 유지하지 힘들다.

이들의 복부를 점검해보면 배에 빵빵하게 가스가 차 있으며 명치가 꽉 막혀 경직되어 있는 경우가 많다. 스트레스로 간과 심장의 열은 많고 물* 기운에 속하는 신장이나 자궁, 아랫배는 약해 불 기운을 쉽게 다스리지 못해, 소위 '열 받기 쉬운 체질'인 것이다. 상기증, 안면홍조, 얼굴피부 트러블은 복뇌 불통과 교감신경 항진이라는 하나의 원리에서 생기는 문제들이다. 복뇌로 접근한다면 교감신경의 안정과 에너지 순환을 효과적으로 자극하여 의외로 빠르고 근본적으로 문제를 해결할 수 있는 길이 열릴 것이다.

상기증과 홍조에 좋은 복뇌건강법

1. 장을 풀어주는 운동 중 '발목 펌핑'으로 전신의 기를 순환시켜주고 '도리도리 목 풀기'로 목과 어깨의 긴장을 풀면 머리와 얼굴의 상기열이 내려간다. 걸을 때는 '장을 풀어주는 댄스워킹'을 생활화한다.
2. '복부피부 기통'으로 배 전체를 골고루 풀어준 후, 간 타복공이나 간 마복공으로 상기열을 내려주고, 신장 타복공이나 신장 마복공으로 신장의 물 기운을 강화시켜준다. 신장의 물 기운이 강하면 열이 인체 상부로 뜨는 것을 잘 잡아줄 수 있다.
3. 깊은 '배꼽호흡'을 하루 20분 이상 실천하여 단전과 복뇌를 기로 가득 채운다.
4. '배꼽명상'으로 스트레스와 긴장으로 상기된 열을 배로 내려주고 마음을 평온하게 한다.

상기증과 홍조에 좋은 생활요법

1. 하루에 10분이라도 명상이나 호흡연습으로 마음을 차분히 가라앉힌다.
2. 지나친 흡연과 음주, 카페인 음료 과다섭취로 스트레스와 긴장을 해소하려 하지 않는다: 취미나 놀이 등 나름대로 스트레스 해소법을 개발한다.

3. 어깨와 뒷목을 잘 풀어주고 걷기, 조깅, 에어로빅 등 하체단련 운동을 자주 한다.
4. 커피, 초콜릿, 코코넛 등 편두통을 유발하는 식품을 피하고, 햄, 소시지 등 가공육류와 식품첨가제를 사용한 식품을 섭취하지 않는다.
5. 의도적으로 많이 웃는다. 억지로라도 웃으면 심신이 이완되고 스트레스 호르몬이 급격히 떨어진다. 20초 동안 배꼽을 잡고 웃으면 5분 동안 운동한 효과가 나며, 특히 복근운동이 자연스럽게 된다.
6. 백회에 뜸을 뜨면 두통이나 상기된 열을 내리는 데 도움이 된다.

당뇨병 :
몸속 장기를 해독하면 혈당도 조절된다

알다시피, 당뇨는 당질이 제대로 분해되지 않아 혈당이 높아지고 당분이 소변으로 배설되는 증상이다. 말하자면 혈액 중의 당분 때문에 피가 끈적끈적해진다. 끈적한 혈액은 전신에 걸쳐 혈관과 신경을 손상시켜 다양한 합병증을 유발하게 되니 심각한 질병이 아닐 수 없다. 당뇨병은 인구 10만 명당 20명꼴로 숨겨 암, 뇌혈관질환, 심장병에 이어 중대한 사망원인이 되고 있고, 치료가 까다롭기로 유명하다. 최근 들어 당뇨병이 20세 이하 청소년들이나 어린이들에게도 확산되고 있어 이제는 성인병이라 부르기 힘들 정도다. 그렇다면 이러한 당뇨의 원인은 무엇일까? 만약 당뇨의 원인을 정확히 안다면 극복하는 방법 또한 쉽게 찾을 수 있지 않을까?

우선 당뇨는 몸의 이상을 알리는 신호이자 그 이상을 바로잡기 위한 몸 자체의 치료기전이라는 사실을 알아야 한다. 간단히 말해서 혈액 속의 당분이 넘쳐나기 때문에 그 과잉된 당분을 소변으로 배출하려는 것이 당뇨인 것이다. 그렇다면 어떤 경우에 혈중의 포도당이 과잉될까?

첫째, 췌장의 인슐린 분비 기능이 상실되었기 때문이다. 인슐린은 혈중의 포도당이 세포로 흡수되도록 도와주는 물질이다. 그런데 인슐린을 분비하는 췌장의 베타세포가 파괴되면 인슐린이 아예 분비되지 않거나 충분히 분비되지 않는다. 그러면 자연히 혈중 포도당은 세포에 흡수되지 못하고 비정상적으로 많은 양이 혈액 속에 남는 것이다. 췌장의 베타세포가 파괴되는 이유는 유전적 요인과 함께 바이러스나 독성물질 등 환경인자와 결합하여 자가면역기전이 생겨 췌장의 베타세포를 파괴하게 된다고 본다. 또한 영양부족, 결석의 췌관 폐색이나 급성췌장염, 췌장암 등으로 갑자기 당뇨가 발병되기도 한다.

둘째, 과식과 미식 등으로 비만이 되고 독성물질이 장과 세포에 쌓이기 때문이다. 과잉된 지방과 독성물질은 내분비장애를 일으켜 췌장의 인슐린 분비를 저해하고 말초조직에서는 인슐린의 작용효과를 감소시킨다. 다시 말하면, 세포가 지방과 독성물질로 가득 차면 세포의 활동성이 떨어져 당분을 흡수하고 싶어도 흡수할 수 없게 되며, 세포의 산소공급이 원활하지 않아 당분을 태워 에너지로 처리할 수도 없게 된다.

셋째, 운동부족으로 혈액순환이 떨어지고 세포가 영양분을 흡수할 필요성이 줄어들어 인슐린이 불필요하게 된다. 쉽게 말하면 운동을 하지 않으면 에너지가 필요하지 않으므로 세포가 당분을 받아들일 필요가 없어지고 동시에 인슐린 분비도 불필요하게 된다는 이야기이다.

넷째, 스트레스와 급격한 감정고조는 혈당을 높이고, 이를 해소하기 위해 인슐린이 계속 분비되면 급기야 췌장이 고갈된다. 한편으론 스트레스가 부신의 아드레날린을 과도하게 분비시켜 인슐린의 분비를 억제하여 혈당이 오르기도 한다.

한의학에서는 당뇨를 '소갈병消渴病'이라 하는데 한의학의 최고 경전인 《황제내경》이나 우리나라의 《동의보감》에도 언급되어 있다. 《황제내경》에 따르면 격노나 근심, 걱정 같은 지나친 감정이 삼초의 조화를 깨뜨리고 오장의 진액을 소모시켜서 소갈병이 온다고 언급하고 있다. 또한 기름진 음식, 단 음식 등 자극적인 음식을 지나치게 많이 섭취하여 발생한 열이 혈액과 진액을 소모시켜 소갈병이 온다고 언급한 부분도 있다.

한마디로 당뇨병은 과식과 미식, 과도한 스트레스, 운동부족 등으로 오장의 기능 전체가 떨어져서 온다고 말할 수 있다. 오장의 기능이 떨어지니 독성물질이 넘쳐나 혈액과 세포를 오염시키고 인슐린의 분비나 작용기전을 마비시키는 것이다. 그러므로 오장을 살리면서 건강한 생활습관을 들이면 당뇨병도 반드시 극복할 수 있다.

복뇌건강법은 장기의 해독을 통해 복뇌인 장기를 빠르게 살려준다. 또 몸에 무리가 가지 않는 운동이기 때문에 노약자라도 쉽게 실천할 수가 있다. 나는 지금껏 복뇌건강법을 실천하여 당뇨약을 끊은 교육생들을 다수 보아왔다. 대표적인 예가 47세의 K씨다. 그녀는 12년 전 임신 때부터 약간의 당뇨증상이 있었는데, 4년 전에는 혈당수치가 300mg/dl까지 올라가 당뇨로 진단받고 약을 복용해왔다. 당뇨로 인해 스트레스와 만성피로에 시달렸고, 상기와 조급증으로 얼굴이 벌겋게 달아오른다고 했다. 이마와 얼굴에는 작은 농포들이 퍼져 있었다.

복부를 점검해보니 배가 전반적으로 습하고 찼다. 배꼽 주변과 명치 부위에는 통증이 심했다. 명치가 꽉 막힌 상태여서인지, 그녀는 물을 먹어도 답답하고 숨이 차다고 호소했다. 비위와 신장의 기능이 많이 저하된 상태로 보였다. 비위가 좋지 않은 상태가 오래도록 지속되면 결국 신장 기능도 함께 저하된다.

그녀는 당뇨약 때문에 간이 많이 나빠지는 것을 느끼면서도 약을 끊지 못하다가, 책을 보고 셀프 장기마사지를 통해 스스로 병을 고치겠다고 결심했다. 그래서 당뇨약을 끊고 스스로 장기마사지를 날마다 실시한 결과, 약을 복용하지 않았는데도 당뇨증세를 거의 못 느낄 정도로 호전되었다고 한다.

그리고 나서 약 1개월 후 그녀는 나를 찾아와 본격적으로 장기힐링마사지를 배웠다. 그리고 더욱더 열심히 셀프 장기마사지를 실시한 결과, 장의 숙변과 독소가 빠져나가고 변비가 개선되면서 몸의 활력이 회복되는 것을 체험했다. 배우고 실천한 지 2개월이 지나자 얼굴이 벌겋게 달아오르는 증세가 없어지고 피부트러블도 개선되어 안색이 몰라보게 밝게 변했다. 습하고 냉했던 복부피부도 뽀송뽀송하

고 맑아졌다. 식후 혈당수치가 300이었던 것이 160~170mg/dl으로
계속 떨어졌다. 조금만 먹어도 팽만감이 느껴져 불편했는데, 장기마
사지를 실천한 후로는 뱃속이 편안하고 머리에서 발끝까지 가벼워졌
다고 무척 기뻐했다.

20년 가까이 당뇨병을 앓아온 J씨는
장기힐링마사지를 받고 매우 놀라워했
다. 소장, 대장, 위, 간, 췌장, 신장 등 하
나하나의 장기가 부드럽게 마사지되면서
몸의 자연치유 에너지가 살아나는 느낌
이었다는 것이다. 몸의 에너지가 충전되
니 혈색도 좋아지고 배가 따뜻해져서 활
력도 느껴졌다고 한다.

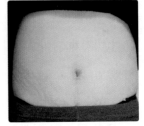

튼살이 많아 탄력이 없고
늘어져 있는 상태

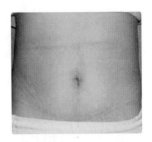

한 달 후 허리 사이즈가 줄어들
고 탄력성도 약간 개선되었다.

오른쪽 사진처럼 J씨는 불과 한 달 반
만에 물렁물렁하던 뱃살이 없어지고 복
부가 탄탄해졌다. 더욱 놀라운 것은 20
년간 그를 괴롭혀온 높은 혈당 수치가 많
이 떨어져서, 약도 끊게 되었다는 사실이
다. J씨는 늘 피곤하고 나른한 무력감이
거의 없어졌고, 몸이 제자리를 찾아가는
기분이 든다고 말했다.

난치병이라 여기는 당뇨도 복뇌건강법
을 통해 장기를 살리면 비교적 쉽게 개선

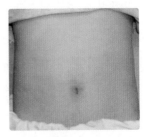

그 뒤로 20일 후 복부의 힘과 탄
력성이 현저하게 높아졌고, 당뇨
수치도 많이 좋아졌다.

시킬 수가 있다. 장과 간, 신장의 해독기능이 살아나 세포의 에너지 대사효율이 높아지고 췌장의 인슐린 분비기능이 원활해지면 혈당은 저절로 떨어지게 마련이다. 하지만 무엇보다도 혈당 상승의 요인인 과식이나 미식, 육식 위주의 식생활 습관, 그리고 과로와 과도한 스트레스를 줄이고 적절한 운동을 병행해나갈 때 더욱 근본적이고 빠른 호전을 기대할 수 있음을 잊지 말아야 한다.

당뇨병에 좋은 복뇌건강법

1. 장을 풀어주는 운동 중 '발목 펌핑'으로 전신의 기를 순환시켜 주고 '도리도리 목 풀기'로 목과 어깨의 긴장을 풀어주어 머리와 얼굴의 상기열을 내려준다. 걸을 때는 '장을 풀어주는 댄스 워킹'을 생활화한다.

2. '복부피부 기통'으로 배 전체를 골고루 풀어준 후, 비위와 췌장을 타복공이나 마복공으로 자극해 기능을 활성화시킨다.

3. 타복공이나 마복공으로 신장 기능을 강화시켜주고, 마찬가지로 타복공이나 마복공으로 간의 해독기능을 살려준다.

4. 가슴과 폐 타복공이나 마복공으로 막힌 가슴을 시원하게 뚫어 주고 폐의 호흡기능을 높여 산소공급을 원활하게 해준다. 산소가 몸에 풍부하게 공급되면 세포의 당분연소 기능이 활발해져 혈당을 떨어뜨릴 수 있다.

5. 깊은 '배꼽호흡'을 하루 20분 이상 실천하여 단전과 복뇌를 기로 가득 채운다.

당뇨병에 좋은 생활요법

1. 마음을 편안하게 다스리고 화를 내지 않는다.

2. 과음, 과식, 짠 음식, 가공음식을 피하고 영양소를 골고루 규칙적으로 섭취한다. 특히 과식에 의해 비만이 되지 않도록 한다. 식단은 잡곡밥, 콩 등의 곡류, 채소류, 미역이나 김과 같은 해조류 등 식후 혈당조절에 유리한 섬유소가 많이 함유된 식품으로 구성한다.

3. 규칙적인 운동은 혈중 콜레스테롤 및 혈압조절, 열량소모, 혈류량 등을 개선시켜 혈당조절을 쉽게 해주고 당뇨병에 의한 합병증 발생 위험인자를 줄인다. 하지만 당뇨가 심해 혈당이 잘 조절되지 않은 경우라면 무리한 운동은 오히려 당뇨병을 악화시킬 수도 있다. 약간 숨이 차거나 땀이 조금만 날 정도로 적당한 운동을 한다.

   너무 추운 날은 위험할 수 있으므로 장을 풀어주는 운동과 댄스 워킹 등의 실내운동으로 전환하는 것이 바람직하다. 운동 중 저혈당 증세에 대비할 수 있도록 사탕이나 과자를 항시 휴대한다.

고혈압 :
혈액을 맑게 정화하는 길밖에 없다

고혈압도 당뇨처럼 난치병으로 알려져 있지만 그 원인을 알면 의외로 쉽게 고칠 수 있다. 사실 혈중의 당분이 높은 당뇨병과 혈관의 압력이 높은 고혈압은 질병의 양상만 다를 뿐 비슷한 원인에 의해 생긴다. 그래서 고혈압과 당뇨가 함께 오는 경우가 많거나, 종종 고혈압이 온 후 당뇨가 오거나 당뇨가 온 후 고혈압이 따라오기도 한다.

고혈압은 혈관으로 흐르는 혈액의 압력이 높은 증상이다. 고혈압은 그 자체로는 뒷골이 당기는 듯한 두통, 두중감, 현기증, 탈력감, 숨이 차거나 두근거리는 등의 증세를 보이지만, 10년 이상 장기간에 걸쳐 서서히 진행되어 동맥경화나 뇌졸중, 심장병을 일으켜 사망에 이르게 한다. 그래서 고혈압을 '혈관의 시한폭탄' 혹은 '침묵의 살인자'라고 부르기도 한다. 그러므로 더 큰 병으로 악화되어 돌이킬 수 없기 전에 혈압상승을 근본적으로 잡는 것이 중요하다.

고혈압이 오는 원인은 조금만 생각해보면 쉽게 알 수 있다. 혈관을 지나는 혈액의 압력이 높아지는 것은 심장이 갑작스럽게 빨리 뛰었기 때문이기도 하지만, 주로 혈액이 걸쭉해지고 혼탁해지거나 오염이 되어 혈관이 좁아졌거나 부분적으로 막혔기 때문이다. 혈액이 더러워지면 보통은 가는 모세혈관부터 먼저 막혀 혈액순환이 약해진다. 혈액순환이 약해지면 순환을 촉진하기 위해 심장이 더욱 강하고 빠르게 뛰게 된다. 심장 외에 혈액순환의 다른 동력인 근육의 펌프작용, 즉 운동이 부족하면 더욱 혈압이 오르게 될 것이다.

혈액이 오염되는 근본원인은 역시 우리 몸의 뿌리가 되는 장의 유해가스와 독소다. 지속적인 스트레스와 불량한 음식은 원초적 복뇌인 장의 불통을 초래해 독소인 유해가스를 만들어낸다. 바로 이 유해가스가 피를 더럽히고 간과 신장으로 침범하여 이들의 해독기능을 떨어뜨려 피의 오염이 가중된다. 혈액이 걸쭉해지고 탁해지면 흐름이 느려지고 혈관 곳곳이 어혈로 정체되며 혈관이 좁아지거나 상하기도 한다. 장의 독소는 간문맥을 통한 장간순환 경로로 제일 먼저 간으로 흘러들어가게 된다. 간은 해독기능을 발휘하여 혈액을 애써 걸려주지만, 독소와 지방을 해독하느라 과부하가 걸리면 간 자체가 지방화되고 망가지게 된다.

간은 담즙을 분비하여 지방을 소화하기도 하고, 혈중의 넘치는 지방이나 콜레스테롤을 담즙으로 녹여 장을 통해 배설시키기도 한다. 지방을 조절해주는 간이 망가져 지방간이 된다면 혈중의 중성지방이나 콜레스테롤이 넘치는 고지혈증은 물론, 비만으로도 이어지기 쉽다. 고지혈증과 비만 역시 혈압을 상승시키는 주요 원인이 된다. 비만, 고지혈증, 당뇨, 고혈압이 같은 대사증후군(고혈압, 고혈당, 고지혈증, 고콜레스테롤, 복부비만과 같이 혈액, 호르몬분비 등과 관련된 대사성질환이 여러 개 동시에 나타나는 질환)으로 분류되는 이유가 거기에 있다.

피가 더러워지고 간이 망가지면 그다음엔 피의 오염물질과 찌꺼기를 걸러주는 신장이 상한다. 혈액 필터인 신장이 망가지면 피는 더욱더 더러워지고 혈관을 상하게 하여 심장의 관상동맥질환, 폐질환, 뇌혈관질환을 차례로 일으키게 된다. 사실 알고 보면 모든 병은 어느 부위에서 어떤 양태로 나타나느냐의 차이가 있을 뿐 근본원인은 같다고 할 수 있다. 복뇌의 불통에 의한 혈액의 오염, 그리고 기혈순환의 불량이 질병의 본질인 것이다.

그렇다면 혈압을 떨어뜨리려면 어떻게 해야 할까? 현대의학에서는 혈압을 강제로 떨어뜨리는 혈압강하제를 평생 먹어야 한다고 이야기 한다. 그래야 급작스런 혈압 상승으로 유발되는 중풍이나 심장병 돌연사를 예방할 수 있다고 엄포를 놓곤 한다. 혈압강하제란 빠르고 강하게 뛰는 심장을 강제로 약하게 뛰도록 만드는 약물이다. 약효가 떨어지면 또 혈압이 올라가니 평생 먹어야 한다는 결론이 나온다.

하지만 고혈압약을 평생 먹는 것은 약물로 장기의 기능을 대신하는 응급처방을 평생 반복하는 행위와 다름없다. 약물이 장기의 기능을 대신하니 장기의 기능은 계속 약화되고 약물 자체의 화학적 독성 때문에 간과 신장은 더욱 망기지고 피는 계속 더러워진다. 결국 약물로 혈압을 강제로 떨어뜨린다고 하여 뇌졸중이나 심장병 등의 합병증을 예방할 수 있는지 의문을 품어보아야 한다. 혈압 상승의 근본 원인을 제거하지 않고 단순히 심장의 박동 기능만 약화시킨다면, 더러워진 피는 정화되지 못한 채 혈액순환만 더욱 약해질 것이다.

혈압을 근본적으로 낮추기 위해선 혈액을 맑게 정화하는 길밖에 없다. 피를 맑아지게 하려면 독소의 근원지인 장을 깨끗이 하고, 피의 불순물을 걸러주는 간과 신장을 살려야 하는 것이다. 아울러 적절한 운동으로 피를 몸속에서 순환시켜 심장의 부담을 줄여주어야 할 것이다. 한편 자연적 식생활로 혈액의 오염을 방지해야 하는데, 짠 음식, 단 음식, 과다한 육식, 술과 담배, 카페인음료, 과로, 과도한 스트레스와 긴장, 격노 등 혈관의 압력을 높이는 요인들을 피해야 할 것이다.

혈압은 상황과 환경에 따라 오르락내리락하지 체온처럼 항상 고정되어 있는 게 아니다. 흔히들 적당한 운동 후에 혈압이 떨어진다고 하는데, 이 사실만 보아도 올라간 혈압을 다시 내릴 수 있음을 짐작할 수 있다. 특히 복뇌건강법은 독소의 근원지인 장을 해독하고, 대표적인 해독 장기인 간과 신장의 기능을 증진시켜주면 지방간, 고지혈증, 고혈압을 극적으로 개선할 수도 있다.

많은 환자들을 관찰해본 결과, 간의 지방비율이 과다한 지방간이나 혈중의 콜레스테롤이나 중성지방이 높은 고지혈증은 비교적 쉽게 개선되는 편이었다. 지방간은 복뇌건강법을 1~2개월 정도만 실천해도 현저하게 줄어든다. 대부분 지방간과 함께 진행되는 고지혈증은 지방간이 줄어들면서 그 수치가 떨어지곤 했다. 간의 지방대사 기능이 회복되니 혈중의 넘쳐나는 지방 성분을 담즙으로 녹여 장을 통해 배설하기 때문이다. 하지만 오래된 고혈압은 쉽게 떨어지지만은 않는다. 더구나 혈압강하제를 오랫동안 복용해왔다면 더욱 쉽지 않다. 혈압약으로 장기 기능이 지속적으로 떨어져왔으며, 혈압을 상승시키는 요인들이 습관화되어 굳어져 있기 때문이다. 만약 혈압 상승 요인들을 줄이고 복뇌건강법을 실천하더라도 고혈압약을 계속 복용한다면 빠르고 괄목할 만한 호전은 기대하기 어렵다. 복뇌건강법의 실천으로 그 기능이 좋아진 장기가 곧바로 다시 약물에 계속 맞춰지기 때문이다. 하지만 고혈압약을 갑자기 끊는 것도 바람직하지 않다. 약물을 갑자기 끊으면 약물에 적응된 장기에 과부하가 걸리고 혈압이 급작스럽게 상승하여 위험한 상황에 빠질 수도 있다.

고혈압약은 인체가 알아차릴 수 없을 정도로 조금씩 줄이는 것이 바람직하다. 장기 기능이 좋아지는 만큼 고혈압약을 줄여나간다. 가령 고혈압약을 1정 먹는다면 1~2개월 복뇌건강법을 실천한 후 1/4 정도를 줄인다. 약을 줄인 후 혈압에 별다른 변화가 없다면 또다시 1~2개월 실천 후 1/4 정도 더 줄여나가는 식이다. 만약 약을 줄인 후 혈압이 급격하게 상승한다면 약을 줄이는 속도를 늦추어야 할 것이다. 이렇게 약을 줄여나가다가 보면 이내 약물 없이도 인체 스스로가 혈압을 조절할 수 있게 되는 시점이 올 것이다. 물론 약에 대한 의존에서 벗어나는 시기는 개개인의 상태와 환경에 따라 각기 다를 수밖에 없다. 가벼운 고혈압의 경우는 1~2개월 내로 혈압이 정상화되는 경우도 있었고, 10~20년 동안 약물을 복용한 사람 중에는 수개월에서 수년이 지난 후에 약물을 극적으로 줄이거나 약물의 의존에서 벗어날 수 있었다.

68세의 여성 P씨는 1년 반 전부터 고혈압약을 복용하는 중이었고, 혈중 콜레스테롤이 높아 고지혈증약도 먹고 있었다. 대부분의 고혈압환자가 그렇듯 간과 명치 부위가 몹시 경직되어 꽉 막혀 있었고, 하복부가 차가웠으며, 배는 가스가 빵빵하게 차 있어 올챙이배처럼 볼록한 상태였다.

P씨는 장기힐링마사지를 받고 집에 돌아간 후에 바로 반응이 왔다. 집으로 들어가자마자 방귀를 연달아 30번 이상 크게 뀌었고, 그 순간 빵빵하던 배가 푹 커져서 갈비뼈가 배보다 더 튀어나온 정상적인 상태가 되었다는 것이다. 밥맛이 살아나 밥도 평소보다 많이 먹

었다고 한다. 그 후 올챙이 같던 배가 약 2주 만에 예쁜 모양으로 돌아왔으며, 전반적으로 살이 빠지고 목과 허리가 가벼워졌다고 했다.

힐링마사지를 5회 정도 받고 나서 병원을 찾아가 검진을 해보니 고혈압, 고지혈증, 콜레스테롤이 모두 정상 범위로 회복된 것으로 나왔다. 그래서 의사와 협의하여 복용하던 약을 끊었다. 2개월 후에는 자궁에서 끈적끈적한 냉이 빠져나오기 시작했으며, 피부가 환해지고 더불어 마음까지도 유쾌하게 변했다고 한다.

이처럼 시술자와 피시술자의 기운이 잘 맞으면 짧은 시간으로도 엄청난 변화를 경험할 수 있다. 무엇보다도 이 사례의 경우에는, 피시술자가 가진 시술자에 대한 밝고 긍정적인 믿음이 빠른 결과를 가져왔던 것으로 생각된다. P씨는 지금껏 배푸리를 활용해 계속 편안한 상태를 유지하고 있다.

고혈압 때문에 나를 찾아온 사람들은 대부분 복부비만이나 복부팽만 증상이 있었고, 간과 명치 부위는 경직된 반면에 하복부는 차고 허약하며 신장 기능은 약화된 상태였다. 또한 지방간이나 고지혈증이 동반되는 경우가 흔했으며, 당뇨병이 같이 온 경우도 심심찮게 있었다.

고혈압약을 10~20년씩 복용해오던 사람들의 경우 단시일 내에 혈압을 떨어뜨리는 건 어렵다. 셀프 장기마사지와 복뇌건강법을 열심히 실천해도 1~2개월 안에 눈에 띄게 혈압이 떨어지는 경우는 거의 없어서, 대부분 중간에 그만두는 경우가 많다. 단기간에 결과를 보려는 급한 성격이 문제다. 병이 걸리기까지 수년에서 수십 년간 지속해온 잘못된 습성은 반성하지 않고, 1~2개월 만에 극적인 호전을 기대하는 건 무리가 아닌가. 1~2개월이라도 몸에게 나을 기회를 주는 게 그나마 다행인지도 모르겠다.

고혈압은 뱃살과 내장지방을 빼고 해독기관인 간과 신장을 살리는 복뇌건강법으로 비교적 쉽게 호전된다. 평상시에 피를 맑게 하는 식단에 신경 쓰고, 운동으로 기혈순환을 촉진해 심장의 부담을 줄이고 혈압상승 요인인 스트레스, 울화, 과로를 줄이는 것도 중요하다. 사실 나이가 들면 약간씩 혈압이 높아지는 경향이 있는데, 그에 따라 철저하게 건강관리를 하면 약물에 의존하지 않더라도 큰 문제 없이 생활할 수 있다. 섣불리 약물에 의존하여 스스로 건강관리를 소홀히 한다면 오히려 장기기능의 약화를 앞당겨 더 심각한 증상으로 발전할 수도 있다.

고혈압에 좋은 복뇌건강법

1. 장을 풀어주는 운동 중 '발목 펌핑'으로 전신의 기를 순환시킨다. '도리도리 목 풀기'로 목과 어깨의 긴장을 풀어주고 머리와 얼굴의 상기열을 내려준다. 평상시 걸을 때마다 '장을 풀어주는 댄스워킹'을 생활화한다.
2. '복부피부 기통'으로 배 전체를 골고루 풀어준 후, 비위와 췌장을 타복공이나 마복공으로 자극해 기능을 활성화시킨다.
3. 신장 타복공으로 신장의 기능을 강화시켜주고, 간담 타복공으로 간의 해독기능을 살려준다. 신장의 혈액여과 기능과 간의 해독 기능이 살아나면 피를 맑게 해주어 혈압이 떨어진다. 특히

간의 지방대사 기능이 살아나면 혈중 콜레스테롤도 조절된다.

4. 가슴과 심장 타복공으로 막힌 가슴을 시원하게 뚫어주고 심장의 펌핑 기능을 높여 혈액순환을 원활하게 해준다.

5. 깊은 '배꼽호흡'을 하루 20분 이상 실천하여 단전과 복뇌를 기로 가득 채운다.

6. '배꼽명상'으로 스트레와 긴장으로 상기된 열을 배로 내려주고 마음을 평온하게 한다.

고혈압에 좋은 생활요법

1. 혈압상승 요인인 스트레스, 울화, 과로를 줄이고 느긋하고 편안한 마음을 갖는다. 스트레스로 교감신경이 너무 흥분되면 아드레날린이 분비되어 혈관을 수축시킨다.

2. 체액량을 늘이는 염분과 당분 섭취를 제한하고, 계란, 육류, 버터, 우유 등 콜레스테롤 함량이 높은 동물성식품의 섭취를 줄인다. 대신 식이섬유질을 많이 섭취한다. 여러 연구들에서 콜레스테롤 섭취를 줄이면 고혈압, 동맥경화, 관상동맥질환의 발생 역시 감소된다는 것이 증명되었다.

3. 말초혈관을 수축하여 혈압을 높이는 요인인 흡연과 카페인 섭취를 금한다.

4. 1~3일 정도의 단기단식을 자주 실천하고, 소식으로 혈액을 맑게 하며, 체중을 감량한다.

5. 규칙적인 운동으로 기혈순환을 도와준다. 기혈순환이 좋아지면 혈압은 자연스럽게 떨어진다. 또한 지속적인 운동에 의해 콜레

스테롤을 제거해주는 고밀도지단백이 높아지므로 고지혈증치료에는 운동이 필수다.

6. 냉온욕으로 혈액순환을 좋게 한다. 하지만 고혈압이 심한 사람은 찬물에 갑자기 들어가면 안 된다. 혈압이 과도하게 상승하기 때문이다.

7. 사혈요법으로 어깨, 등, 허리의 어혈을 뽑아낸다. 사혈은 높아진 혈관의 압력을 재빠르게 낮춰주고, 뇌졸중일 때 응급처방으로 필요한 방법이다.

8. 겨울철에 추위에 노출되는 것을 조심한다. 추위에 갑작스럽게 노출되면 혈압이 갑자기 높아져 뇌졸중의 위험이 있다.

기침과 천식 :
복부가 풀려야 호흡이 깊고 원활해진다

호흡기는 코에서 시작하여 인두와 후두, 기관, 기관지를 거쳐 약 5억 개의 폐포(허파꽈리)에 이른다. 코로 들이마신 산소가 폐포에서 폐포를 둘러싸고 있는 모세혈관으로 녹아 들어가고, 반대로 모세혈관의 이산화탄소는 폐포에서 받아들여 코를 통해 내보낸다. 호흡기를 통해 하루 15,000L의 공기가 들어오는데, 그래서 우리의 호흡기는 외부의 위험에 직접 노출되어 있다. 특히 요즘은 환경오염이 극심해짐에 따라 호흡기질환이 급증하는 추세다. 하지만 외부 요인은 하나의 원인을 제공할 뿐 근본적인 원인은 역시 인체 내에서 찾아야 할 것이다.

생명은 순환을 통해 영위되며 소화관, 혈관, 림프관, 신경, 경락(에너지 통로) 등의 무수한 관다발이 거기에 참여한다. 호흡기 역시 코에서 시작하여 폐포까지 이어지는 하나의 관다발이라고 할 수 있다. 간단하게 말해서, 이 관다발이 막힘없이 잘 통하면 아무런 문제가 생기지 않는다. 반대로 관다발 중 어느 부위가 좁아져 막히거나 너무 확장되어 축 늘어지면 갖가지 문제가 생겨난다.

그렇다면 왜 기관지나 폐포들이 좁아져 막히게 될까? 폐와 기관지 주변의 기혈 흐름이 나빠지면 그 부위의 온도가 떨어질 것이다. 온도가 떨어진 조직은 자연히 수축이 일어나 갖가지 흐름이 더욱 방해를 받게 된다. 예를 들어 감기는 목의 혈관이 수축되고 피의 흐름에 방해를 받아 생긴다. 혈관이 막혀 피의 흐름이 원활하지 못하면 백혈구가 충분히 접근을 하지 못하고 그 사이에 호흡기로 들어온 세균이 목에서 세력을 확장하게 되는 것이다.

기침이나 기관지천식도 마찬가지다. 호흡기관에는 늘 많은 양의 분비물이 흘러 공기의 온습을 조절하며 외부의 이물질을 걸러준다. 가래는 바로 이런 호흡기의 먼지와 이물질을 흡착하여 기침이나 재채기를 통해 배출하는 역할을 한다. 호흡기관의 분비물은 온도가 높으면 묽어지고, 낮으면 뻑뻑해지기 마련이다. 천식은 과도하게 뻑뻑해진 가래가 기관지에 달라붙어 기침을 해도 밖으로 배출이 안 되고 기관지를 자극하여 끊임없이 기침을 하게 되어 생기는 증상이다.

그런데 천식의 경우는 기관지를 좁히는 여러 원인이 있을 수 있다. 먼저 너무 차갑거나 건조한 공기가 기관지와 폐포의 연약한 모세혈관을 수축시키거나 건조하게 하고 상처 내어 염증을 일으킨 것이다. 또 다른 하나는 면역기능의 균형이 깨져 세균이나 먼지, 꽃가루, 또는 외부의 특정 물질에 대한 과민반응인 알레르기를 일으켜 기관지의 민무늬근을 수축시킨 것이다.

하지만 이런 원인의 뿌리에는 역시 혈액의 오염과 혈액순환의 불량이 존재한다. 피가 더러워지는 근본적인 원인은 장, 즉 복뇌의 불통에 있다는 사실을 앞서 거듭 강조했다. 장이 막히거나 유해세균 등으로 장내 환경이 좋지 않으면 유독가스를 다량 만들어내고 이 유독가스가 간과 신장의 기능을 차례로 떨어뜨려 혈액을 오염시킨다. 오염된 혈액은 세포 독성을 초래하고 과민체질을 만들며, 그 독소가 피부나 폐를 통해 배출되면서 피부 발진이나 기관지염, 천식 같은 알레르기 반응을 일으킨다. 또한 최근의 연구에 의하면 소화되지 않은 단백질이 구멍 뚫린 장으로 흡수되어 이종 단백질로 인식되어 알레르기 반응을 유발하기도 한다.

한편, 부신이 약해져도 스트레스를 잘 받고 인체의 면역력이 약해진다. 부신은 염증을 억제하는 스테로이드 호르몬과 스트레스에 대항하는 코르티솔 호르몬을 분비하고 인체의 면역 시스템에 대하여 일차적인 보호막 역할을 한다. 부신에 이상이 생기면 쉽게 피로해지고 면역에 이상이 생겨 알레르기와 같은 면역질환이 잘 생긴다.

이와 같이 통-불통의 순환론과 복뇌를 뿌리로 한 오장육부 중심으로 파악한다면 질병을 좀 더 근본적이고 원리적인 측면에서 이해할 수가 있다. 현대의학의 분석적 시각에서는 순환론과 장부론이 다소 막연하게 생각될지 모르지만, 근본적이면서 전체적인 견지에서 질병의 원인을 파악한다면 그것이야말로 생명의 실상에 대한 예리한 통찰이 아닐 수 없다.

그 진실의 여부는 역시 장기힐링과 기혈순환요법인 복뇌건강법으로 질병들이 얼마나 근본적으로 치유되느냐에 의해 판단할 수 있을 것이다. 개인적 경험으로 판단하면 복뇌건강법으로 60% 이상의 환자들이 증세가 크게 호전되거나 완치되는 것으로 나타났다. 현대의학의 치료율이 20~30%에도 미치지 못하는 것에 비하면 괄목할 만한 결과가 아닐 수 없다. 사실 자연요법은 열심히 실천하는 사람들에겐 90% 이상의 효력을 발휘한다고 생각한다. 효과의 정도는 자신에게 맞는 요법을 얼마나 끈기 있게 실천하느냐에 의해 좌우될 뿐, 실천하는 만큼 반드시 호전되는 결과를 얻을 수 있다는 이야기다.

호흡기 계통의 질병이 복뇌건강법과 별로 관련이 없는 것처럼 보이겠지만 사실은 그렇지 않다. 복뇌건강법이 독소의 근원인 장을 해독해주고, 대표적인 해독기관인 간과 신장의 기능을 높이며, 기관지와 폐의 기혈순환을 직접 증진시켜 줌으로 호흡기질환도 근본적으로 개선시켜준다. 복뇌건강법은 폐의 기혈순환을 직접 뚫어주기도 하지만, 굳게 막힌 복부를 풀어 호흡을 깊고 원활하게 만들어주는 효과도 굉장하다. 복부가 풀려야 숨이 깊이 내려가고 마음도 안정되고 단전에 기운이 잘 모이는 것이다.

복뇌건강법을 세상에 알리기 시작한 초창기에 있었던 일이다. 복뇌건강법 교육에 참여한 40세 여성 O씨가 해수천식 때문에 교육시간 내내 기침을 했다. 기침이 심하면 밖으로 나가 한참 동안 기침을 한 후에 들어오곤 했다. 20세부터 20년 동안 친척이 운영하는 한의원에서 일해왔는데 천식 때문에 그만두었다고 했다. 병원이나 한의원에서도 기침의 원인을 정확히 모른다고 했다. 하지만 내 생각에, O씨는 20년 동안 한의원에서 한약을 조제해왔다고 하니, 한약의 가루나 먼지가 기관지와 폐에 달라붙어 기침이 유발되는 것 같았다.

그런데 그런 O씨가 수업 중에 폐마사지를 2번 받고는 그날부터 기침이 멈췄다. 그리고 1년이 지나 우리 센터에 방문한 적이 있는데 그 이후에 기침이 다시 나오지 않았다고 고마움을 전해왔다. 수업 중의 폐마사지를 통해 기관지와 폐에 달라붙어 있던 이물질들이 말끔히 떨어져나가 호흡기의 막힌 부위가 뚫렸다고 볼 수 있다. 이런 사례처럼 운이 지극히 좋거나 그 사람에게 잘 맞으면 1~2번의 마사지만으로도 극적인 효과를 볼 수 있다.

극적인 사례는 2002년도에도 한 차례 있었다. 전직 변호사인 77세의 남성 K씨가 부인과 함께 방문했다. 오래전에 대장암 수술을 받았으며 6년째 고혈압을 앓아왔고 전립선비대증 약을 복용하고 있었다. 가장 큰 문제는 기관지염증과 천식에 의한 기침 때문에 밤잠을 이루지 못하는 증세였다.

첫날은 복부 점검도 할 겸 가슴마사지와 폐마사지를 약 30분간 실시했다. 그런데 놀랍게도 K씨는 첫날부터 톡톡 쏘는 탁기가 팔과 손가락으로 엄청나게 빠져나가는 체험을 했다. 그리고 그날부터 기침이 멈춰 편히 잘 수 있게 되었다. K씨는 가슴과 폐의 탁기가 빠져나갈 때 느꼈던 이 톡톡 쏘는 듯한 현상을, 모기가 팔을 무는 것으로 착각했다고 한다.

첫날의 신기한 경험에 무척 만족한 그는 꾸준히 장기마사지를 실천하며 장기힐링마사지를 받았다. 얼마 지나지 않아 팽팽하던 배에서 가스가 빠지면서 배가 많이 부드러워졌고 기침과 가래는 줄고 혈압도 145/100mmHg에서 118/79mmHg인 정상범위로 떨어졌다. 천식약과 거담제를 중단하고 차츰 혈압약의 복용량도 줄여나가다 급기야 중단했다. 6개월 후 병원에 가서 검사해보니 모든 수치가 정상으로 나왔고, 특히 간염, 종양, 빈혈에 관한 검사수치가 호전된 것으로 나왔다.

폐건강에 좋은 복뇌건강법

1. 장을 풀어주는 운동 중 '발목 펌핑'으로 전신의 기를 순환시켜주고 '도리도리 목 풀기'로 목과 어깨의 긴장을 풀어준다. 목과 어깨의 긴장이 풀리면 폐의 운동성도 좋아질 것이다. 걸을 때는 '장을 풀어주는 댄스워킹'을 생활화한다.
2. '복부피부 기통'으로 배 전체를 골고루 풀어준다.
3. 신장 타복공으로 신장 기능을 강화시켜주고, 간담 타복공으로 간의 해독기능을 살려준다. 신장의 혈액여과 기능과 간의 해독기능이 살아나면 피를 맑게 해주어 폐의 혈관들을 근본적으로 개선시켜줄 것이다.
4. 가슴과 폐 타복공으로 막힌 가슴을 시원하게 뚫어주고 폐의 운동 기능을 높여 폐의 혈액순환을 원활하게 해준다.
5. 깊은 '배꼽호흡'을 하루 20분 이상 실천하여 단전과 복뇌를 기

로 가득 채운다. 동시에 폐의 운동범위를 최대로 키우고 폐포에서 산소와 이산화탄소의 교환이 완전히 이루어지도록 한다.

폐건강에 좋은 생활요법

1. 폐를 튼튼히 하는 데는 맑은 공기가 으뜸이다. 삼림욕을 하면서 맑은 공기를 듬뿍 들이마시는 심호흡을 생활화한다.

2. 한의학에서는 폐가 피부와 통한다고 한다. 피부를 마른 수건으로 마찰시키는 건포마찰이나 하루 20분 일광욕과 냉온욕으로 피부와 전신에 활력을 주고 강하게 단련한다. 특히 태양광은 비타민D의 생성을 촉진하며 모든 생물에게 생명력을 공급하는 원천이다. 하지만 강한 햇빛을 너무 오래 쬐면 자외선에 피부가 상할 수 있으므로 주의한다.

3. 담배는 반드시 끊는다.

4. 감기를 예방하기 위해 비타민C가 풍부한 채소와 과일을 많이 먹는다.

5. 폐에 무리가 가지 않는 정도로 가벼운 운동을 꾸준히 실시하고, 점차로 운동 강도를 높여간다. 안정을 취하고 몸을 따뜻하게 한다.

6. 방의 온도를 17~18도로 정도 유지하고, 가습기를 사용하여 적당한 습도를 유지한다. 공기가 너무 차갑거나 건조하면 기관지와 폐포가 수축되고 손상되어 기침과 가래가 심하게 유발된다. 겨울철에 바깥에 나갈 때도 마스크를 꼭 쓴다.

7. 따뜻한 물이나 차를 하루에 2L 이상 마셔 기관지와 폐의 적당

한 습도와 온도를 유지시켜주고 그 주변조직들을 이완시켜준다.

8. 입과 기관지가 건조하여 침이 마르고 마른기침이 심하면, 귀밑에서 목까지 양 손바닥으로 쓸어내리는 침샘(귀밑샘, 턱밑샘, 혀밑샘) 자극법을 행한다.

9. 먼지, 진드기, 세균, 이물질, 꽃가루, 특정 음식 등 자신에게 알레르기를 유발하는 요소들을 미리 제거하거나 피한다.

자가면역질환 :
복뇌의 면역력을 키우면 루푸스, 류머티즘도 사라진다

우리 몸은 방어군이라 할 수 있는 면역체계에 의해 세균, 바이러스, 암 등에서 보호받고 있다. 그런데 자가면역질환은 외부로부터 몸을 보호해야 하는 면역체계가 이상을 일으켜 오히려 자신을 공격하는 병이다. 사실 이런 면역체계의 반란은, 인간 세상에서 내부 쿠데타가 일어 정권을 무너뜨리려 하거나 군대에서 군인이 돌변하여 아군을 공격하는 형태로 쉽게 이해되는 질병이다. 아토피피부염, 비염, 천식 등의 알레르기질환은 기생충이나 이물질, 기타 외부환경 자극에 대해 인체의 면역체계가 필요 이상으로 과민하게 반응하는 증상이다. 자가면역질환은 여기에서 한 발 더 나아가 자신의 면역체가 자가항체로 돌변하여 자신의 신체를 공격하며 파괴하는 증상이다.

자가항체가 갑상선을 공격하여 염증을 일으키는 갑상선염, 췌장의 베타세포를 공격하여 파괴하는 당뇨병과 같이 인체의 국소부위를 공격하기도 하고, 루푸스, 류머티즘 관절염, 피부 경화증, 피부근염 등과 같이 전신을 공격하기도 한다. 어떤 경우든 면역체가 돌변해 자신의 몸을 공격하는 증상이다.

그렇다면 자신의 면역체가 왜 돌변할까? 세상사 이치를 곰곰이 생각해보면 그 원인은 의외로 간단하다. 면역력이 약해서 과민반응을 일으키거나 면역력이 부당한 대우를 반복적으로 받아서 반란을 일으키게 되는 것이다. 아니면 어떤 스트레스 상황에 처해 그것을 극복하기가 힘들어서 스스로를 파괴함으로써 그 상황에서 벗어나고자 하는 몸부림인지도 모른다.

인체의 방어군인 면역체계는 어떻게 만들어질까? 앞에서 설명했듯이 인체의 면역체계는 골수에서 만들어지는데, 적을 직접 공격하며 육탄전에 능한 과립구와 무기(항체)를 만들어 적을 공격하는 림프구로 대별된다. 이 중 림프구는 흉선에서 강하게 훈련받는 T-림프구와 림프절, 비장, 그리고 복뇌인 장에서 훈련받는 B-림프구로 나뉜다.

면역체의 훈련 양성소가 대부분 배와 가슴에 존재하니 가히 복뇌는 면역력의 핵심이 아닐 수 없다. 면역력의 근원지인 복뇌를 살리면 면역체계에 균형이 잡혀 자가면역질환은 물론 모든 질병에 강한 체질로 거듭날 것이다.

나는 그동안 복뇌건강법을 통해 알레르기 체질인 아토피피부염, 비염, 천식 등이 호전되는 것을 심심찮게 확인해왔다. 더 나아가 갑상선질환, 당뇨병, 류머티즘관절염, 피부경화증인 건선, 강직성 척추염 등과 같은 자가면역질환도 개선되는 것을 여러 차례 목격해왔다. 최근에는 대표적 자가면역질환인 전신성 홍반성 루푸스 환자를 장기힐링마사지와 함께 복뇌건강법을 지도하여 호전시킨 사례가 있다.

루푸스는 폐, 심장, 신경, 피부, 관절 등 우리 몸 전신을 침범할 수 있는 질환이며, 조직과 세포가 비정상적인 자가항체 및 면역복합체 등에 의해 파괴되는 대표적 질환이다. 남성보다 여성에게서 약 8~10배 많이 발생하며 수년 전 행복전도사 최윤희 씨 부부를 자살로까지 내몬 병이 다름 아닌 루푸스다. '자살을 거꾸로 말하면 살자'라고까지 강변한 최윤희 씨를 자살로 몰아간 병이라면 그 고통이 얼마나 클지는 짐작하고도 남을 일이다.

49세의 주부 M씨는 16년째 희귀병인 루푸스를 앓아왔다. 그녀도 전신성 류머티즘이라 16년 동안 몸을 자유롭게 움직이기도 힘들었고, 오랫동안 복용해온 약물들로 인해 합병증도 많이 발병하여 무척 고생한 모습이 역력했다. 처음에는 성관계 시 성교통이 극심해 성적 즐거움이나 오르가슴을 전혀 느끼지 못하는 문제로 나를 찾아왔다. 하지만 처음 만났을 때, 무척 야윈 데다 등이 할머니처럼 심하게 굽어 있는 모습에서 나는 M씨가 무언가 큰 질병을 앓고 있는 것처럼 느껴졌다. 그래서 물어보니, 아니나 다를까 난치병으로 알려진 루푸스를 16년 동안 앓고 있다며 자신의 병력을 구구절절 풀어놓는 것이었다. 나는 성문제도 심각하지만 먼저 루푸스부터 개선해야 할 것 같아서 M씨에게 복뇌건강법을 실천할 것을 권했다.

자신의 병력을 말하며 울먹이는 것을 보면서, 그동안의 고통이 얼마나 심했는지를 짐작할 수 있었다. M씨는 30대 초반에 시작한 사업이 어려워져 극심한 스트레스를 받은 후, 16년 전에 덜컥 루푸스

진단을 받았다고 한다. 그 이후 관절 마디마디와 전신이 참을 수 없을 정도로 아프고 부어올라 부신호르몬인 스테로이드제제, 항암제, 면역억제제, 진통제, 골다공증약, 칼슘과 엽산, 위산제거제를 복용했다는 것이다. 스테로이드제제는 염증 반응을 억제하기 위한 것이고, 면역억제제는 과도한 면역반응을 줄이기 위한 것이며, 골다공증약과 칼슘과 엽산은 스테로이드제제의 복용으로 인해 뼈가 약해지는 것을 막기 위한 것, 위산제거제는 과다한 약 복용으로 인한 위산과다를 막기 위한 것이라고 한다.

처음에는 스테로이드제제를 2mg짜리로 1정 복용하다가, 10년 전에는 6정으로 늘렸고 덩달아 체중까지 62kg으로 불어 죽기 직전까지 갔었다고 한다. 그렇게 다시 2정으로 줄이는 데 3년이 걸렸다. 게다가 4년 전부터는 남편의 외도 사실을 알게 되었고, 남편과의 성관계를 중단한 채 지내면서 마음의 갈등과 스트레스는 극에 달했다. 급기야 2년 전에 폐결핵 합병증까지 겹쳤다. 6개월 동안 결핵약을 복용하는 바람에 스테로이드제제를 3정으로 늘렸지만 결핵약이 너무 독해 약효가 떨어져 무척 고생했다고 한다. 이후 결핵이 호전되면서 한약을 복용하고 봉독주사 요법을 열심히 시행하며 스테로이드제제를 1정 반으로 줄이고 면역억제제와 항암제, 칼슘, 엽산도 끊었다.

처음 내게 왔을 때는 다소 안정기에 들었지만 체중이 39kg로 허약한 상태였고 스테로이드제제를 너무 오래 먹어와서 피부가 얇아져 있었다. 뼈 역시 약해져 등이 할머니처럼 구부정하게 굳어 있었다. 신혼 초부터 성교통이 심했는데, 루푸스를 앓고부터는 질근육이 약해져 질의 탄력이 현저하게 떨어졌고, 질염이나 통증, 쓰림이 더욱 극심해졌다고 한다.

나는 M씨에게 장기힐링마사지를 받고 복뇌건강법을 실천해보라고 권했다. 복뇌건강법을 1주일 실천했을 뿐인데, 꼬부랑 할머니처럼 굽었던 M씨의 등은 주위 사람들이 놀랄 정도로 곧게 펴졌다. 뿐만 아니라, 불과 2~3주가 지나자 허약해질 대로 허약해져 있던 몸의 기운이 살아나면서 체중도 42kg까지 늘어났다. 예전엔 봉침을 맞을 때 그다지 아프지 않았는데 장기힐링마사지를 받고 난 후부터는 통증이 극심하다고 했다. 나는 신경이 살아나는 좋은 징조라고 일러주었다.

약간의 기복이 있었지만 전반적으로 컨디션이 좋아지는 것 같아 5주부터는 스테로이드제제를 조금씩 줄이게 되었다. 한 번에 확 끊거나 줄이면 몸에 무리가 오니 몸이 알아챌 수 없을 정도로, 1주일 단위로 반 알을 3등분한 분량씩 줄여보자고 했다. 처음엔 약을 줄이는 것에 대한 걱정이 많더니, 담당의사에게 조언을 구하고 내 말대로 잘 실천해주었다. 약을 조금씩 줄일 때마다 하루 정도는 약간 아프고 부었지만, 다음 날 이내 컨디션이 좋아졌다. 1주일 단위로 그렇게 조금씩 줄여나갔더니 3주 후에는 어느덧 반 알을 줄여 약을 1정만 먹게 되었다.

그 와중에 M씨는 성훈련도 열심히 실천하여 4년 만에 부부관계도 가지게 되었다. 그런데 놀랍게도 극심했던 성교통이 거의 없어졌고, 질의 근육도 현저하게 강해진 것을 느꼈으며, 애액과 질 감각이 풍부해져 비로소 성적 즐거움을 느끼게 되었다고 한다. 항상 몸이 아파서 움직임도 소극적이었고 짜증도 많이 내곤 했는데, 몸이 좋아지니 남편도 무척 좋아하더라는 것이다. 그 후 M씨는 그동안 배운 복뇌건강법을 꾸준히 실천하여 약을 완전히 끊기로 약속했다. 그리하여 난치병인 루푸스 환우들에게 모범과 희망이 되리라 다짐했다.

이런 사례들을 보면 자가면역질환 역시 복뇌의 면역력을 키우면 쉽게 극복할 수 있음을 알 수 있다. 인체의 뿌리인 복뇌를 살리면 몸에 힘이 붙고 면역력과 자율신경에 균형이 잡히며 자연치유력이 발동하여 그 어떤 질병이든 스스로 치유된다. 특히 M씨의 경우, 성훈련이 루푸스 극복에 큰 도움이 되었다. 성에너지 역시 생명력의 원천이며, 골반 부위는 아랫배와 깊이 연관된 부위로서 복부에 속한다고 볼 수 있다. 여성의 자궁과 질 부위에 면역체가 많이 분포하고 있다고 하는데, 그 부위가 생명과 직접 관련된 생식기인 만큼 어쩌면 당연한 신의 배려가 아닐 수 없다.

자가면역질환에 좋은 복뇌건강법

1. 장을 풀어주는 운동을 열심히 실천하여 복뇌의 면역기능을 균형 잡아준다. 걸을 때는 '장을 풀어주는 댄스워킹'을 생활화한다.
2. '복부피부 기통'으로 배 전체를 골고루 풀어준다. 그런 후 배꼽 주변의 소장을 부드럽게 마사지해주어 복뇌의 면역력을 되살린다.
3. 신장 타복공으로 신장기능을 강화시켜주고, 간담 타복공으로 간의 해독기능을 살려준다. 신장의 혈액여과 기능과 간의 해독기능이 살아나면 피가 맑아지고 세포의 독성체질이 정화되어 자

가 면역반응이 줄어들게 된다.

4. 가슴 타복공으로 막힌 가슴을 시원하게 뚫어주고 가슴에 위치한 흉선을 건강하게 만들어준다. 흉선은 면역조절에 중요한 역할을 하는 T-임파구를 훈련시키는 장소이다.

5. 깊은 '배꼽호흡'을 하루 20분 이상 실천하여 단전과 복뇌를 기로 가득 채운다. 동시에 폐의 운동범위를 최대로 키우고 폐포에서 산소와 이산화탄소의 교환이 완전히 이루어지도록 하여 독성체질을 개선한다.

자가면역질환에 좋은 생활요법

1. 부기나 혈압상승을 예방하기 위해 싱겁게 먹는다. 장아찌 같은 짠 음식, 가공식품과 패스트푸드의 섭취를 줄인다.

2. 장의 노폐물과 숙변을 청소하기 위해 섬유소를 충분히 섭취한다. 섬유소를 많이 포함한 식품으로는 통밀, 현미, 호밀, 쌀겨, 채소, 식물의 줄기, 사과, 바나나, 감귤류, 보리, 귀리, 강낭콩, 씨앗 등이 있다.

3. 간의 해독기능을 떨어뜨리는 술은 가급적 피한다. 부득이한 경우 남자는 2잔 이하, 여자는 1잔 이하로 제한한다.

4. 스테로이드제제 복용에 따른 골다공증을 예방하기 위해 칼슘 함유 식품과 비타민D를 충분히 섭취한다.

5. 장기간에 걸친 고농도의 스테로이드제제나 면역억제제를 사용하는 경우 감염의 위험률이 높으므로, 위생적인 식생활과 감염관리에 주의해야 한다.

6. 관절에 부담이 가는 무리한 운동보다는 걷기, 수영, 스트레칭 같은 가벼운 운동을 꾸준히 실천한다.
7. 구강건조증, 입과 목의 통증을 완화하기 위해 물을 조금씩 자주 마시고, 부드럽고 촉촉한 음식을 섭취한다.

우울증과 공황장애 : 장이 맑아야 뇌가 맑다

물질적으로는 유래 없이 풍요로운 세계를 맞이했지만, 불안과 고독, 우울증, 강박장애, 공황장애, 불면증 등 현대인의 정신적 결핍은 더욱 심각해지고 있다. 그물망처럼 복잡하게 얽힌 감정적 스트레스 속에서 미치지 않고 살아가기가 쉽지 않을 정도다. 그런데 이러한 정신 문제가 단순히 뇌의 이상 혹은 뇌분비 물질의 부조화 때문에 생기는 것은 아니다. 사실 몸과 감정, 그리고 정신은 따로 존재하지 않으며, 특히 두뇌의 이상은 장의 문제에서 유발되는 경우가 많다.

이미 1부에서 두뇌와 복뇌의 밀접한 관계를 자세히 살펴보았듯이, 이 둘은 서로 긴밀하게 영향을 주고받는다. 두뇌와 복뇌는 미주신경을 통해 직접 연결되어 있을 뿐 아니라 각종 호르몬물질을 통해 서로 정보를 주고받는다. 뇌의 정보는 장으로 바로 전달되고 장의 정보 역시 뇌로 전달된다. 또한 장 자체에도 정보를 감지하는 센서 역할을 하는 세포들이 존재한다. 그래서 현대의학에서는 장을 '제2의 뇌'라고 명명하기에 이르렀다. 동양의 수행전통에서는 이미 수천 년 전부터

'복뇌'라는 명칭을 사용하며 배에도 정보를 감지하는 뇌기능이 있다는 사실을 알고 있었다.

장의 정보 감지는 동물적 감각, 즉 '직관'에 의해 이루어지므로 사고와 생각이 개입되는 뇌의 정보 포착보다 빠르고 정확하다고 할 수 있다. 물론 이 점에 대해서는 좀 더 상세한 논의가 필요하겠지만, 뇌와 장 둘 중에 어느 쪽이 먼저 정보를 포착하든지 장의 문제가 선행된다는 사실을 알아야 한다. 두뇌가 먼저 스트레스를 받았다고 하더라도, 항상 소화기관의 불편이 우선적으로 나타난다는 것이다.

스트레스를 받거나 긴장하면 가스, 소화불량, 과민성대장염, 변비와 같은 불편한 증상이 즉시 유발된다. 두통도 자주 생기지만 장의 불편에 뒤따르는 증상일 경우가 다반사다. 내 경험을 살펴보더라도, 정신 사나운 꿈을 꾸거나 밤에 잠을 설치며 깨는 경우에는 대부분 배에 가스가 차 더부룩한 상태였다. 환자 중엔 불면증을 호소하는 이들이 많았는데, 그들 역시 배에 가스가 부글부글 끓을 때 자주 잠을 깨고 숙면에 들어가기가 어렵다고 호소했다. 배의 가스가 교감신경을 과도하게 자극하여 숙면을 방해하고, 팽창된 창자에서 생기는 신경 충동에 의해 두통도 유발되는 것이다. 실제로 장의 유해가스가 혈액을 타고 두뇌로 올라가 두뇌의 중추신경을 자극하고 두뇌의 과열을 일으키기도 한다.

현대의학의 시조인 그리스의 히포크라테스는 '금언집'에서 이렇게 말했다. "창자는 우울의 집이며, 우울증을 치료하는 데는 하제를 사용하는 것이 좋다." 실제로 고대에는 미친 사람을 설사약으로 치료했다고 하니, 고대인들의 깊은 지혜에 감탄하지 않을 수 없다. 《동의보감》의 저자인 허준 선생은 '장청뇌청'이라는 말을 했다. 장이 맑아야 뇌가 맑다는 이야기이다. 불면증 환자들이나 극심한 공황장애 환자들을 치료하면서 정신의 병 역시 장의 가스와 독소와 관련이 깊다는 사실을 실감했다. 더불어 고대인들의 지혜는 앞으로 과학이 발달하면 할수록 더욱 빛이 날 것이라 믿어 의심치 않는다.

공황장애와 불면증을 호소하는 40대 중반의 여성 C씨가 장기힐링마사지를 받으러 왔다. 그녀는 30세에 재혼을 했는데, 시부모와 갈등을 심하게 겪고 있었다. 그러던 중에 35세 때 좌우 난소에 혹이 생겨 제거수술을 받아야 했다. 하지만 2년 뒤에 혹이 재발하여 또 수술을 받았고, 급기야 44세 때는 자궁에도 혹이 생겨 자궁을 적출했고, 또 1년 뒤에는 난소까지 적출했다. 그녀는 연이은 수술로 기력이 극심하게 약해져 있었다.

그런 상황에서 시부모와의 갈등은 여전히 해소되지 않았고, 결국 그녀는 공황장애가 생겨 안정제를 복용하지 않으면 일상생활이 어려운 지경에 이르렀다. 명치는 늘 꽉 막힌 듯 답답했고 먹기만 하면 체했다. 6개월 전부터는 등 쪽에서도 통증이 시작됐다고 했다. C씨를 살펴보니, 갈등으로 인한 스트레스가 명치를 포함한 임맥의 불통을 초래하여 제일 먼저 소화불량이 나타난 것 같았다. 그리고 이어서 하복부의 문제를 일으켜 장의 가스가 뇌신경을 자극하게 되었고, 장에서 발생한 열이 가슴과 뇌로 치밀어 상기증으로 발전한 것으로 보였다. 가스와 열에 의해 뇌신경이 과도하게 자극됨으로써 현기증, 손발 저림, 근육 경직, 불안과 공포, 불면증 등이 다양하게 초래된 것이었다.

C씨는 남편과 함께 왔는데, 혼자 다니면 불안하고 두려워 늘 남편과 함께 다닌다는 것이었다. 겉으로 보기엔 별로 아파 보이지 않았지만, 그녀는 신경이 상당히 날카로웠다. 맥이 미약하면서 빠르게 뛰었고, 유난히 명치와 가슴에 통증이 심해서 명치를 지압할 때는 답답증을 호소하곤 했다.

나는 가급적 부드럽게 장기힐링마사지를 실시했는데, 그녀는 마사지를 받고 하루 만에 극심한 명현반응을 겪었다. 예민한 사람은 이처럼 반응이 빠르게 오기 십상이다. 그런데 C씨는 마사지를 받고 나서 그날 밤 머리가 한없이 무거워지고 얼굴에 열이 달아오르더니 결국 경련을 일으키며 응급실로 실려 갔다. 고산소증으로 진단받고 이산화탄소를 공급받는 응급처치를 받았다. 하지만 증세가 심하긴 했지만, 모두 병기가 빠져나가면서 밖으로 표출되는 명현반응이었다. 장기힐링마사지 후 평소 겪었던 증상들이 다시 나타나는 경우는 흔히 있는 일이다. 산에 올라갈 때와 내려갈 때에 똑같은 풍경을 만나게 되는 이치처럼, 병이 호전되는 과정에서도 병이 생기는 과정에서 겪는 증상들을 겪게 된다.

명현반응으로 인해 극심한 고통을 겪긴 했지만, C씨는 남편의 권유로 다시 내왕했다. 전에도 비슷한 마사지를 실시한 적이 있어서 그들 역시 명현반응에 대해 알고 있었던 것이었다. 장기힐링마사지를 2회 실시한 후 다시 그녀를 살펴보니, 뱃심도 생겼고 맥박도 한층 강하게 느껴졌다. 장은 여전히 차가웠지만 소화력이 나아져서 식사 후에 속이 답답하고 불편했던 문제도 많이 개선되었다. 운동으로 등산도 시작했는데, 가끔 등 쪽에 통증이 오거나 땀이 비 오듯 쏟아질 때도 있었지만, 몸의 변화에 의한 명현반응으로 긍정적으로 받아들였다.

결국 C씨는 8회 정도 가벼운 장기힐링마사지를 받은 후, 좀 더 강한 자극을 주는 힐링마사지를 시작했다. 하루 2정씩 복용해왔던 신경안정제도 끊었다. 그 후 가슴을 집중적으로 마사지하면서 쌓아두었던 감정을 분출하게 되었고, 마음의 응어리가 풀리자 굳어 있던 장도 급속도로 풀려갔다. 이따금 명현반응이 오긴 했지만 예전만큼 심각하지 않았고, 이후 정서불안이 많이 해소되고 우울증도 없어져 삶의 의욕을 되찾았다.

위의 사례 이외에도 불면증이나 두통, 신경쇠약, 우울증 등의 증상이 복뇌건강법을 통해 개선되는 사례가 무수히 많다. 불면증이 심하거나 우울증이 있는 환자들의 경우 명치 부위를 포함한 상복부가 극도로 긴장되어 있고, 거의 대부분 소화불량이나 변비가 동반된다. 이러한 복뇌의 불편을 해소하지 않고 두뇌 쪽만 다스리거나 정신적인 문제로만 접근해 심리상담 등으로 해결하려 한다면 근본적인 치유는 기대하기 어렵다.

특히 불면증 약이나 신경안정제 같은 것은 신경을 마비시켜 잠시 불안한 마음을 억제시켜줄 뿐 정신을 평온하게 해주지는 못한다. 오히려 장기간의 약물 복용은 위장관의 활동도 무력하게 하고 근본적인 치유를 방해해 병세를 더욱 악화시킬 위험도 다분하다. 정말 위급한 응급상황이 아니라면 약물 사용을 진지하게 재고해보아야 할 것이다. 어떤 경우든 복뇌인 장의 독소와 가스를 제거하는 조치가 우선임을 명심할 필요가 있다. 사촌이 땅을 사도 배가 아프지 않을 정도만 되면 만사가 편안해질 것이다.

한편 장기힐링마사지를 하면서 정말 신기한 것을 하나 알게 되었다. 부모든 시부모든 나에게 생명을 주신 어른을 미워하고 원망하는 사람 혹은 부모가 못나고 배운 것 없이 어리석다고 불평불만을 많이 하는 사람일수록 장이 더욱 특이한 구조로 굳어 있다는 점이었다. 그런 사람의 장은 정말로 아무리 좋은 기운을 불어넣으며 마사지를 해도 잘 풀리지 않았으며, 풀리더라도 그리 오래 가지 않아 다시 굳었다. 하지만 자신에게 생명을 주신 분들에 대한 감사와 존경이 진심으로부터 우러나오기 시작하면 그 사람의 장은 급속도로 풀어져나갔다.

누구나 태어나기 전부터 부모의 자궁 안에 있었다. 따라서 부모와 나는 떼려야 뗄 수 없는 사이다. 부모와의 부정적인 감정의 고리를 푸는 방법은 오직 부모에게 감사하고 그들에게 존경심을 가지며 긍정적인 감정을 키우는 것이다. 그 순간부터 부모는 우리가 부모의 자궁 안에 있었을 때처럼 우리를 보호해주고 힘을 주는 큰 존재로 곁을 지켜주게 된다. 아무리 큰일이 닥치더라도 정신적으로 강건하게 버텨나갈 수 있게 하는 힘이 되는 것이다.

우울증과 공황장애에 좋은 복뇌건강법 요약

1. '장을 풀어주는 운동'을 가볍게 실시하고 '장을 풀어주는 댄스워킹'을 열심히 실천하여 복뇌호르몬의 하나인 세로토닌의 분비를 촉진시킨다. 사람의 몸에 세로토닌 호르몬이 충분하지 않으면 감정이 불안정하고 우울증에 빠지기 쉬우며 감정이 격해지거나 분노를 참지 못해 충동적으로 자살할 위험이 높아진다.

세로토닌은 뇌에서뿐 아니라 복뇌인 장에서도 분비가 된다는 사실을 명심해야 한다.

2. '복부피부 기통'으로 배 전체를 골고루 풀어준다. 그러고 나서 배꼽 주변의 소장을 부드럽게 마사지해주어 복뇌의 면역력을 되살리고 세로토닌의 분비를 도와준다.

3. 간 타복공으로 간에 쌓인 울화와 스트레스를 풀어준다.

4. 가슴 타복공으로 막힌 가슴을 시원하게 뚫어주고 장과 간에서 올라온 열기와 울화를 풀어준다.

5. '배꼽명상'을 통해 스트레와 긴장으로 상기된 열을 배로 내려주고 부정적 감정을 평온하게 가라앉힌다.

우울증과 공황장애에 좋은 생활요법

1. 콩, 아몬드, 호두, 땅콩 등의 견과류를 챙겨 먹는다. 우리 몸에서 만들어지지 않는 필수아미노산인 트립토판은 반드시 견과류를 섭취해야 얻을 수 있고, 트립토판은 포도당을 통해 뇌로 가서 세로토닌을 만든다.

2. 현미, 통밀, 땅콩, 표고버섯, 느타리버섯에 많은 비타민B6, 나이아신과 견과류, 대두, 현미, 통밀, 시금치, 무청, 채소류에 많은 마그네슘은 트립토판이 세로토닌을 만들 때 꼭 필요한 재료이므로 반드시 섭취해야 한다.

3. 음식을 먹을 때에는 최대한 많이 씹는다. 그러면 소화제이자 강력 항균제인 침이 많이 분비되어 음식과 섞이면서 뇌기능이 활성화되고 세로토닌도 많이 분비된다. 실제로 껌을 씹으면 5분

후부터 세로토닌이 분비된다고 한다. 프로야구 선수들이 경기 중에 껌을 씹는 이유도 세로토닌을 원활하게 분비시켜서 긴장을 풀고 경기에 더욱 집중하기 위해서다.

4. 마음을 고요하게 내려놓는 생활 속의 명상은 세로토닌을 왕성하게 한다. 하루 10분이라도 명상이나 호흡법으로 마음을 차분히 가라앉힌다. 절대로 담배나 술, 카페인 음료로 스트레스를 해소하려 하지 말라.

5. 걷기, 조깅, 에어로빅, 줄넘기, 수영, 테니스 등 유산소운동을 하루 30분 정도 한다. 복뇌와 두뇌는 가벼운 진동에도 자극을 받아 세로토닌을 분비시키는데, 운동하기 시작하면 5분 후부터는 세로토닌이 활성화되고 15~30분이면 정점에 이르게 된다. 하지만 몸이 피로해지면 피로 물질인 젖산이 나와 세로토닌 분비를 억제하므로 이때는 즉시 운동을 중단하고 휴식을 취한다.

6. 소리 내어 웃는 웃음은 활력소가 되며 세로토닌 분비에 많은 도움이 된다. 억지로라도 웃으면 심신이 이완되고 스트레스 호르몬이 급격히 떨어진다. 20초 동안 배꼽을 잡고 웃으면 5분 동안 운동한 효과가 나며, 특히 복근운동이 자연스럽게 된다.

7. 집 안에 홀로 틀어박혀 지내지 말고, 되도록 사람들과 자주 어울린다. 또한 하루 30분 이상 야외에서 햇볕을 쬔다. 햇볕을 쬐면 세로토닌 분비가 왕성해져 우울증이 사라지고 피부면역력도 높아질 뿐 아니라 비타민D가 생성되어 골격을 튼튼하게 해주기 때문에 골절이나 골다공증이 예방된다.

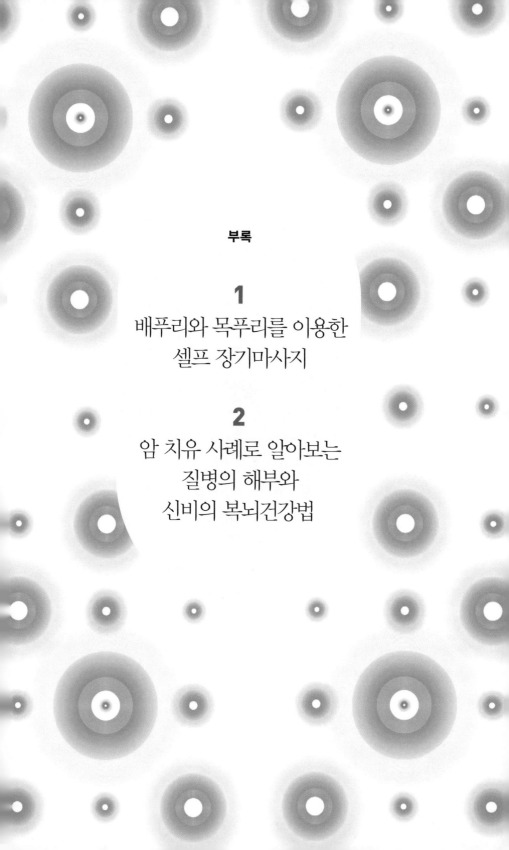

배푸리와 목푸리를
이용한
셀프 장기마사지

손으로 하는 장기마사지가 익숙해지면 손바닥이 가진 기운의 효과로 배와 장기를 손쉽게 풀 수 있다. 하지만 초보자들이나 중환자들, 노약자들은 자기 손으로 장기마사지를 하기가 힘든 경우도 많다. 이런 사람들이 장기마사지를 좀 더 쉽게 할 수 있도록 고안한 장기마사지 보조기구가 바로 배푸리와 목푸리다.

배푸리와 목푸리는 그 위에 엎드려 있기만 해도 효과가 있다. 몸의 무게로 배를 눌러주기 때문에 복부 깊숙한 곳까지 자극이 전달된다. 배뿐만 아니라 등이나 허리, 옆구리, 목 등의 어느 부위에나 똑같은 방식으로 편하게 지압할 수 있다. 특히 배푸리에는 지압막대가 달려 있어 그 막대로 각 장기를 깊숙하고 정확하게 지압할 수 있다.

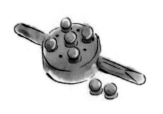

배푸리

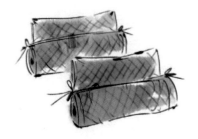

목푸리

장기의 위치를 이해하고 장기를 접촉하는 느낌을 알고 있다면, 장기 마사지의 묘미를 만끽하며 누구나 쉽게 실천할 수 있다.

잘못된 베개 때문에 목 주위의 근육이 아픈 경우가 많다. 지나치게 높은 베개나 푹신하기만 한 메모리폼 베개, 딱딱한 목침, 경추베개 등은 숙면을 방해할 뿐 아니라 목에 무리를 준다. 목푸리 베개는 숙면을 돕고, 잠자는 동안 목을 이완하고 교정하려는 목적으로 내가 개발했다. 목의 만곡을 살려주고 적당한 자극으로 굳은 목을 풀어준다. 뿐만 아니라 속에 들어 있는 녹나무의 은은한 향이 깊은 수면을 유도하도록 고안했다.

잠은 휴식과 재생을 위한 핵심요소로, 인생의 1/3을 차지할 정도로 중요하다. 불면증, 코골이나 수면무호흡증 등의 수면장애는 삶의 질을 떨어뜨리고 심부전, 뇌졸중, 고혈압, 당뇨병, 암, 만성피로, 우울증 등의 원인이 되는 것으로 밝혀졌다. '미인은 잠꾸러기'라는 말도 있듯이 수면의 질은 피부미용뿐만 아니라 건강과 장수의 필수조건이다. 이는 수면 중에 다량 분비되는 기적의 호르몬, 멜라토닌과도 깊은 관계가 있다. 앞에서 우리는 면역계를 활성화시키고, 심장을 보호하고, 인체 고유의 항암제 역할을 하며, 최고의 항산화제이자 노화방지제 역할을 하는 멜라토닌에 대해 살펴보았다. 멜라토닌은 수면을 유도하기 때문에 무의식과 초능력의 세계, 영적 체험과도 관계가 깊은 물질이라고 했다.

이토록 중요한 수면의 질이 베개에 달려 있다는 사실을 간과하는 사람들이 많다. 무심코 베는 베개가 소리 없이 당신을 죽이고 있다고 하면 믿겠는가? 현대인들은 과중한 컴퓨터 업무와 스트레스, 긴장 등으로 목이 경직되어 있고 머리가 늘 무겁다. 몸과 머리를 이어주는 목은, 각종 혈관들과 신경들이 지나는 통로다. 그래서 목이 굳으면 두통과 신경통 등 각종 통증이 나타나는 것이다. 목에 좋은 베개는 목의 C자형 만곡을 받쳐주는 베개다.

목풀이는 원래는 숙면을 돕고 자는 동안 목을 풀기 위해 고안한 것인데, 잠잘 때 외에도 사용하면 좋다는 것을 발견했다. 목풀이를 이용해 잠자리에서 배를 포함한 전신의 지압운동을 손쉽게 할 수 있다. 잠들기 전에 복뇌인 배를 풀고, 몸의 여러 부위를 지압으로 풀어주면 더욱 쾌적하게 숙면할 수 있다.

배푸리와 목푸리를 사용할 때 알아야 할 주의사항

❶ 배푸리나 목푸리를 한 번에 지나치게 오래 사용하면 어지럽거나 메슥거리는 등의 부작용이 있을 수도 있다. 몸속에 있던 독소가 갑자기 너무 많이 나와서 나타나는 명현반응이다. 자극하는 강도와 시간은 천천히 늘려나가는 게 좋다.

❷ 배가 심하게 긴장된 상태라면 처음부터 배푸리를 사용하면 안 된다. 깔고 누웠을 때 통증이 심하기 때문이다. 그러므로 이런 경우는 배푸리를 사용하기 전에 손으로 단단하게 굳은 배를 충분히 풀어준 후에 배푸리를 사용하도록 한다. 배푸리 위에 수건을 여러 겹 깔고 그 위에 엎드린다. 수건을 여러 겹 깔아도 너무 아프다면, 배푸리보다 부드러운 목푸리를 먼저 써보는 것이 좋겠다.

❸ 복부에 급성염증, 궤양, 종양이 있는 경우에는 직접 그 부위를 자극하지 않는다. 피임기구가 있는 부위도 자극해서는 안 된다.

❹ 고혈압, 심장병, 복부대동맥류, 혈전증이 있는 경우에는 부작용이 나타날 수 있으므로 전문가의 지도를 받는다.

❺ 배푸리와 목푸리가 없다면 주변에서 대용품을 얼마든지 찾을 수 있다. 배푸리는 공(핸드볼공 크기)이나 둥근 주발 등 둥근 물체를 이용하면 되고, 목푸리는 지름 7~8cm의 원기둥 모양의 과자통(단단한 종이로 되어 있는 것), 보온병 등 원통형의 물체를 이용하면 된다. 단, 대용품을 베고 자는 경우, 다소 불편함을 감수해야 할 것이다.

배푸리 지압봉의 다양한 활용법

5구 지압봉 배푸리는, 보통 5구형으로 여러 혈점을 동시에 지압한다. 하지만 5개의 돌기를 빼거나 끼워서 형태를 바꿀 수 있다. 돌기의 개수와 모양에 따라 각각 다른 특정 부위를 효과적으로 자극할 수 있다.

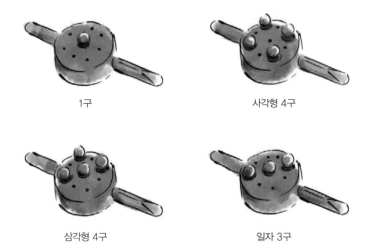

1구 　　　　　　　 사각형 4구

삼각형 4구 　　　　　　 일자 3구

　예를 들어, 1구형은 배꼽이나 단전 혹은 특정한 혈점 한 곳을 강하게 자극할 때 좋다. 사각형 모양의 4구형은 배꼽 좌우측으로 세로로 놓여 있는 복직근을 따라 자극하기에 좋다. 그리고 천골이나 허리, 척추 양쪽을 따라 등 쪽을 지압할 때도 좋다.

　한편, 삼각형 모양의 4구형은 늑골 아래만 집중적으로 자극할 때 좋고, 일자 모양의 3구형은 배의 중심선인 배꼽, 중완, 단전을 동시에 지압할 때 좋다.

배푸리와 목푸리로 하는 셀프 장기마사지 요령

　목푸리는 자극하는 부위가 넓기 때문에 비교적 부드럽게 지압할 수 있다. 반면에 배푸리는 지압봉과 지압막대가 달려 있어 특정 혈점이나 장기를 정확하면서도 강하게 지압할 때 사용한다. 너무 긴장되어 있거나 경직된 상태라면 약한 자극에도 통증이 심할 것이다. 이런 사람들은 먼저 목푸리로 어느 정도 몸을 푼 후 배푸리를 사용하면 무리 없이 장기마사지를 할 수 있다.

1 두뇌 기통

목푸리 베고 자기

베개의 목 지압 부위를 경추 3~4번에 받치면, 입이 자연스럽게 다물어지는 정도로 편안한 상태를 유지할 수 있다.

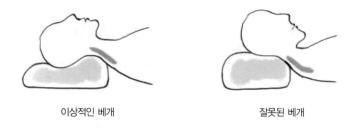

이상적인 베개   잘못된 베개

그림처럼 목의 각도를 이상적으로 유지할 수 있다면, 목푸리를 베고 자는 것만으로도 수면 중에 목이 지압되어 목과 어깨가 풀리고 머리가 시원해진다. 그리고 경추의 C자형 만곡이 회복되고 기도가 적절하게 확보되어 코골이와 수면무호흡증도 개선된다. 자는 사이에 목을 풀고 교정하기 위해서는 적당히 단단한 느낌의 목푸리가 좋다.

도리도리하며 목 풀기

베개를 베고 목을 천천히 좌우로 도리도리를 해준다. 점차 목의 움직임을 빠르게 해보거나 돌리는 각도를 크게 해본다. 베개의 지압 부위가 여러 곳을 누를 수 있도록 목을 위아래로 옮기면서 목 전체를 5~10분 정도 풀어준다. 잠들기 전에 누워서 도리도리로 목을 풀면 숙면을 취할 수 있다. 또한 아침에 눈 뜨자마자 누워서 도리도리로 목을 풀면 몸을 빠르게 깨울 수 있다.

발목 펌핑 하며 목 풀기

베개로 목을 받친 상태에서 발끝을 바깥으로 밀고 몸쪽으로 당기는 동작을 반복한다. 앞에서 배운 발목 펌핑과 같은 동작이다. 이 동작을 하다 보면 자연스럽게 목 뒤쪽도 자극이 된다. 5~10분 정도 실시하면 발목 펌핑 덕분에 전신의 기혈순환이 원활해지는 동시에 목 뒤쪽도 자극이 되어 일석이조의 효과를 볼 수 있다.

배푸리로 목 풀기

배푸리는 사각형의 4구형으로 준비한다. 두개골 아래쪽에 풍지혈이라는 곳이 있는데, 이곳을 자극할 수 있도록 위치를 조정해 배푸리를 베고 눕는다. 처음에는 조금 아플 수도 있다. 너무 아프면 수건을 여러 겹 깔고 벤다. 처음엔 조금 아프더라도 곧 시원한 느낌이 들 것이다. 통증이 없어질 때까지 2~5분 정도 배푸리를 베고 있으면 된다. 목을 좌우로 혹은 상하로 살랑살랑 흔들면 더욱 잘 풀린다. 이 상태로 발목 펌핑을 하면 자연스럽게 목이 상하로 움직이며 자극이 더

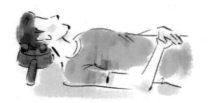

4구형 배푸리 위에 목을 놓고 눕는다.

욱 강해진다. 목이 시원하게 풀리면서 머리가 맑아진다.

2 복뇌 기통

엎드려 앞배 풀기

목푸리나 배푸리를 풀고자 하는 부위에 대고 힘을 완전히 뺀 채 2~3분간 엎드린다. 길고 깊게 호흡하며 배를 깊숙이 자극한다. 몸을 좌우나 상하로 살살 흔들면 더욱 잘 풀린다. 배의 여러 곳을 자극할 수 있도록 목푸리나 배푸리의 위치를 바꿔가며 약 5~10분 정도 지압하면 충분하다. 너무 아프면 배푸리 위에 수건이나 얇은 이불을 덮고 엎드려도 좋고, 양손을 포개어 이마 아래에 받쳐도 된다. 그림처럼 배푸리나 목푸리를 배와 허벅지 사이에 끼우고, 절을 하듯이 앞으로 상체를 숙여 배를 푸는 방법도 있다.

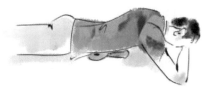

목푸리로 앞배풀기

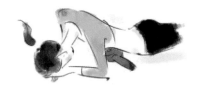

배푸리로 앞배풀기

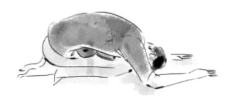

절하며 배풀기

옆구리 풀기

요통이 있거나 옆구리의 군살이 고민이라면, 배푸리나 목푸리를
깔고 옆으로 누워 2~3분간 지압한다. 배푸리는 삼각형 모양의 4구
를 준비한다. 목푸리를 옆구리 아래에 깔았다면, 그 상태로 그림처
럼 몸통을 앞뒤로 움직이면서 배 앞쪽부터 등까지 골고루 자극한다.

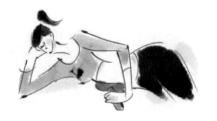

배푸리로 옆구리 풀기

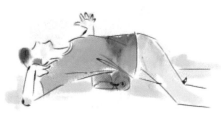

목푸리로 옆구리 풀기

3 각 장기 기통

배푸리의 양쪽에 지압막대가 달려 있는데, 한쪽은 둥글고, 한쪽은 납작한 모양이다. 이 지압막대를 이용하면 배꼽, 명치, 단전 같은 주요 혈점이나 간, 위, 신장, 방광 등의 장기를 정확하고도 쉽게 지압할 수 있다.

배푸리로 배꼽, 명치, 단전 지압하기

배푸리 지압막대로 주요 혈점을 10회 이상 여러 차례 누르고 떼기를 반복하거나 지압한 채 빠르게 누르고 떼기를 반복하며 진동을 준다.

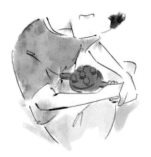

지압막대로 명치 부위를 눌러준다.

배푸리로 간 지압하기

배푸리 지압막대의 납작한 쪽으로 오른쪽 갈비뼈 아래를 깊이 찌르며 지압한다. 5초 이상 누르고 떼기를 10회 정도 반복한다. 누를 때는 상체를 앞으로 약간 숙여 좀 더 강하고 깊숙하게 자극이 되도록 한다.

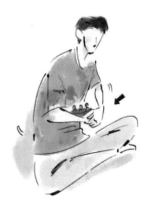

지압막대로 갈비뼈 아래쪽을 눌러준다.

배푸리로 위 지압하기

배푸리 지압막대의 납작한 쪽으로 왼쪽 갈비뼈 아래를 깊이 찌르며 지압한다. 5초 이상 누르고 떼기를 여러 번 반복하고, 지압할 때는 상체를 약간 숙여 지압의 강도를 더한다.

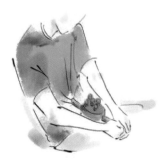

지압막대로 위를 눌러준다

배푸리로 신장 지압하기

배푸리 지압막대의 둥근 쪽으로 오른쪽 갈비뼈에서 아래로 3~4cm 떨어진 부위를 누른다. 마치 장을 헤치는 듯한 느낌으로 깊숙이 찔러 넣는다. 5초 이상 눌렀다 떼기를 10회 정도 반복한 후에 왼쪽 갈비뼈 아랫부분도 같은 방법으로 누른다. 다른 부위와 마찬가지로 누를 때 상체를 약간 앞으로 숙여 지압의 강도를 높인다.

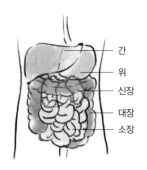

각 장기의 위치

4 등과 허리 기통

　　배푸리와 목푸리를 잘 이용하면, 긴장된 부위가 어디든 손쉽게 풀 수 있다. 특히 등과 허리 쪽은 배를 풀 때처럼 몸무게를 이용해 시원하게 지압할 수 있다.

　　전동에 의한 진동 마사지 기구들과는 달리 배푸리와 목푸리는 몸의 무게로 자연스럽게 지압하기 때문에, 마사지를 하고 나면 힘이 빠지는 부작용 없이 깊숙한 곳까지 자극할 수 있다. 자신의 몸 상태에 알맞게 자극을 가할 수 있어 전문 지압사에게 받는 것 못지않게 몸이 가뿐해지고 상쾌해진다.

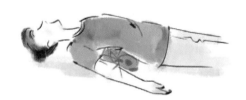

목푸리를 등 아래 받치고 눕는다.

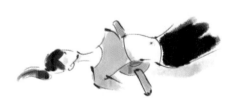

배푸리를 등 아래 받치고 눕는다.

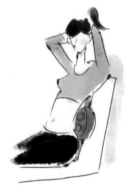

앉은 채로 등받이와 허리 사이에
배푸리를 놓고 눌러준다.

암 치유 사례로 알아보는
질병의 해부와
신비의 복뇌건강법

나의 어머니는 올해(2013년) 80세다. 어머니는 늘 편찮으셨고 아프다는 말을 입에 달고 사셨기 때문에, 나는 어릴 적부터 어머니는 아프신 게 당연한 것으로 알 정도였다. 어머니의 주요 증상은 두통과 소화불량이었다. 머리가 깨질 듯이 아프고, 소화도 잘 안 되며, 온몸이 무겁고 찌뿌드드한 상태의 연속이었다. 한쪽 눈은 나를 낳고 나서부터 푸르스름하게 멍이 든 것처럼 보였고, 찬바람을 쐬면 고름이 흘러내리곤 했다. 연세가 들면서부터는 소화제와 진통제를 달고 사셨다.

그런데 이상한 것은 어머니의 건강검진 결과였다. 늘 아프시다던 어머니의 건강검진 결과에서 아무런 이상이 발견되지 않았던 것이다. 혈압, 혈당, 간기능 수치, 혈중 콜레스테롤, 혈소판 등 모든 것이 정상이었고, 건강검진 결과만 놓고 보면 그토록 완벽한 건강인이 또 있을까 싶었다. 나는 도저히 이해할 수 없었다. 어머니는 위와 머리, 온몸에 통증을 호소했고, 불편한 증상으로 고통받는데도 검사결과는 모두 정상이라니, 아이러니하지 않은가?

검사에서 별 이상이 나타나지 않는데 환자가 계속 불편한 증상을 호소하면, 의사들은 기능성 혹은 신경성 질병이라고 말한다. 윗배가 답답하고 소화가 잘 안 돼도 검진결과상으로 위에 아무런 이상이 발견되지 않으면 그저 '신경성 소화불량'이라고 한다. 변비와 설사 등이 반복되지만 대장의 기질적 병변이 발견되지 않으면 '과민성 대장 증후군'이라고 병명을 붙이는 식이다.

사실 우리 몸의 각 부위에서 일어나는 불편한 증상들 중 70~80% 이상이 병원검진으로는 발견되지 않는다. 또한 병의 초기단계에는 검사로 알아내지 못하는 경우가 다반사다. 그러므로 건강검진 결과가 아무리 정상이라 해도 본인이 느끼기에 몸이 불편하다면 마냥 안심해서는 안 된다.

검진결과만 믿지 말고 평소에 자신이 느끼는 몸의 상태를 세심하게 체크해보라. 자신의 몸에 더욱 깊은 관심을 가지고 관찰하다 보면 몸의 이상반응에 대해 더욱더 빨리 알아내고 초기에 대처할 수 있다. 몸의 상태를 어떻게 체크할 수 있을까? 다음의 질문에 답해보자.

- 입맛은 좋은가?
- 배변의 상태는 괜찮은가?

- 소변은 정상인가?
- 머리가 맑고 몸이 가벼운가?

우선 건강상태를 쉽게 판단하는 근거는 소화와 배설의 상태를 살펴보는 것이다. 입맛이 좋고, 배변이 원활하고, 잠을 잘 자는 상태라면 일단 건강에 큰 이상은 없다고 봐도 좋다.

몸 상태에 대해 예민하게 깨어 있고 몸에 대한 관찰을 세심하게 하면, 자신의 문제는 스스로 찾을 수 있고 병의 원인도 추적해낼 수 있다. 그러면 그 원인을 제거하여 병을 근본적으로 치유할 수 있고, 더불어 예방하는 지혜도 얻게 될 것이다.

다시 나의 어머니 이야기로 돌아가보자. 어머니는 늘 속이 편치 않았고 머리가 깨질듯이 아파 CT나 MRI 검진도 수차례 받아봤다. 거듭된 검사에도 아무 이상이 나타나지 않았다. 그러다 4년 전, 명치 부위의 통증이 극심해 나의 셋째 누나가 간호사로 재직하고 있는 대구 모병원에서 다시 검진을 했다. 그런데 놀랍게도 간내담도암으로 판정받으셨다. 간 안에 위치한 담도에 종양이 생겼다는 것이다. 30mm 정도 간으로 침윤된 상태였다.

그 이전의 검진에서는 종양 크기가 너무 작아 잡히지 않았던 것으로 생각되었다. 보통 CT 촬영으로 3~5mm 크기의 암 덩어리는 발견할 수 있지만 3mm 이하는 찾아내지 못한다고 한다.

다행히 종양이 간의 좌엽에 국한되어 수술이 가능한 상태라고 했다.

사실 난 수술을 좋아하지 않는다. 하지만 어머니의 경우 수술을 완강하게 반대할 생각은 없었다. 어머니 스스로 암을 극복할 수 있는 의지나 건강에 관한 지혜가 부족하다고 생각했고, 다행히 수술로 안전하게 제거할 수 있는 상태였기 때문이다. 더구나 간은 반을 잘라내도 빠르면 1개월 이내에 제 모습으로 재생되는 장기가 아닌가. 수술, 방사선, 항암제의 3대 암치료 중 그나마 수술은 병소 위주의 최소 절제 방식이라면 암의 근본적인 치유를 위한 시간벌기용으로 유용하다고 본다.

우리 형제들은 어머니께 암이라는 사실을 숨기고 담도 내의 담석을 제거하는 수술이라고 했다. 걱정이 많은 어머니가 암이라는 사실을 아시면 갑작스런 충격으로 병세가 더 악화될 것이 우려되었기 때문이다. 사실 암 자체보다 암에 대한 공포 때문에 면역력이 빠르게 떨어지곤 한다.

첫 번째
수술

수술 날짜가 2009년 3월 11일로 잡혔다. 수술 전날 밤 레지던트 의사가 수술 경위를 설명하며 수술 동의서를 받으러 왔다. 암의 위치를 알려주면서 되도록 간의 좌엽만 절제할 거라고 말했다. 나는 내심 담도 전체와 담낭 등 주변 조직 모두를 절제하지 않을까 하고 걱정했는데 최소 범위를 절제한다고 하니 안심이 되었다. 흔히 병원에서는 암의 재발을 막기 위해 멀쩡한 주변 조직까지 다 잘라낸다. 나는 혹시라도 다 잘라낼까 봐 걱정되어 되도록 좌엽만 절제할 것을 다짐받고 수술에 동의했다.

3월 11일 아침, 그날의 첫 번째 수술이었다. 어머니는 수술실로 들어가셨고, 형님을 포함한 우리 5남매가 모두 병원에 모였다. 전국 각지에 흩어져 살기 때문에 모두 함께 모이기는 쉽지 않았다. 그때 어머니의 연세가 76세였으니 큰 수술을 잘 견딜 수 있을까 내심 걱정이 컸다. 수술실로 들어서는 어머니 또한 담담하게 받아들이려고 애쓰셨으나 걱정스러운 표정을 완전히 숨기지는 못하셨다.

우리 5남매는 수술실 밖에서 초초하게 기다렸다. 수술 도중 응급상황이 발생하거나 중요한 결정을 내려야 할 때, 주변 조직으로 암세포가 전이되었는지 여부를 검사할 때, 집도의들은 그 결과를 환자 보호자들에게 알려준다. 수술이 한참 진행된 후 수술실에서 연락이 왔다. 주변조직을 검사한 결과, 담낭이나 십이지장, 주변 림프절의 전이는 발견되지 않았다는 희소식이 전해졌다. 전이가 전혀 없으니 병소만 절제하겠다는 말에 나는 그제야 안심이 되었다. 그 정도의 결과라면 여간 다행인 일이 아닐 수 없었다.

3시간 정도 지났을까? 수술이 잘 끝났고, 어머니는 회복실로 옮겨졌다. 어머니가 마취에서 완전히 깨어나신 후 잠시 면회시간이 주어졌다. 형님과 함께 회복실로 들어갔을 때 어머니는 산소마스크 등 각종 의료장비를 매달고 수술 통증으로 신음하고 계셨다. 우리는 수술이 잘 되었다고 위로하며 다시 한 번 힘을 북돋아드렸다. 어머니는 듣는 듯 마는 듯 계속 신음소리만 내면서 고통스러워하셨다.

이틀 후에 어머니는 일반 병실로 옮겨졌다. 나는 이전에 수술 후 장이 유착되는 경우를 많이 봐왔다. 그래서 수술 전부터 어머니께

'수술 후에 몸을 부지런히 움직여야 한다'고 강조해서 말씀드렸다. 의사에게 물어보니 같은 얘기를 했다. 수술 후 1주일 이내에 유착이 진행되는 경우가 흔하다며, 수술 후에는 움직일 수만 있다면 되도록 빨리 운동을 시작하라고 강조했다. 수술이 잘되었는데도 불구하고 수술 부위에 유착이 발생하여 재수술을 해야 한다면 얼마나 황당한 일이겠는가? 어머니는 내 말대로 병실을 자주 걸어 다니며 운동을 하려고 노력하셨다.

'최대 절제'라는
수술원칙의 문제점

연로하셨음에도 불구에도 다행히 어머니의 회복은 순조로웠다. 어머니는 약 2주 후 퇴원하여 대구의 셋째 누나 집에 머물면서 통원치료를 받았다. 처음에는 간면역제, 영양제, 소화제, 항암제 등 많은 약들이 처방되었다. 내 생각에는 병소를 완전히 도려냈으니 약물은 일체 먹지 않고 체내의 자연 면역력과 재생력을 북돋울 수 있는 자연요법을 시행하는 게 좋을 것 같았다. 그래서 나는 대구에 내려갈 때마다 나의 핵심 치유법인 장기힐링마사지를 해드렸다. 수술 부위가 회복될 때까지는 매우 가볍게 해드렸다. 마사지와 더불어 뜸도 떠드렸다. 뜸과 식이요법 등을 병행하면 면역력 회복에 상당히 큰 도움이 되기 때문이다.

하지만 어머니를 포함하여 다른 가족들은 나의 치료법을 대수롭지 않게 생각하고 귀담아 듣지 않았다. 심지어 내가 하는 장기힐링마사지와 뜸을 비전문가의 돌팔이 행위로 못마땅하게 생각하는 눈치였다. 내가 명문대학을 졸업했음에도 남들이 인정하는 직업을 포기하고 자연요법 분야에 종사하는 것 자체가 못마땅하거니와, 그런 것이 과연 도움이 될까 하는 의구심이 가득한 눈초리였다. 큰누나를 제외한 나머지 형제들은 건강 지식이 거의 전무했으며, 특히 자연요법에 대해서는 아는 바가 전혀 없으니 어쩌면 당연한 반응인지도 모른다. 참고로, 큰누나는 오래전에 만성신부전을 자연요법으로 자가치유한 적이 있기 때문에 자연치유에 대한 조예가 상당히 깊었고 꽤 신뢰하는 편이었다.

자연요법에 대해 가장 극렬한 거부반응을 보인 사람은 당연히 간호사로 일하던 셋째 누나였다. 셋째 누나는 수술실의 마취과 간호사였기 때문에 매번 보고 듣는 것이 수술이나 약물 치료밖에 없었다. 현대의학의 절대 신봉자로 현대의학적 치료 이외의 모든 것을 미신으로 생각했다. 그래서인지 나의 의견이나 큰누나의 의견은 들을 생각도 하지 않았으며, 자연치유 자체를 경계하는 듯했다. 행여나 어머니께 약에 대한 부정적 인식을 심어줄까 봐 전전긍긍하는 눈치였다. 내가 틈틈이 약에 의존하는 것은 바람직하지 않다고 가족들에게 말해왔기 때문이다.

한 가지 이유가 더 있다. 가족들은 내가 수술방식에 대해 담당의사에게 전화로 항의했다고 잘못 알고 있었기 때문이다. 경위는 이렇다. 나중에 안 사실이지만, 수술을 할 때 암이 있는 간의 좌엽만 절제한 것이 아니라 담낭 등 주변 조직을 모두 제거했다는 것이다. 그 사실을 듣고 나는 너무나 놀랐고 좌절했다. 장기를 많이 절제하면 절제할수록 그만큼 자연치유력과 회복력이 떨어진다고 생각했기 때문이다. 그리고 이전에 나의 건강강좌와 장기힐링마사지에 참여한 회원들 중 담낭을 절제한 사람들을 여럿 만나보았는데, 대부분 소화문제나 설사 등으로 고생하고 있었다.

분명히 수술동의서를 작성할 때 간의 좌엽만 제거할 것을 다짐받았건만, 주변 조직을 모두 도려냈다니 놀라지 않을 수 없었다. 더구나 수술 중 조직검사에서 주변에 전이된 징후가 나타나지 않았다고 했는데도 말이다.

나는 담당의사에게 전화를 걸어 왜 주변 조직까지 절제했는지 물어보았다. 나도 모르게 따지는 어투가 다소 배어나왔을지 모르지만, 질문의 의도는 그 이유가 정말 궁금했었기 때문이다. 담당의사의 대답은 간내담도암 수술을 할 때 일반적으로 하는 방식을 따랐다는 것이다. 전이되는 것을 막기 위해 주변 조직을 최대한 절제하는 게 원칙이라는 설명도 덧붙였다. 수술동의서를 작성할 때 좌엽만 절제한다고 말했던 것은 레지던트가 잘 몰라서 그렇게 얘기한 것이라고 대답했다.

암이 전이되는 것을 방지하기 위해 주변 림프절 등 최대 범위를 절제한다는 사실은 나도 익히 알고 있었지만, 아무리 그래도 멀쩡한 주변 장기들까지 무참히 잘라낸다는 사실에 다시 한 번 놀랐다. 현대의학은 정말 대담하지 않은가.

자연치유를 지지하는 입장에서 보면, 장기를 최대한 보존하고 인체의 복원력과 면역력을 키워야 그 힘으로 병이 나을 수 있다. 언뜻 생각하기에 주변 조직을 많이 잘라내면 전이될 곳이 없으니 재발 위험도 줄 것 같지만, 사실은 그렇지 않다. 각각의 장기는 고유의 역할이 있고, 장기가 절제되어 그 역할을 제대로 할 수 없게 되면 남은 장기의 부담이 커진다. 그러면 전반적인 조화가 깨지고, 생체의 스트레스가 가중되면서 면역력과 재생력이 떨어질 수밖에 없다. 인체의 면역력과 재생력이 떨어지면 어떻게 될까? 당연히 잠재된 암세포가 기승하기 쉬운 체질이 되고 만다.

그러므로 가능한 한 많이 절제해 암의 전이를 막는다는 생각보다 최소한만 절제해 인체 스스로가 회복할 수 있도록 돕는 것이 더욱 현명한 처사가 아닐까? 나중에 더 자세하게 언급하겠지만, 우려했던 일은 결국 일어나고야 말았다. 어머니는 최대절제 수술을 하고 이후 1년간 꾸준히 항암제를 복용했음에도 불구하고 결국 주변 림프절에 암이 전이되어 재발했다. 요즘 현대의학의 일각에서는 최소절제 방향으로 나아가는 추세인데, 그나마 다행스러운 일이라고 생각한다.

우리에겐 스스로를 치유하는
내면의 의사가 있다

나는 서울에서 살고 있어서 어머니가 계신 대구로 자주 내려갈 수 없었다. 당장 어머니를 서울로 모시고 와 약물 대신 자연요법으로 회복시켜 드리고 싶었지만, 당사자인 어머니를 포함해 가족 대부분이 반대했다. 병원치료가 훨씬 더 안전하다고 생각했기 때문이다.

아마 우리 가족뿐 아니라 대부분의 사람들이 이런 생각을 가졌을 것이다. 병이 나면 모든 것을 의사에게 맡기고, 의사의 처방과 지시를 따라야 한다는 생각 말이다. 이것은 상식이다. 하지만 우리의 몸은 자동차나 컴퓨터가 아니다. 기계는 인간이 만든 장치와 시스템으로 운영될 뿐 자기 조절력이나 치유력이 없다. 그러므로 기계가 고장 나면 그 기계 전문가에게 맡기고 수리비만 지불하면 된다. 뒷짐지고 구경하고 있으면 다 고쳐진다.

　하지만 인체는 다르다. 인체와 생명의 메커니즘 자체가 너무 심오하고 신비로워 인간의 지력으로 밝히지 못한 부분이 더 많다. 인체는 소우주, 즉 우주의 축소판으로 우주만큼 신비롭고 복잡하다. 그러므로 인체를 모두 안다는 것은 우주를 모두 안다는 것과 동일하다. 생명의 메커니즘과 비밀에 대해 인간이 알아낸 부분은, 아마 해변의 모래알 중 조약돌 몇 개를 주운 것에 불과할 것이다.

　과학자 아인슈타인조차도 "나는 바닷가에서 예쁜 조개와 조약돌을 줍는 소년에 불과하다."고 고백한 적이 있다. 거대한 생명의 바다, 매 순간 춤추듯 약동하는 생명의 바다를 그 누가 컨트롤할 수 있겠는가? 이 세상에 똑같은 사람은 단 한 사람도 없고, 각자가 앓고 있는 질병도 모두 다르다. 증상이 비슷하더라도 원인이 모두 다르므로 각각의 처방 역시 달라야 한다. 과학의 발전을 바탕으로 한 현대의학이 질병치료에 기여한 부분도 많지만, 모든 병을 전적으로 치유할 수 있는 '만능'은 아니다. 그러므로 의학적 도움을 받을 부분과 우리 스스로의 치유력을 활용할 영역을 잘 가리는 지혜가 무엇보다도 중요하다.

현대의학은 인체를 근본적으로 치유하는 의도醫道라기보다 병증이나 병소에 대한 직접적인 조취를 취하는 응급처방에 가깝다. 예를 들어, 뼈가 부러졌다고 치자. 의사가 부러진 뼈를 다시 붙일 수 있을까? 우리는 의사가 뼈를 붙인다고 막연히 생각하지만, 의사는 부러진 뼈를 알맞은 위치에 고정시켜 깁스를 해줄 뿐, 뼈가 다시 붙고 재생되는 것은 인체 스스로가 해내는 재생력, 즉 자연치유의 작용이다.

염증은 또 어떠한가? 의사는 항생제나 소염제로 세균이나 바이러스를 차단하거나 죽일 뿐, 염증 자체를 없애지는 못한다. 염증 자체를 근본적으로 없애는 것은 인체 자체가 지닌 백혈구의 식균작용이요 청소작용에 의해서다.

암은 어떨까? 수술로 도려내면 암이 완전히 없어질까? 아니면 항암제나 방사선 치료로 암세포를 깨끗이 소탕할 수 있을까? 아니다! 그것은 단지 병소를 일시적으로 도려내거나 줄이는 응급처방에 지나지 않으며, 눈에 보이지 않는 암세포까지 모두 다 박멸한 것은 아니다.

현대의학의 응급처방은 확실히 필요한 경우가 있고, 자연요법으로 치유할 수 있는 시간을 벌어주는 데도 큰 도움을 준다. 하지만 그 문제점도 적지 않다. 현대의학의 응급처방이 인체가 지닌 자연치유력까지 약화시켜 오히려 병을 부추길 수 있다는 것이다. 수술이나 약물치료는 눈에 보이는 병소만 처리하는 것이 아니라, 인체의 건강한 장기들과 세포들에도 타격을 주기 때문이다. 그래서 수술이나 약물치료는 일시적으로 빠르게 호전되는 것처럼 보이다가도, 얼마 못 가 다시 재발하는 것이다. 게다가 병이 재발할 때, 약물이나 수술에 지친 인체는 이미 약해질 대로 약해진 상태이고, 약물이나 수술을 이기고 재발한 병증은 더욱 악성이 되어 돌아온다.

인체 내에는 스스로를 치유하는 내면의 의사가 있다. 우리 몸은 기계와는 달리 변화무쌍한 외부환경에 적응하고 유해한 외부자극에 대항하는 반응을 수시로 가동시킨다. 또한 우리 몸에는 이상이나 고장이 생기면 그것을 스스로 조정하거나 고치는 자동조절장치가 있다. 그것이 바로 내면의 의사, 즉 인체의 신비로운 면역력, 자연치유력, 재생력, 회복력이다. 내면의 의사는 거의 전지전능하다. 지금 이 순간에도 인간이 도저히 인지할 수 없는 신비로운 기능을 수행하고 있다. 물론 치료비는 한 푼도 청구하지 않으면서 말이다.

우리에게 진정 필요한 것은 스스로를 치유하는 내면의 의사에 대한 지식과 믿음이다. 그리고 그 내면의 의사를 돕는 올바른 식습관과 생활습관을 갖는 것이다. 물론 위급한 상황이라면 수술이나 약물치료 같은 현대의학의 응급처방을 적절히 활용해야 한다. 하지만 응급처방이 끝났다면, 내면의 의사를 불러내어 근본적인 치유를 해야한다. 그런데 급한 불을 끈 후에도 인체의 자연치유력을 살리지 않고(즉, 식습관이나 생활환경을 바꾸지 않고) 약물로 계속 응급처방만 한다면 그 약물의 폐해를 고스란히 경험할 수밖에 없다. 불을 끄기 위해 퍼부은 물이나 소화제를 불이 꺼진 후에도 계속 퍼부어댄다면 그 건물이 어떻게 되겠는가?

현대의학은
왜 종교가 되었나?

　　아무튼 나의 이런 확신은 어머니와 가족들에게 전달되지 못했다. 그리고 어머니는 수술 직후라서 누나 집에서 좀 더 편히 지내시며 보살핌을 받아야 하는 것도 사실이었다.

　어머니는 퇴원 후에 항암제, 간장면역제, 소화제, 영양제 등 다량의 약물을 드셔야만 했다. 안 그래도 수술로 쇠약해졌는데 항암제까지 들어가면 몸은 더욱 피폐해지고 면역력도 파괴되지 않을까? 나는 내심 걱정되었지만, 현대인들에게 의사의 명령은 성직자의 명령보다 더 강하다. 난치병이나 불치병일수록 환자와 가족은 의사에게 매달린다. 지푸라기라도 잡으려는 심정에서다. 가족들은 대부분 수술이나 약물, 방사선치료 같은 조치(그 결과가 불확실하더라도)를 취하지 않으면 환자에게 큰 죄라도 짓는 것으로 여긴다. 죽을 때 죽더라도 무엇이든 해봐야 하지 않겠느냐고, 그게 환자에게 최선을 다하는 것 아니겠냐고 생각하며 가족들은 스스로를 위로한다.

　하지만 이런 막연한 생각이 큰 화를 부른다. 미국의 저명한 의학박사인 로버트 S. 멘델존Robert S. Mendelsohn은 그의 저서《나는 현대의학을 믿지 않는다》에서 병원은 일종의 의료공장이고, 현대의학은 사람의 병을 고쳐주는 의술과 과학이 아니라 환자의 신뢰 없이는 존재할 수 없는 종교라고 규정했다. 의료행위 중 90%는 불필요한 것이고, 그 불필요한 의료행위로 사람이 죽을 수도 있다고 지적했다. 그래서 의사, 병원, 약, 의료기구의 90%가 사라지면 현대인의 건강은 당장 좋아질 것이라고 확신했다.

또한 그는 아무런 준비 없이 진찰실이나 진료소, 병원에 가는 것만큼 위험한 일은 없다고 지적하며, 현대의학에 대해 다음의 세 가지 의문을 품어보라고 조언했다. 첫째, 다른 곳에서라면 당연히 의심받을 만한 행위가 의료행위라는 이유만으로 공공연하게 자행되고 있다. 둘째, 환자 대부분이 수술에 대해 이해하지 못하면서 선뜻 수술에 동의하고 있다. 셋째, 사람들은 약에 들어 있는 화학물질이 어떤 작용을 하는지 제대로 알지 못하면서 연간 수천 톤에 달하는 약을 소비하고 있다.

약이나 의사에 의존하지 않고도 우리가 실천할 수 있는 것은 매우 많다. 약을 먹지 않는다고 해서 아무것도 하지 않는 게 결코 아니다. 가족들 역시 환자를 낫게 하기 위해 아무것도 하지 않는다고 불안해하거나 죄의식에 시달릴 필요가 없다. 오히려 병원과 의사에게만 환자를 맡기고 자신들은 가만히 있는 것이야말로 크나큰 방조죄라는 사실을 알아야 한다.

히포크라테스는 "음식으로 고치지 못하는 병은 의사도 고칠 수 없다."고 했다. 매번 먹는 음식만 잘 가려먹어도 의사가 처방하는 약보다 더 큰 효과를 볼 수 있다. 아무 부작용 없이 말이다. 또한 운동보다 좋은 명약이 있겠는가? 방법만 잘 익히면 중환자도 가만히 누워서 쉽게 할 수 있는 동작이 매우 많다. 또한 일체유심조라고 했다. 내 몸이 지닌 양약, 그리고 행복과 미소, 긍정의 상황을 창조해낼 수 있는 마음의 위대한 창조력은 누구나 당장 사용할 수 있다.

그 밖에 내면의 의사를 되살리는 수많은 자연요법들이 존재한다. 자연요법들은 누구나 조금만 배워도 쉽게 해볼 수 있다. 마사지나 지압, 뜸, 찜질, 반신욕, 호흡, 명상, 아로마테라피, 자세교정 등 일일이 다 열거할 수 없을 만큼 다양하다.

어머니의 경우는 수술로 응급처방을 끝냈으니 곧장 건강한 생활습관과 식습관, 운동습관으로 되돌아가는 노력이 필요했다. 하지만 처방약의 목록을 보니 어머니에게 도움이 되는 것은 거의 없어 보였다. 수술로 담낭을 절제했으니 회복기간 동안 소화를 돕는 소화제 정도가 필요한 약의 전부일 듯했다. 오히려 항암제는 노약한 어머니의 회복에 악영향을 끼칠 수 있었다. 알다시피 항암제는 암세포만 공격하는 것이 아니라 정상 조직과 세포도 융단폭격 식으로 파괴한다. 따지고 보면 암세포를 파괴하는 것만큼 인체의 면역력도 떨어뜨리기 때문에 약효가 좋아도 본전이다. 더구나 어머니의 경우는 수술로 눈에 보이는 암세포는 모두 제거한 상태가 아닌가? 보이지도 않는 암세포를 박멸하겠다고 몸 전체에 융단폭격을 가하는 것은, 벼룩을 잡겠다고 초가삼간을 불태우는 것과 다름없다.

이런 생각으로 나는 어머니께 항암제는 그만 드시고 대신 자연 항암성분이 듬뿍 들어 있는 음식을 드시라고 말씀드렸다. 그리고 그런 음식들의 목록을 드렸다. 또한 손쉽게 할 수 있는 쑥뜸도 갖다드리고, 장기힐링마사지는 대구에 내려갈 때마다 틈틈이 해드리려고 애썼다.

하지만 어머니는 약을 중단할 생각은 털끝만큼도 없으셨다. 더구나 간호사인 셋째 누나는 "네가 의사냐?" 하며 노발대발했다. 뜸 기구, 자연 항암음식 목록, 마사지 같은 하찮은 것들로 악질 중의 악질인 암세포가 사라지겠느냐는 눈치였다. 너무 답답했지만 어찌할 도리가 없었다. 환자를 포함하여 온 가족이 현대의학에 의존하려는데 나 혼자 무엇을 할 수 있겠는가? 일단 약은 그대로 드시게 하되, 내가 할 수 있는 것이라도 최선을 다해 해드리는 수밖에 없었다.

이후 어머니는 수술로 인한 상처가 서서히 회복되면서 기력도 차츰 나아지셨다. 하지만 여전히 소화가 잘 안 되고 명치가 답답하다고 하셨다. 몸이 무겁고 찌뿌드드한 상태도 여전했고, 머리도 개운하지 않다고 하셨다.

어머니는 수술로 병소를 도려내면 몸이 말끔해질 것이라고 생각하신 것 같다. 그런데 몸의 컨디션이 수술 전과 별 차이가 없으니 꽤 실망하신 것 같았다. 여기저기의 불편함을 계속 호소하셨고 "제발 아프지 않았으면…." 하는 넋두리도 이어졌다. 그리고 병소를 도려냈는데도 왜 수술 전과 별 차이가 없는지 나에게 물어보곤 하셨다.

어머니는 마치 무거운 짐을 지고 인생이라는 강을 건너는 사람처럼 힘겨워 보였고, 나는 몹시 안타까운 마음에 속으로 이렇게 생각했다. '그 연세에, 그 체력에, 밥 반 약 반…. 약을 매끼 한 움큼이나 드시는데 속이 편할 리가 있겠습니까? 정상인도 그토록 독한 약을 끼니 때마다 그렇게 많이 먹으면 속이 쓰리고 불편할 텐데요.'

가끔 어머니나 누나에게 이런 말을 건네기도 했지만, 약을 안 먹고 별수 있겠느냐는 태도였다. 특히 작은 누나는 세상에 부작용 없는 약이 어디 있느냐며, 부작용을 감수하고서라도 약을 먹어야 한다고 했다.

장기힐링마사지로 굳어져 있던
수술 부위가 말랑말랑해지다

어머니는 한동안 대구의 셋째 누나 집에서 지냈고, 어느 정도 회복한 후에 안동 시골집으로 돌아가셨다. 그 당시 아버지는 중풍으로 8년째 요양원에 입원해 계셨다. 어머니의 암은 오랜 세월 동안 해온 아버지 병수발 때문인지도 모른다. 자리에만 누워 계신 아버지를 6년이 넘게 혼자 보살피셨으니, 그 고생이 오죽했겠는가?

집으로 가신 후, 어머니는 홀로 투병생활을 하시며 수술하신 대학병원에서 통원치료를 받으셨다. 통원치료라고 해봐야 초기에는 1~2주에 1번, 나중에는 1달에 1번 꼴로 병원에 가서 담당의사를 만나 약을 받아오는 것이 전부였다.

고향집에서 혼자 4개월 정도 보내신 후, 2009년 7월 어머니는 나의 간곡한 권유로 드디어 서울로 올라오셨다. 얼굴은 전체적으로 부어 있었고, 안색도 거무칙칙하셨다. 얼마 전부터 통화할 때마다 얼굴이 자주 붓는다고 호소했는데, 그다지 심각한 상태는 아니었지만 눈과 볼 주변에 부기가 있어 손가락으로 누르면 누른 자국이 한참 사라지지 않았다. 약을 너무 많이 복용하여 간이나 신장 같은 장기가 힘에 부쳤을 수도 있다. 그러면 수분대사가 원활하지 못해 자주 붓는다.

어머니의 배를 보니 상복부에 거꾸로 된 T자 모양의 수술자국이 선명했다. 연세를 생각하면 잘 아문 편이었지만, 배는 전체적으로 팽만한 상태였다. 그도 그럴 것이, 수술로 간의 좌엽과 담낭 등을 절제했고, 개복수술의 상처가 커 기혈순환이 원활하지 못했기 때문에 소화기능이 떨어진 탓이다. 특히 상복부가 팽만해 있었으며 수술의 상흔으로 단단하게 굳어 있었다.

배꼽 모양을 보니 역시 간담 쪽으로 틀어져 있었다. 앞에서 배꼽진단법을 살펴봤듯이, 이는 그동안 간담 쪽에 문제가 많았다는 뜻이다.

어머니는 병원에서 처방받은 약 5~6정을 식후에 꼭꼭 챙겨 드셨다. 내 생각에는 일체의 약을 끊고 속을 편안히 한 상태에서 자연요법을 행하면 치유가 훨씬 빠를 것 같았다. 하지만 어머니는 약을 끊으면 당장 무슨 일이라도 일어날 것처럼 생각하셨기 때문에, 나 또한 무작정 약을 끊으라고 강요할 수는 없었다.

나는 내 나름대로 최선을 다할 수밖에 없었다. 장기힐링마사지를 매일 해드리고 전신 경혈 지압도 돌아가며 병행했다. 막힌 기의 흐름을 촉진시키고 균형을 잡아주기 위해서였다.

배마사지를 할 때는 주로 인체의 중심이자 뿌리인 배꼽을 먼저 풀었다. 배꼽은 우리 몸이 생길 때 최초로 만들어지는 세포라서 원기를 많이 담고 있고 단전과도 밀접한 연관을 갖는다. 오장육부가 배꼽에서 갈라져 나왔기 때문에 배꼽만 잘 다스려도 모든 장기의 기를 조화롭게 소통시킬 수 있다.

배꼽을 푼 다음에는 수술부위를 가볍게 눌러 흔들며 긴장된 세포들을 풀어주었다. 그리고 어머니는 명치 부위가 유난히 불편하다고 하셨기 때문에 그 부위도 집중적으로 풀었다. 명치 부위는 특히 뇌에서 내려오는 자율신경다발들이 밀집되어 있기 때문에, 이곳을 자극하면 자율신경이 안정되어 장기, 특히 위장, 소장, 대장 등의 소화기계통의 장기들이 잘 기능하게 된다.

이틀 정도는 별다른 변화가 없다가 3, 4일 지나자 무언가 변화가 시작되었다. 가스가 차 팽만했던 배는 가스가 빠지면서 느슨해졌다. 그리고 단단하게 뭉쳐 있던 수술 부위가 말랑말랑해지고 배의 색깔도 한결 맑아졌다.

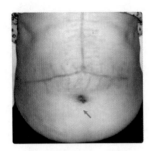

장기힐링마사지 전
(2009년 8월 3일)

어머니는 소화가 잘 되고 속이 편해졌다고 좋아하셨다. 배가 풀림에 따라 당연히 일어나는 반응이다. 어머니는 기분이 좋아져서인지 근처 공원으로 자주 운동을 나가시곤 했다. 얼굴의 부기도 빠져 한결 갸름해지셨다. 몸의 신진대사가 개선되었다는 증거다.

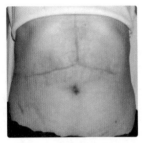

장기힐링마사지 후
(2009년 8월 7일)

장기힐링마사지를 받고 소화력이 개선되었으니 소화제라도 끊으실 만한데, 역시 약을 중단할 용기는 내지 못하셨다. 약을 끊으면 인체의 자연치유력과 면역력이 방해를 받지 않기 때문에 자연요법의 효과도 커지고 회복도 훨씬 빨라진다. 하지만 어머니는 그 사실을 받아들이지 못하셨다. 오직 의사의 처방만 따라야 한다는 고정관념에서 벗어날 수가 없었던 것이다.

어머니는 10여 일 동안 나에게 장기힐링마사지를 받은 후 다시 고향으로 내려가셨다. 짧은 기간이었지만 어머니의 배가 많이 좋아졌고 몸이 가벼워지셨기 때문에 내 마음은 한결 편안했다. 하지만 약에 계속 시달려 또다시 배가 불편해지실 것을 생각하니 안타까웠다.

수술 1년 후,
암이 재발하다

       시골에 내려가신 후 어머니는 한동안 비교적 편안하게 지내셨다. 하지만 예상대로 얼마 지나지 않아 여기저기 불편한 증상이 나타나기 시작했다. 주로 소화 문제, 명치의 통증, 두통 등이었다. 불편함이 약간 덜할 때도 있었으나 몸이 늘 개운하지 못하셨다. 건강 생활에 대한 자각 없이 약에만 의존하려고 하니 몸이 바뀔 리 있겠는가?

    가장 치명적인 독은 근심과 걱정이다. 어머니는 자식들이나 주변의 온갖 사소한 문젯거리에도 애를 끓이는 성품이시다. 그러니 몸이 견뎌낼 재간이 있겠는가? 만사를 편하게 대하고 긍정적으로 생각하면 좋으련만, 당신 뜻대로 되지 않으면 신경질을 내고 크게 근심하신다.

    2009년 여름이 지날 무렵, 어머니는 오른쪽 다리가 저리고 아프다고 간간히 호소하셨다. 다리의 불편이 추가된 것이다. 그러다가 2010년 2월 3일, 오랫동안 병석에 누워 계셨던 아버지가 돌아가셨다. 10년 가까이 누워 지내셨던 까닭에 극도로 쇠약해지신 데다 결정적으로 폐렴이 거듭되면서 호흡곤란으로 돌아가신 것이다. 어머니는 아버지가 빨리 돌아가시는 게 차라리 더 편하실 거라고 말씀하곤 했지만, 막상 돌아가시니 상심이 무척 크셨던 모양이다.

    장례식을 치른 이후 어머니는 수술 전과 같이 명치 부위가 심하게 아프다고 호소했다. 통증 때문에 잠도 못 주무시고 밤을 새우는 경우도 종종 있었다. 그래서 셋째 누나가 어머니를 모시고 근처 대학 병원에 가서 다시 검진을 받아보시도록 했다. CT를 비롯한 몇 가지 검사에서 명치 부위에 좋지 않는 종물이 발견되어 PET로 더 정밀한 검진을 했다. 검진결과 수술 부위 주변의 림프절에 암이 전이되었다고 했다. 그리고 명치 부위에 위치한 림프절 하나가 4cm 정도의 악성종양으로 커져 있다는 것이다.

담당의사는 먹는 항암제를 주사약으로 바꾸자고 했다. 1년 동안 항암제를 꼬박꼬박 챙겨 먹었는데도 불구하고 암이 재발했다는 사실에 어머니는 몹시 큰 충격을 받으셨고, 한편으로는 의아하게 생각하셨다. 일단 의사의 처방을 미루고, 서울에 있는 더 큰 병원에서 한 번더 검진을 받아보고 싶다고 하셨다. 가족들도 모두 동의했다. 환자와 가족들이 강력히 원하는 바이니 일단 들어주기로 하고, 나는 서울대학병원에 진료예약을 잡았다.

3월 9일 오후, 형님이 어머니를 모시고 서울로 올라왔다. 예약시간보다 일찍 도착해 미리 이전 병원의 검사기록을 제출한 후, 2시간 정도 기다린 끝에 의사와 면담할 수 있었다. 힘들게 올라와 오래 기다린 끝에 이루어진 면담이지만 고작 몇 마디 대화가 전부였다. 의사는 검사기록을 훑어보며 이전 병원 의사의 소견을 물어보더니 몇가지 검사를 다시 지시했다. 혈액과 소변 검사, 흉부 엑스레이 검사였다. 그리고 다음 진료 전까지 이전 병원의 생검 슬라이드를 제출하라고 했다. 어머니는 조심스럽게 의사에게 한 가지 질문을 던졌다.

"의사가 처방해준 약을 1년 동안 먹었는데 왜 암이 재발한 건가요? 먹고 있는 약을 계속 먹어야 합니까?"

의사는 이전 병원에서 준 처방전을 잠깐 보더니 뭔가 좀 잘못되었다는 표정을 지으며 대답했다.

"이 약은 더 이상 먹을 필요가 없어요. 암이 재발했으니까 이 약은 안 드셔도 됩니다."

어머니는 실망하셨지만 나는 속으로 쾌재를 불렀다. 이번에는 약을 완전히 끊으시게 한 후 자연요법에 전력투구할 생각이었다. 진료를 마치고 나오면서 나는 형님과 어머니에게 자연요법에 매달려야 한다고 강조했다.

"항암제를 1년이나 꼬박 복용하고도 암이 재발했잖아요! 더 독한 항암요법은 이제 무의미합니다. 무의미할 뿐만 아니라 어머니의 체력을 더욱 소진시켜 고통만 커질 뿐입니다."

형님은 자연요법에 대해 아는 바가 없는 터라 버럭 화를 내며 대꾸했다.

"자연요법으로 암이 낫는다면 이 많은 사람들이 왜 병원을 찾겠냐? 항암치료로 생명이라도 연장해드려야 하지 않아? 젊은이들이야 자연치유로 회복을 기대할 수 있지만 노인들이 가능하겠냐?"

형님의 말씀은 암에 대처하는 일반인들의 전형적인 생각과 똑같다. 아무것도 할 수 없으니 항암치료라도 해야 하지 않겠느냐는 식이다. 하지만 우리가 질병의 원인을 이해하고, 건강의 원리와 방법을 잘 배운다면, 암을 극복하기 위해 할 수 있는 손쉬우면서도 효과적인 요법들이 무척이나 많다.

"의사와 병원에 의존하여 병을 쉽게 고치려 하기 때문에 대부분 암을 극복하지 못하고 고통 속에서 죽어가는 것입니다. 말기의 경우

연명치료를 한다고 하지만, 사실 항암치료로 생명이 연장되는지는 의문입니다. 항암제 투여는 오히려 환자의 고통을 가중시키고 영양 상태뿐 아니라 체력과 면역력을 떨어뜨려 환자의 죽음을 앞당길 수도 있습니다."

나의 단호한 어조 때문이었는지 형님은 그렇다면 한번 해보라고 마지못해 허락했다. 물론 큰 기대는 하지 않는 눈치였고, 어머니의 경우 선택의 여지가 별로 없었기 때문일 것이다.

본격적으로
자연요법 치료를 시작하다

집에 돌아오자마자 나는 어머니께 약부터 끊으시라고 했다. 어머니는 여전히 약에 대한 미련을 버리지 못하고 한참을 망설였다. 하지만 약을 꾸준히 복용했음에도 암이 재발했고 서울대병원 의사도 더 이상 먹을 필요가 없다고 조언했던 터라, 결국 그 약들을 모두 끊고 나의 자연요법에 매달려보겠다고 하셨다.

나는 그날 밤부터 곧바로 자연요법을 시행했다. 먼저 뜸돌을 데워 배를 따뜻하게 하는 온열요법부터 시작했다. 냉한 부위는 기혈순환이 안 되어 굳어지거나 뭉치기 쉽다. 당연히 냉한 부위는 병균의 온상이 되며 염증, 궤양, 혹, 종양 등이 잘 생긴다. 병소에 열이 많은 것은 우리 몸의 면역체가 병원균과 격렬히 싸울 때 나타나는 비교적 초기의 반응일 뿐이다. 질병이 진행되어 만성화될수록 병소는 더욱 차

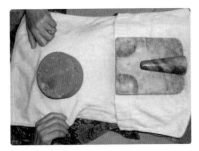
뜸돌을 데워 명치와 배꼽을 따뜻하게 했다.

갑게 변해간다. 특히 배는 따뜻해야 편안하고 병이 없다. 복무열통腹無熱痛이라 하여 한방에서는 배가 따뜻해서 오는 병은 없다고 했다.

또한 암은 속성상 열에 약하다. 체온이 올라가면 몸의 혈관이 확장되는데, 체온은 최고 43도까지만 상승한다고 한다. 반면 암의 신생혈관은 열에 의해서도 더 이상 확장하지 않아 체온이 올라가면 암세포 안에 열이 가득 차 괴멸한다고 밝혀졌다. 36~37도의 최적의 체온에서 인체의 신진대사가 가장 원활할 뿐만 아니라 자연살해 T세포와 B세포 등의 임파구가 증가하고 과립구의 식균작용이 강해진다.

이러한 사실은 과학적으로 밝혀져 양방에서도 하이프 나이프 초음파 고온(65도)으로 암세포를 파괴하는 치료법이 도입되어 활용되고 있는 실정이다. 정상세포는 47도까지 문제가 없기 때문에, 병소의 온도를 42~43도까지 올려 암세포의 세포막 파괴를 유도하는 것이다. 이러한 온열치료는 통증을 완화해주고 방사선 단독치료보다 생존율이 높은 것으로 나타났다.

나는 뜸돌을 병소는 물론 배꼽에도 많이 올려놓았다. 배꼽은 인체의 아궁이라고 할 수 있다. 배꼽에 불을 때면 오장육부는 물론 전신이 따뜻해진다. 반대로 배꼽이 차가워지면 배는 물론 온몸의 체온이 내려간다. 배꼽을 내놓고 자면 한기가 침습하여 배앓이를 하게 되는 이유가 바로 그 때문이다.

나는 뜸돌을 가슴에도 올려놓곤 했는데, 가슴도 감정적 정체들 때문에 많이 막혀 있는 곳이라고 판단했기 때문이다. 뜸돌로 배를 따뜻하게 데운 후 곧바로 장기힐링마사지를 실시했다. 뜸돌이 배를 겉에서 데우는 요법이라면, 장기힐링마사지는 배를 속에서부터 따뜻하게 데워주는 방법이다. 장을 포함한 내부 장기를 기가 듬뿍 담긴 약손으로 직접 자극함으로써 장기의 독소를 몰아내고 장기의 막힘을 뻥 뚫어주기 때문이다.

장기의 기혈순환이 회복되면 속부터 따뜻해지기 마련이다. 그렇기 때문에 장기힐링마사지는 그 어떤 요법보다도 빠르게, 그리고 근본적으로 배를 따뜻하게 만들어준다. 배가 따뜻해지면 속이 편안해지고 면역력도 빠르게 강해진다. 장과 비장, 간장 등은 면역 임파구들이 자라나고 훈련받는 훈련캠프로 알려져 있다.

우리 인체의 면역력의 70% 이상이 장과 관련되어 있다고 밝혀졌다. 그러므로 장이 따뜻해지면 자연히 면역력이 강해지고, 면역력이 강해지면 암세포를 물리칠 수 있는 내면의 의사가 활발하게 활동하게 되는 것이다.

뜸으로 기의 흐름을 돕고 암의 통증을 없애다

다음 날 아침에는 어머니께 뜸을 떠드렸다. 뜸은 급성병에 특효를 발휘하는 침과는 달리 암과 같은 만성병에 주효한 것으로 알려져 있다. 나는 장기힐링마사지만으로도 충분히 호전시킬 수 있다고 자신했지만, 암의 통증을 빨리 제어하기 위해선 여러 요법을 병용해야 한다고 판단했다. 더구나 장기힐링마사지를 매일 행하는 것은 시술자가 에너지를 많이 써야 하기 때문에, 그런 면에서 약간은 무리가 따른다.

뜸은 약간의 지식만 갖추면 누구나 쉽게 할 수 있다. 인체의 중요한 혈자리를 몇 군데 익히고 뜸을 쌀알만 하게 뭉쳐 향불로 불을 붙이는 법만 배우면 된다.

나는 쌀알 크기로 뜸을 뭉쳐 양다리의 족삼리 2곳과 양팔의 곡지 2곳을 3번씩 떴다. 배에는 뜸돌을 동시에 올려놓아 효과를 극대화시키고자 했다. 족삼리와 곡지는 전신의 기흐름을 조화시켜 주는 혈자리다. 따끔할 정도의 강렬한 온열자극에 의해 전신의 경락이 뚫려 기의 흐름이 원활해지기도 한다.

뜸의 효과는 경혈을 자극하는 데 그치지 않고 피부에 작은 화상을 입혀 생기는 이종異種 단백체 때문에 얻어진다고 한다. 이종 단백체가 생기면 항원 항체 반응이 일어나 저항이 많아짐과 동시에 백혈구가 그 부분에 결집하여 가벼운 세균 감염은 즉시 멸균된다고 한다.

그러나 내가 보는 뜸의 효과는 또 있다. 바로 통즉통痛卽通, 아프면 통한다는 원리다. 이열치열以熱治熱의 원리와 같다고 이해해도 좋다. 통증을 통해 통증을 이기는 원리인 것이다.

사실 통증은 내면의 의사가 인체의 문제를 고치는 과정에서 생기는 치유반응의 일종이다. '아프면 낫는다', '아이들은 아프면서 성장한다'라는 말들이 모두 그런 이유에서 나온 진리의 명언이다. 가령 부상을 당하면 통증이 느껴지면서 열이 발생한다. 그 통증은 '상해전류'라 하며 신경전류가 상처 부위로 통하면서 생기는 것이다. 즉, 상해전류가 상처 부위로 흐르면서 세포 재생이 시작되고, 그것은 곧 통증으로 나타난다. 따라서 통증은 회복을 위한 몸부림이라고 할 수 있다.

1946년 소련의 젊은 생물학자 블라디미로비치 폴레자에프Lev Vladi-mirovich Polezhaev는 개구리 다리의 절단된 부분을 매일 바늘로 찔러서 다리의 부분적인 재생을 유도했다. 그의 실험은 상처를 악화시키는 것이 오히려 재생을 용이하게 한다는 것을 보여주었다. 즉, 보통의 경우에는 개구리가 부상을 입으면 서서히 상처가 아물면서 통증이 없어진다. 그런데 인공적으로 통증을 만들어주면 없었던 재생력이 더욱 왕성하게 살아나는 것이다.

장기힐링마사지 강의를 시작한 초창기에 통증의 재생력을 실제로 체험한 분을 만난 적이 있다. 그분은 경남 진주에 사시는 분으로 손발이 썩어 들어가는 버거씨병을 앓고 있었다. 그는 배마사지와 식이요법으로 자신의 병을 극복했으며, 그 당시 자신의 체험을 바탕으로 한 배마사지로 각종 암에 걸린 불치병 환자들을 도와주고 있었다. 환자들의 증언과 병원의 진료기록을 통해 실제로 그가 많은 난치병 환자들을 고치고 있음을 확인할 수 있었다. 그의 체험담 중에 인상적인 부분이 바로 통증을 이기기 위한 유별난 시도였다.

"버거씨병의 통증이 시작되면 정말 참을 수 없을 정도의 극심한 통증이 밀려옵니다. 정신을 잃을 정도로 통증이 심하여 그때마다 송곳으로 허벅지를 찌르곤 했습니다. 그런데 송곳으로 더 큰 통증이 유발되면 몇 시간 동안 오히려 편안해지곤 했습니다."

나는 그의 체험을 통해 통즉통의 원리를 확실하게 이해할 수 있었다. 통증을 통해 통증을 없앨 수 있는 것은 통증이 신체의 신비한 치료과정에서 유발되는 불가피한 증상이기 때문이다. 즉 통증을 유발하면 오히려 신체의 치유과정을 돕게 되니 통증이 덜어지는 것이다.

복통이나 두통, 기침, 콧물, 설사, 구토, 피부발진, 발열 등 모든 증상은 자연치유력, 즉 내면의 의사가 신체를 정상으로 되돌리기 위한 몸부림이다. 가령 두통의 경우는 과도한 스트레스를 받거나 신경을 많이 쓸 때 생기는데 이때 두뇌가 피를 많이 요구하기 때문이다. 동시에 두통은 몸에 휴식이 필요하다는 경고반응이기도 하다. 또 당뇨병의 경우, 세포가 과도한 당분을 필요로 하지 않기 때문에 나머지의 당분이 소변을 통해 배설되는 증상이다. 그러니 당분의 섭취를 줄이고 세포가 당분의 흡수를 필요로 하도록 운동을 해주면 자연히 증상을 근본적으로 해소할 수 있게 되는 것이다.

어떤 경우든 신체는 아픔을 유발시켜 이상을 해결하려고 한다. 그리고 증상은 신체에 이상이 있거나 과도한 무리가 가해지고 있다는 사실을 알려주는 신호등 역할도 해준다. 그러므로 병의 증상이란 결코 그 자체가 나쁜 것은 아니다.

그런데 이런 내면의 의사, 즉 자연치유력의 작용을 무시하고 섣불리 증상을 없애려고 약을 쓰고 수술을 한다면 어떻게 될까? 아예 몸의 이상을 알려주는 신호등 자체를 제거하는 셈이다. 내면의 의사가 활동하지 못하게 방해해 몸의 자연치유과정에 혼란을 초래할 수도 있다. 이렇게 몸의 신호등 자체를 자꾸 없애다 보면 나중에는 이상을 느낄 수 없을 만큼 신경이 마비되어 버린다. 그러면 별다른 자각증상도 없이 암이나 뇌졸중 등 큰 병에 덜컥 걸리고 만다. 작은 신호에 대처하지 않으니 몸이 점점 큰 신호를 통해 호소하는 것이다.

그러니 아픔을 느낄 수 있는 신체에 대해 고맙게 생각해야 한다. 아픔을 느낄 수 있다는 사실은 살아 있다는 증거이며, 아픔을 느낄 수 있는 한 어떤 질병도 극복할 수 있는 것이다.

뜸은 열자극과 통증 유발을 통해 인체의 자연치유과정을 강하게 촉진한다고 볼 수 있다. 통증으로 신경전류(기)의 흐름을 촉진하고 화상과 열자극으로 백혈구의 기능을 활발하게 만드는 것이다. 열이란 백혈구가 인체에 침입한 병균과 싸우는 과정에서 생기는 증상이 아닌가? 열도 통증과 마찬가지로 인체의 이상을 정상화하려는 치유반응이라고 할 수 있다.

나는 어머니께 뜸을 떠드린 후 스스로 쉽게 실천할 수 있는 운동을 몇 가지 알려주었다. 인체의 원리에 따른 운동요령을 알면 간단한 동작으로도 큰 효과를 볼 수 있는 운동이 무수히 많다. 어머니가 기력이 약화되셨고 다리가 불편하시므로 우선 편안하게 눕거나 앉아서 할 수 있는 동작 위주로 알려드렸다.

도리도리 목 풀기, 발목 펌핑, 천골 치기, 골반 좌우로 흔들기, 골반 앞뒤로 흔들기의 5가지 동작이다(자세한 내용은 3부를 참고하기 바란다). 비교적 쉽고 몸을 쾌

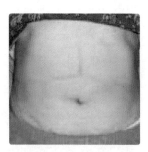

나날이 맑아지고 있는 배의 상태
(2010년 3월 20일)

적하게 만들어주어서인지 그 이후 어머니는 매일 아침마다 5가지 동
작을 열심히 실천하셨다. 더불어 아침에는 뜸, 저녁 취침 전에는 배
온열찜질과 장기힐링마사지를 주로 해드리는 식으로 자연요법을 실
시했다.

자연치유의
명현반응

이틀 정도 장기힐링마사지와 뜸질을 하자 어머니는 전반적
인 통증이 사라지고 한때나마 쾌적한 기분을 되찾으셨다. 하지만 내
면의 의사, 즉 면역체가 암세포와 격렬히 싸운 2주 동안 호조와 극심
한 통증이 반복되곤 했다.

낮에는 통증이 사라지고 몸이 날아갈 것처럼 가벼워져 어머니의
얼굴은 금세 밝아지고 유쾌해지셨다. 하지만 밤에 다시 통증이 시작
되면 어머니의 태도가 돌변했다. 약을 중단해서 통증이 시작된 게 아
니냐고 물으시며 내가 해드리는 자연요법을 의심하셨다. 암의 공포
때문에 여전히 불안하신 듯했다.

"약을 끊어서 더 아픈 것 같다. 약을 안 먹어도 정말 괜찮은 거니?"

"의사도 암이 재발된 다음이라 약을 먹을 필요가 없다고 했잖아
요! 염려하지 마세요. 한동안 내면의 의사가 몸 안에서 수술을 재개
하느라 때때로 더 아플 수도 있습니다. 아픈 것은 내면의 의사가 몸
을 치유하고 있다는 신호예요. 자연요법을 시작한 후 아픈 것은 이

제까지 더 나빠지는 과정에서 생긴 것과는 다른 양상의 통증입니다. 더 나아지는 과정에서 생기는 통증의 양상으로 바뀐 거예요."

통증이 하루걸러 계속 반복되자 어머니는 내 말을 믿으려 하지 않았다. 약을 먹었을 때도 통증이 잦아들었다 심해졌다를 반복해왔다는 것이다. 하지만 내가 보기에는 확실히 면역력이 살아나면서 암세포와 격렬한 싸움이 벌어지는 과정에서 통증이 한때 심해지는 것이었다.

어머니는 통증이 심할 때는 잠을 이루지 못하고 밤새 앓는 소리를 내셨다. 그때마다 나는 자다가도 어머니께 달려가서 배를 가볍게 주물러드렸다. 그러면 이내 통증이 멈춰 겨우 잠들곤 하셨다. 그때마다 나의 약손효과에 대해 어머니도 꽤 신기해하시는 듯했다.

통증의 양상이 달라지는 것을 보면 확실히 잠복된 아픔이 몸속 깊은 데서 표면으로 올라오고 있다는 사실을 알 수 있다. 처음에는 암덩어리가 위치한 명치 부위가 쓰리고 아프다가, 나중에는 가슴으로 통증이 옮겨갔다. 가슴은 정체된 감정이 많이 쌓여 있는 부위이며, 특히 수년 전에 어머니가 교통사고로 크게 충격을 받은 부위이기도 했다.

특히 새벽에 수술 전과 같은 양상으로 가슴이 저리고 쓰리고 극심한 통증을 호소하시곤 했다. 그때부터 가슴을 집중적으로 지압하며 과거의 상처와 감정의 응어리를 풀어드렸다. 배를 자세히 관찰해보니 정체된 응어리와 가스가 빠져 특히 명치 부위가 홀쭉하고 말랑해져 있었다. 그리고 얼굴에서 좁쌀 같은 두드러기가 오돌토돌하게 돋아나더니 이어서 가슴에서도 돋아났다. 몸속 깊이 숨어 있었던 독소들이 피부를 통해 빠져나가는 현상이다.

서울대병원 초진 이후 10일이 지나 예약된 재진을 하러 담당의사를 찾아갔다. 의사는 지난번 병원과 마찬가지로 간내담도암이 주변 림프절로 전이된 것으로 진단했다. 그리고 항암주사를 주 1회 3주간 맞고 1주 쉬는 것을 반복하는 치료를 권했다. 덧붙여 솔직하게 말하길, 지방병원이나 서울대병원이나 치료방법은 비슷하다며, 대구에서 치료받기가 더 쉬우면 대구에서 치료받아도 좋다고 했다.

의사가 진료 중에 어머니의 나이를 대뜸 물어보았다. 진료기록부에 생년월일이 나와 있는데 새삼 왜 나이를 물어보았을까? 어머니는 미처 눈치를 채지 못하셨지만 나는 그 질문의 의미를 직감할 수 있었다. 나이를 먹을 만큼 먹었으니 이제 암을 받아들이며 조용하게 삶을 정리하는 게 좋다는 충고를 넌지시 던진 것이었다.

어머니는 대구에서 치료받을지 서울에서 치료받을지 생각해보고 결정하겠다고 대답하며 일단 병원을 빠져나왔다. 집으로 돌아오면서 나는 서울대병원도 항암주사 외에 별다른 방법을 쓸 수 없다는 사실을 강조하며 완전히 자연요법에 매진할 것을 다시 종용했다. 어머니도 이제는 자연요법에 매달리는 것 외에 뾰족한 수가 없다는 사실을 어느 정도는 받아들이신 것 같았다.

가장 먼저 바꿔야 할 것은
식습관이다

자연요법의 기본은 역시 식습관이다. 미국 식품의학국의 조사에 의하면, 암은 35%가 음식과 관련되어 있다고 한다. 음식이 몸을 이루는 기초재료이므로 식습관을 바꾸는 것이 암을 극복하는 데 중요하지 않을 수 없다.

나는 어머니께 음식과 식습관의 중요성을 거듭 강조했다. 나는 원래부터 현미잡곡밥을 주식으로 먹었기 때문에 어머니도 자연스럽게 그에 따를 수밖에 없었다. 중요한 것은 평범한 음식을 먹더라도 자신이 얼마나 귀중하고 강력한 천연항암제를 먹고 있는지를 아는 것이다. 매끼 효과적인 천연항암제를 먹어도 화학항암제를 먹지 않는 것에 대한 불안과 공포에 사로잡혀 있다면 치유효과는 떨어질 수밖에 없다.

현미잡곡밥을 만드는 것은 어렵지 않다. 현미와 현미찹쌀에 항암 성분이 많이 들어 있는 율무, 수수, 조, 팥, 검은콩 등을 골고루 섞어 압력밥솥에 오랫동안 쪄서 먹으면 된다. 압력밥솥이 없다면 현미와 잡곡을 물에 충분히 불린 후 밥을 지으면 한결 먹기에 부드럽다. 고형식을 잘 먹을 수 없는 중증환자라면 현미죽을 끓여 먹어도 좋다.

현미잡곡밥으로 주식을 바꾸기만 해도 몸은 엄청나게 변화한다. 알다시피 현미에는 각종 비타민과 미네랄, 식이섬유가 백미보다 풍부하게 들어 있다. 백미는 한마디로 씨눈과 속껍질까지 다 깎아버린 쌀의 찌꺼기요 죽은 쌀에 불과하다.

현미의 씨눈에는 항암효과를 나타내는 베타시토스테롤과 맹독성 중금속을 몰아내주는 휘친산 등의 물질이 다량 들어 있다. 현미의 속껍질에 많이 포함되어 있는 식이섬유는 병적인 체액과 찌꺼기뿐만 아니라 암세포를 몰아내주고 배변도 원활하게 만들어준다. 현미 속의 감마 오리자놀은 암세포를 잡아먹는 자연살해 세포를 활성화하고 항산화 작용도 한다고 알려져 있다. 또한 비타민B군, 비타민C, E, F, P 등 다수의 비타민은 체세포의 산소 이용률을 높여주어 암이 자라기 힘든 체질을 만들어준다.

현미를 포함한 자연식은 오래 씹으면서 천천히 먹을 때 그 맛이 살아난다. 흔히들 현미가 씹기 힘들고 맛이 없어서 못 먹겠다고 불평한다. 하지만 현미를 오래도록 천천히 씹어 먹으면 인공조미료에서는 맛볼 수 없는 자연의 풍미를 느낄 수 있다. 현미는 씹으면 씹을수록 고소하고 그윽한 맛이 우러난다.

한 가지 더, 오래 씹는 식습관만 가져도 엄청난 혜택을 누릴 수 있다. 우선 천천히 먹게 됨으로써 소식하게 된다. 둘째는 급한 성격이 고쳐지고 음식의 참맛을 느끼게 된다. 셋째는 위와 장에서 음식을 완전히 소화하고 흡수할 수 있도록 도와 몸에 찌꺼기를 남기지 않게 된다. 소화되지 못한 음식들이 장기나 피 속에 남아돌면 각종 알레르기를 유발하고 발암물질을 만들기도 한다. 넷째는 씹을 때 뇌가 자극되어 머리를 맑고 총명하게 만들어준다. 다섯째는 침이 다량 분비된다. 침에는 소화액, 면역물질, 노화방지물질 등 인체에 유익한 물질들이 수없이 포함되어 있는 것으로 밝혀졌다. 옛날 도인들은 침을 영액, 옥액, 감로수라 부르며 불로장생약으로 보았다.

오래 씹으면서 자연히 얻게 되는 소식습관은 체질을 개선하고 암세포를 이기는 데 단연코 탁월한 기여를 한다. 우리는 질병, 특히 암에 걸리면 먼저 어떤 특별한 약재 혹은 개소주나 흑염소 등의 고열량식이나 건강식품을 찾는다.

어머니도 우리 집에 오셨을 때 암을 이기려면 무언가 많이 먹어야 한다는 강박관념을 가지고 계셨다. 원래 소화력이 약하고 수술로 담낭 등의 소화기관을 절제하여 소화력이 더욱 약화되어 있는데도 말이다. 그리고 갖가지 양념으로 조리된 음식보다 당근, 오이, 양파, 양배추, 무, 마늘 등의 생채소를 밥상에 올리니 "이런 것만 먹으면 영양부족이 생기지 않을까?" 하고 걱정과 불평을 토로하시곤 했다. 그럴 때마다 나는 다음과 같은 말로 설득하곤 했다.

"현미잡곡밥에 인체에 필요한 대부분의 영양소가 풍부합니다. 그리고 생채소와 과일에 살아 있는 자연의 에너지, 효소, 엽록소, 비타민과 미네랄의 미량영양소, 그리고 특히 천연항암제가 듬뿍 들어 있습니다. 무공해 자연농법으로 키운 자연 그대로의 곡물, 채소, 과일이 최고의 항암제예요. 효모, 버섯추출물, 키토산, 알로에 등 자연식품을 가공한 건강식품도 자연 상태 그대로 섭취하는 것보다 못합니다.

그리고 적게 먹는 소식이 진짜 약입니다. 소화기능이 좋지 못한 상태에서 지나치게 많이 먹으면 아무리 좋은 음식이라도 오히려 몸에 독이 됩니다. 소화시키는 데 더 많은 에너지를 소모하여 장기에 무리가 될 뿐만 아니라, 소화되지 않은 음식이 장기나 피에 쌓이면 노폐물과 독소로 남아돌 뿐입니다. 하지만 약간 모자라는 듯 적게 먹으면 체내에 남아도는 지방과 찌꺼기를 태워 쓰게 되니 몸을 정화시킬 수가 있는 것이지요. 소식이 몸을 해독시키고 체질을 개선하는 가장 손쉬운 방법입니다."

하지만 어머니는 내 말을 믿지 않으셨다. 체중도 48kg밖에 나가지 않으며 영양부족으로 어지럽다고 걱정만 늘어놓으셨다.

"현대에는 많이 안 먹어서 영양부족이 생기는 경우는 거의 없습니다. 영양이 풍부하고 균형 잡힌 자연식을 먹지 않아서 영양의 부조화가 오는 것입니다. 그리고 무엇보다도 소화력이 약해진 상태에서는 아무리 많이 먹어도 제대로 흡수하지 못하기 때문에 영양부족이 생깁니다. 그러니 무엇을 많이 먹을까 고민하기보다 먼저 제독과 운동, 장기마사지를 통해 소화기관의 기능을 향상시키는 게 중요합니다. 위장, 소장, 대장의 소화와 배설기능을 활성화하면 에너지대사의 효율이 높아져 적게 먹어도 많은 에너지를 만들어낼 수가 있습니다."

이렇게까지 말해도 어머니가 내 말을 100% 수긍하지 않는 것 같아, 난 고육지책을 썼다. 자고로 가까운 가족을 설득하거나 치료하는 게 가장 어렵다고 하지 않는가! 나는 내 이론을 뒷받침해줄 만한 다른 유명한 분의 건강강의를 인터넷에서 찾아 어머니가 보실 수 있도록 권해드렸다.

어머니는 낮에 특별히 할 일이 없었기 때문에 내가 틀어준 인터넷 강의를 열심히 경청하셨다. 그러면서 어머니의 고정관념과 태도는 급변했다. 자연요법 전반에 대해 더욱 신뢰하게 되었고 내가 알려준 요법들을 한층 더 열의를 갖고 실천하신 것이다.

그러자 어머니의 상태는 나날이 달라져갔다. 저리고 아픈 증상은 날로 줄어들고 혈색과 기운이 살아났다. 무엇보다도 큰 변화는 늘 부정적이고 우울했던 마음상태가 밝고 긍정적으로 변화되었다는 것이다. 어머니의 기분이 한층 유쾌해지자 나도 신이 나서 여러 가지 자연요법을 더욱 열심히 해드리게 되었다.

철삼봉 두드리기의
효과

자연요법을 1주일 정도 해본 후부터 철사다발로 만든 철삼봉으로 전신을 두드리는 요법도 병행했다. 어머니가 서울로 올라오시기 전부터 암으로 인한 통증 외에 팔과 다리가 아프고 저린 증상이 있었기 때문이다. 특히 오른쪽 다리와 왼쪽 팔이 심했다.

장기힐링마사지, 뜸, 배꼽 찜질, 식이요법 등으로 윗배와 전신의 암 통증은 많이 호전되어 갔으나 팔과 다리가 당기고 저린 증상은 그다지 나아지지 않았다. 통증의 양상을 관찰해보니 노화로 인한 관절과 뼈의 퇴행 문제, 또는 허리 디스크 문제 같았다. 나중에 CT로 허리를 정밀진단 해보니 퇴행성 척추관협착증과 다발성 요추디스크 증상이 발견되었다.

철삼봉 두드리기는 두드릴 때의 진동이 피부와 근육을 지나 각 장기와 뼈까지 전달되기 때문에, 몸 전반을 제독하고 강화시키는 데 강력한 효력을 발휘하는 건강법이다. 특히 인체 깊숙이 위치한 뼈까지 효율적인 영향을 미칠 수 있다는 것이 장점이다. 이것은 선도에서 뼈를 강하게 단련하는 골수내공 수련에서 유래했는데, 그러한 사실만 보아도 철삼봉 두드리기가 뼈 건강에 얼마나 좋은지 짐작할 수 있다.

원리는 간단하다. 옛날 어머니들이 시냇가의 빨래터에서 방망이로 빨래를 열심히 두드리는 모습을 떠올려보라. 이 동작은 옷감의 찌든 때를 말끔히 빼내기 위해서다. 마찬가지로 몸도 적절하게 두드려주면, 몸속 곳곳에 정체되어 있는 독소나 노폐물이 잘게 부서져 쉽게 빠져나간다. 또한 두드리면 무쇠처럼 강해진다. 대장장이는 명검을 만들기 위해 달군 무쇠를 거듭 두드리고, 요리사는 밀가루반죽을 쫀득쫀득하게 만들기 위해 무수히 반복하여 주무르고 두드린다. 이처럼 두드리기는 대상물을 강하게 담금질해준다.

두드리기의 효과는 또 있다. 바로 재생과 회복의 촉진이다. 두드리기에 의해 유발되는 진동은 피부와 근육세포, 신경세포, 장기와 뼈의 세포에까지 침투하여 인체 각 기관의 재생과 회복을 돕는다. 우주 만물과 세포는 진동과 리듬운동을 통해 존재하고 삶의 사이클을 이어간다. 그러므로 두드리기로 적절한 진동을 주면 세포의 재생과 회복에 큰 추진력이 된다.

나는 어머니의 약해진 근육과 퇴화된 뼈를 강화시키기 위해 철삼봉 두드리기를 병행했다. 장기힐링마사지가 인체의 중심, 안에서부터 근본적인 변화를 일으킨다면, 두드리기는 인체의 표피로부터 안으로 영향을 미친다. 그러므로 뭉치고 긴장되어 생긴 근육통 같은 증상도 빠르게 해소된다. 뭉쳐서 아픈 부위를 직접 두드려 풀어줌으로써 정체된 통증을 빠르게 몰아내는 것이다.

바르게 누우시도록 한 상태에서 나는 어머니 몸의 앞면을 먼저 두드려드렸다. 몸의 옆면은 옆으로 누운 상태에서 두드리고, 몸의 뒷면은 엎드린 자세로 하면 된다. 한 번에 20분 정도 골고루 두드리는데, 3~4일에 한 번씩 몸의 앞면, 옆면, 뒷면을 번갈아가며 골고루 두드렸다. 특히 저리고 통증이 심한 다리와 팔을 많이 두드렸다.

철삼봉을 두드리는 방법은 특별히 정해진 것이 없다. 한 번 할 때 앞면과 옆면, 뒷면을 합쳐서 골고루 20분 동안 두드려도 좋고, 아니면 하루는 앞면만 20분, 3~4일 후에 옆면만 20분 두드리는 것도 좋다. 중요한 건 골고루 진동을 전달하는 것이다.

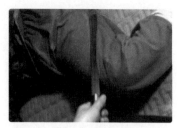

철삼봉으로 두드리면 통증이 사라진다.

두드릴 때마다 어머니는 무척 시원하다고 하셨다. 처음부터 아픈 뜸질 대신 이걸 해주지 그랬느냐고 말씀하실 정도였다. 두드리기를 하고 나면 전신의 찌뿌드드함이나 통증이 싹 달아나는 느낌이라고 하셨다. 그토록 심하게 아팠던 팔과 다리의 통증도 두드리기를 하고 나면 하루나 이틀 정도는 말끔하게 사라졌다.

흔히 감정적인 응어리들은 경직된 형태로 근육에 뭉쳐져 간힌다. 그래서 나는 어머니께 두드릴 때 숨을 강하게 내쉬며 가슴이나 인체 각 부위에 간혀 있는 감정의 응어리도 토해낼 것을 주문했다. 어머니는 평생에 걸쳐 시달려온 병고가 지겨운 듯 두드릴 때마다 '후~' 하시며 몸의 병마와 더불어 마음의 원망과 슬픔을 모두 떠나보내려고 애쓰셨다. 이렇게 치유자뿐 아니라 환자 자신이 치유에 적극적으로 참여할 때 효과는 극적으로 상승한다. 덕분에 어머니가 고향으로 내려가실 무렵에는 팔과 다리의 통증이 한결 줄어들었다.

2주간의 사투로
드디어 암의 기세를 꺾다

　　　　장기힐링마사지를 위주로 뜸, 온열찜, 식이요법, 장운동, 두
드리기를 시행하는 과정에서 처음 2주 동안은 호조와 명현반응이 거
듭 반복되었다. 상쾌하고 편안한 상태가 하루나 이틀 정도 유지되다
가 그다음 날은 극심한 통증이나 불편을 호소했다. 통증은 주로 자
는 중에 나타났고, 통증의 부위도 명치에서 가슴, 팔과 다리 등으로
옮겨 나타나는 식이었다.

　그런데 2주 정도 지난 이후부터는 몸의 상태가 계속 쾌조를 보였
다. 암세포와 내면의 의사인 면역세포와의 치열한 싸움에서 암의 기
세가 한풀 꺾인 것 같았다. 덩달아 어머니의 태도도 전에 없이 밝고
유쾌하게 변했다. 그 전까지는 짜증과 신세한탄만 늘어놓기 일쑤였
는데, 몸이 좋아지자 매사를 희망적이고 긍정적으로 바라보기 시작
했다.

　1주일 정도 좋은 상태가 계속 유지되자 어머니는 고향으로 내려가
겠다고 하셨다. 농사일과 여러 가지 집안일이 쌓여 있다는 것이다.
다른 사람의 치료에만 지나치게 의존하는 것도 참다운 자생력을 복
원하는 데 방해가 될 수 있다고 판단해, 잠시 시골로 내려가시는 것
도 좋을 것 같았다. 대신 어머니가 시골로 내려가시기 전에 뜸과 찜
돌, 두드리기 등을 스스로 실천할 수 있도록 가르쳐드리고 손수 실
습하게 했다.

　시골로 내려가신 후에도 어머니는 한동안 좋은 상태를 유지하셨

다. 무엇보다도 전화를 할 때마다 밝고 긍정적인 목소리가 들려오는 것이 무척 좋았다. 어머니의 인생에 있어 80세에 가까운 이 시기가 오히려 가장 건강하고 유쾌하신 것 같아 보였다. 이모나 다른 가족들도 어머니의 긍정적인 변화에 신기해했다. 암이라는 큰 병이 가져다준 교훈을 익히신 덕분이 아닐까 하는 생각이 들었다.

내가 알려드린 복부 온열찜, 5가지 운동, 철삼봉 두드리기는 꾸준히 실천하신다고 했다. 뜸은 며칠 뜨다가 상처에 진물이 흐르는 게 싫어 중단했다고 했다. 하지만 뜸의 진짜 효능 중의 하나는 화상에 의해 생기는 백혈구 활성화에 있는데, 그 화상 때문에 중단했다고 하니 나로서는 안타까웠다.

암의 통증은 사라졌으나 다리가 저리고 당기는 증상은 간간히 도진다고 했다. 셋째 누나가 근무하는 대구의 대학병원에서 검사를 해보니 퇴행성 척추관협착증과 요추디스크라는 진단결과가 나왔다. 병원에서 요추신경의 통증을 줄이는 주사치료도 몇 회 받았지만 약효가 떨어지면 통증이 재발했다. 다행히 주사 외에 수술 등의 극단적 조처는 하지 않았다.

나는 퇴행성 척추관협착증과 요추디스크도 오랜 기간 퇴행에 의해 요추 부위의 신경이 눌려 통증과 저림이 발병한 것이라 생각했다. 그러므로 가벼운 허리운동과 장기힐링마사지, 철삼봉 두드리기를 병행하면 폐색된 부위의 노폐물이 떨어져나가고 허리 근육이 강화되어 자연치유가 가능할 것 같았다.

요통으로 인한
다리의 통증

시골로 내려가신 어머니께 2~3주에 한 번씩 서울로 올라와 자연요법을 받으시라고 했다. 암세포를 뿌리째 뽑으려면 강도 높은 자연요법을 몇 차례 더 시행해야 하기 때문이다. 방심하고 있으면 또 다시 암통증이 고개를 들 것이 분명했다. 하지만 몸의 컨디션이 괜찮게 유지되자 어머니는 서울로 올라오기를 차일피일 미루며 모임에 나가거나 놀러 다니는 등 하고 싶은 일들을 마음껏 하고 다니셨다.

아니나 다를까, 1개월 정도가 지나자 몸의 불편이 약간씩 도지기 시작했다. 암통증은 그다지 심하지 않았으나 다리의 저림과 당김은 더욱 심해졌다. 그러자 어머니는 부랴부랴 다시 서울로 올라오셨다.

다시 서울에 오셨을 때 한동안 지속된 밝고 긍정적인 태도가 많이 사그라져 계셨다. 몸의 불편이 다시 고개를 든 탓도 있고, 그동안 여기저기서 들은 온갖 말들 때문에 자연요법에 대한 확신이 흔들린 것 같았다. 하지만 근본적인 이유는 원래의 성격 탓이 아닐까? 사람의 성격이 하루아침에 뿌리째 바뀔 수는 없으니까 말이다.

나는 2차 자연요법을 시행하기로 했다. 처음에는 쉽지 않았다. 1차 때는 암통증 때문에 다소 고통스러운 뜸질 등도 잘 따라주었지만, 이제는 걸을 때만 유독 심해지는 다리 통증만 심각했기 때문에 편안하고 기분 좋은 장기힐링마사지와 철삼봉 두드리기만 받으려고 하셨다. 퇴행성 척추관협착증과 요추디스크를 빠르게 회복시키기 위해서는 요추 부위에 뜸을 뜨는 것이 필요했지만, 어머니가 뜸은 완강히 거부하시니 일단 보류했다.

사람의 마음은 참으로 간사하다. 참을 수 없을 정도로 극심했던 암 통증은 깡그리 잊어버리고 이제는 다리가 당기고 저려서 힘들다고 성화셨다. 물론 암통증은 없고 다리의 불편이 심하니 다리에 더 신경 쓰는 게 자연스러운 일이긴 하다. 하지만 극심한 통증이 사라진 것에 대해 고마운 마음을 갖고, 그 고마움과 호전된 체험에서 나오는 확신으로 치유에 임하면 아픈 다리도 더 쉽게 낫지 않을까?

아무튼 1차와 마찬가지로 장기힐링마사지, 두드리기, 복부 온열찜 등 2차 자연요법을 시작했다. 다만 다리 통증을 잡아야 하기에 철삼봉 두드리기에 더욱 집중했고, 장기힐링마사지도 장요근과 신장 등 요추와 관련된 근육과 장기를 집중적으로 마사지했다.

암통증이 없어질 때와 비슷하게 다리 역시 좋아지다가도 갑자기 통증이 심해지곤 했다. 그러자 치료를 시작한 지 1주일도 지나지 않았는데 어머니는 치료효과에 대해 의심하기 시작했다. 심지어 나의 치료 때문에 더 아파졌다고 다그치기도 하셨다. 그럴 때마다 다음과 같이 어머니를 설득하곤 했다.

"퇴행성 척추관협착증과 요추디스크는 요추신경의 협착을 유발한 퇴행성 조직이나 노폐물이 떨어져나가고 퇴행된 디스크가 회복되어야 다리의 통증이 점차로 줄어듭니다. 퇴행된 디스크가 그토록 빨리 재생된다면 의사들은 모두 굶어 죽습니다. 자신의 몸을 믿고 여유를 가지고 기다려주면 몸은 스스로 회복의 길로 들어서게 됩니다."

이번에 어머니가 보인 신경질적인 반응은, 지난번과는 달랐다. 지난번에는 암에 의한 죽음의 공포와 불안 때문이었다면, 이번에는 더 이상 못 걷게 되지 않을까 하는 걱정과 초조함 때문이었다. 살아 있어도 걷지 못한다면 삶에 무슨 재미와 희망이 있을까? 이렇게 이해하자 나는 어머니의 신경질적인 태도와 걱정을 쉽게 받아들일 수 있었다.

서로에 대한 이해가 깊어지자 어머니는 점차 긍정적인 태도로 바뀌어갔다. 요추 부위의 뜸도 받아들였다. 1주일 동안 치료한 후, 어머니는 친구들과 홍천으로 2박 3일간 여행을 다녀오셨는데, 그 뒤로 표정도 더욱 밝아 보였다. 수술 후 오른쪽 옆구리 쪽으로 불룩하게 탈장된 것이 장기힐링마사지로 제자리를 찾아들어가자 자연치유에 대한 기대감이 더욱 커졌다. 또한 배가 많이 들어가고 윤기가 더해졌으며, 안색이 맑아지고 표정도 한결 편안해보였다.

2주간의 2차 자연요법의 결과, 다리의 불편도 많이 완화되었다. 서울에서 나와 함께 조금 더 계셨으면 좋았을 텐데, 어머니는 시골에 밀린 일들을 처리하고 다시 오겠다며 내려가셨다. 청량리까지 모셔다드리면서 잘 걸으시는 어머니를 보니 마음이 뿌듯하기도 했지만, 홀로 내려가시게 하는 것이 못내 아쉬웠다.

그 후 이따금씩 통화를 해보니, 어머니는 고향에서도 자연요법을 꾸준히 실천하셨고 몸의 상태도 비교적 괜찮다고 하셨다. "이제 암으로 죽을 것 같지는 않다."라는 말씀을 하실 정도였으니 앞으로 암과 다리 통증을 잘 이겨내실 것 같았다.

자연치유법으로
퇴행한 조직을 되살릴 수 있을까?

어머니는 6월 25일에 다시 서울에 오셔서 1주일 동안 3차 힐링마사지를 받으셨다. 암통증이 사라져 배는 편안한 상태였으나, 허리 때문에 다리가 아프고 저린 증상은 여전했다. 가끔 통증이 덜한 날도 있었지만 대부분은 불편한 상태가 지속되었다. 1주일 동안 3차 장기힐링마사지를 받은 후 다리 통증이 한결 경감되어 귀향하셨지만, 또다시 통증의 완화와 악화가 반복되었다.

8월 3일, 암수술을 한 대학병원에서 암의 경과를 체크하고 허리통증의 원인을 확실히 밝히기 위해 CT와 MRI 검사를 실시했다. 다행히 암이 재발된 지 6개월이 되었지만 암의 크기는 더 커지지 않고 안정된 상태를 보이고 있었다. 암으로 인한 통증도 거의 없었다. 간내 담도암 계통의 암은 대개 진행속도가 빠른데, 어머니의 경우 암이 커지지 않았다는 것은 그동안의 자연치유 때문이 아닌가 하는 생각을 했다.

허리 쪽의 MRI 판독결과는 4번과 5번 요추 사이에서 척추관협착증이 발견되었고, 요추 전반에 다발성 퇴행성디스크가 있다는 소견이었다. 어머니는 암의 전이 때문에 다리가 아픈 것 아니냐고 걱정했었지만, 불행 중 다행으로 암의 전이 때문은 아니었다.

검사 후 다리 통증이 몹시 심해져 몇 발자국 걸을 수 없는 날도 간혹 있었다. 다리가 몹시 아프다 보니 내가 일러드린 셀프 장기마사지나 뜸돌 찜질, 운동도 제대로 할 수 없었고, 그러자 복부의 불편한 증상이 다시 생기기 시작했다. 어머니는 척추전문병원으로 유명한 서울의 어느 한방병원에 입원시켜 달라며 8월 23일에 또다시 상경하셨다.

나는 어머니의 성화에 못 이겨 한방병원 몇 군데를 문의해보았다. 모두들 퇴행성 척추협착증은 악화되는 것을 늦출 수는 있어도, 극적인 호전을 기대하기 힘들다는 반응이었다. 내 주변의 물리치료사 제자들에게 물어보아도 '퇴행성'인 경우 회복이 쉽지 않고 관리를 잘하는 게 가장 좋다고들 말했다.

시간이 좀 오래 걸리더라도 허리디스크나 협착증도 자연치유에 의해 치유되리라는 확신과 기대를 가져온 나도 약간은 회의가 들기 시작했다. '자라나는 암의 성장을 멈추게 하거나 통증을 줄이기는 쉬워도 이미 노쇠해서 퇴행한 조직을 되살리는 일은 쉽지 않구나!' 이런 생각이 들자 한방치료보다는 양방의 수술이 주효할 것이라는 생각이 들었다. 척추관을 누르고 있는, 주변의 노후해지고 두터워진 인대와 뼈를 깎아내면 다리의 통증과 저림이 빨리 사라질 거라는 생각이 들었다. 양방의 수술에 대해 공부해보니 미세현미경 감압술은 그다지 위험하거나 부작용이 큰 수술은 아닌 것으로 판단되었다. 현대의학이 문제가 많다는 사실을 잘 알고 있었지만, 10%의 장점을 이용하는 혜안도 가질 필요가 있다.

한편, 나는 8월 23일부터 8일간 4차 장기힐링마사지를 어머니에게 집중적으로 실시했다. 이번에는 복부의 심층부를 깊게 마사지하며 척추신경의 장애를 제거하는 데 집중했다. 심각했던 배의 냉기와 팽만상태, 명치의 통증이 일시에 사라졌다. 배꼽을 강하게 지압하며 막혀 있던 배의 중심을 열었을 때, 명치와 가슴에 막힌 기운이 꾸르륵 하며 시원하게 통하는 반응이 나왔다.

배를 통해 척추 밑바닥까지 강하게 들어갈 때 어머니는 상당한 통증을 호소하기도 했다. 특히 척추신경이 닿을 때는 찌릿찌릿한 반응이 온다며 적잖이 당황하셨다. 마사지 후에는 다리를 당기며 허리 견인운동도 병행했다. 나는 수술하기 전에 마지막 시도를 하는 심정으로 사력을 다했다. 8일간 호전과 악화를 반복하다가 8월 30일 트림이 시원하게 터져나오며 뱃속은 상당히 편안해지셨다.

하지만 노인 척추전문병원에 수술상담을 하러 가기로 한 터라, 8월 31일 어머니를 모시고 병원으로 갔다. 그런데 수술상담을 하러 가는 동안에는 통증 없이 잘 걸으시는 것이었다. 어머니는 일시적으로 편해졌다고 하며 대수롭지 않게 생각하셨다.

상담 결과 미세현미경 감압술로 통증이 없어질 거라는 진단을 받았다. 다만 암 때문에 약간의 위험이 따를 수 있으므로, 암 수술을 했던 병원에서 '수술해도 좋다'는 소견서를 받아오라고 주문했다. 당시 나는 9월 3일부터 열흘 동안 태국에서 열리는 세미나에 참석해야 하는 일정이 있었기 때문에, 거기에 다녀온 후에 수술을 해드리기로 계획을 잡았다. 그런데 태국에서 돌아오자마자 또 추석 명절이 이어져 곧바로 수술일정을 잡지 못하고 고향 집으로 내려갔다.

그런데 이게 웬일인가! 고향에 내려가 보니 어머니는 통증 없이 잘 걸으셨다. 어머니는 일시적인 현상이 아니겠냐며 의심하셨지만, 내심 좋아하는 표정을 감추지 못하셨다. 하지만 확실히 이전과는 움직이는 양상이 달랐다. 전혀 다리 저림이나 통증 없이 힘 있게 움직이셨다. 내가 다시 서울로 올라갈 때, 먹을 것을 싼 보따리를 멀리 주차해둔 차까지 들어다 주실 정도였다.

그리고 어머니는 수술할 생각이 완전히 없어진 상태였다. 어머니는 "척추수술을 한 다른 사람들 말을 들어보니 증상이 좋아지지도 않고 부작용도 많다고 하니 수술을 안 하기로 했다." 하고 말씀하셨다.

사실 내가 보기에도 이 정도의 상태만 유지된다면 굳이 위험부담을 떠안아가며 수술을 강행할 필요가 없었다. 다소 조심스럽게 운신해야 되지만 걷는 데 불편이 없을 정도인데 굳이 수술할 필요가 있겠는가?

2010년 10월 22일, 4차 장기힐링마사지를 해드린 후 어머니는 그해 연말까지 다리가 불편하다는 얘기는 하지 않으셨다. 어머니의 척추관협착증과 다발성 퇴행성디스크가 확실히 호전된 것 아닐까? 배를 통해 척추신경을 자극하는 복부심층 장기힐링마사지와 뼈의 재생을 돕고 노폐물을 재빠르게 몰아내는 철삼봉 두드리기가 주효했던 것으로 보였다.

나는 내심 너무나 기뻤다. 퇴행성이라 누구도 회복을 장담하지 못하지 않았던가. 하지만 장기힐링마사지로 그러한 증상이 호전되니 나 자신도 너무나 신기했다. 역시 퇴행성도 회복될 수 있다는 나의 첫 번째 확신이 틀리지 않았다.

노인도 생명력이 다하지 않은 한, 어떤 질병이든 극복할 수 있다. 대개 나이가 들면 병이 걸리는 게 당연하고 통증을 달고 살아갈 수밖에 없다고 생각한다. 하지만 나이가 든다고 해서 당연히 병에 걸리는 것은 아니다. 건강관리를 제대로 하지 않기 때문에 병이 걸릴 뿐이다.

내 어머니의 회복사례에서 건강에 관한 새로운 진리를 하나 발견했다. 이른바 '고물차 원리'다. 고물차도 연료(인간의 원기)가 떨어지지 않는 한 잘 갈 수 있다. 또한 연료가 있는 한 고장이 나더라도 잘 고치기만 하면 운전하는 데 문제가 없다.

나이가 들면 병이 걸리는 게 당연하다는 고정관념은 버려야 한다. 연로한 부모님이 아프다고 하면 '나이 때문이니 당연한 것 아니냐'고 무시해선 안 된다. 어디까지나 몸을 잘못 관리했기 때문에 병에 걸린 것이고, 회복하려는 의지와 실천요령이 없어서 헤어 나오지 못하는 것뿐이다. 그리고 의사와 주변 가족들의 성급한 포기와 그에 따른 연명 위주의 치료와 관리도 노인의 고통을 가중시킨다. 지금도 병고에서 벗어나 질적으로 좀 더 안락한 삶을 이어나갈 수 있는 노인들이 그 자신과 가족, 의사들의 무지로 병원이나 장기요양원에서 고통받으며 단지 연명하고 있다고 생각하니 무척 가슴이 아프다.

현대의학의 맹점을 보여준
방사선 치료

2010년 12월에 마지막으로 어머니의 투병기를 기록한 후 1년 반이 지난 2012년 5월 말의 상황을 덧붙이고자 한다. 앞에서 설명한 어머니의 투병과정을 요약하면 다음과 같다. 2009년 3월에 간의 좌엽 내 담도에 암이 생겨 간의 좌엽과 담낭을 절제하는 수술을 받았다. 수술 후 1년 동안 항암제를 복용했으나 정확히 1년 후 2010년

3월에 명치 부근의 복강림프절로 전이되어 약 4cm 크기의 종양이 발견되었다.

　복강림프절로 전이된 후 지방의 모 대학병원과 서울대학병원에서 다른 항암제 복용을 권했으나, 나는 재발된 항암제 복용을 중단시키고 장기힐링마사지와 뜸을 위주로 하는 자연요법을 행했다. 2010년 3월 9일부터 재발암의 통증과 약 2주간 사투를 벌인 후, 극심한 통증을 잠재웠다. 2010년 8월 23일부터 10일간 행한 4차 장기힐링마사지로 암통증과 함께 지속된 척추관협착증에 의한 다리 저림과 통증도 완전히 사라졌다.

　이후 2011년 12월까지 3개월에 한 번씩 총 8차례 장기힐링마사지를 해드렸다. 한 차례 할 때 1주일에서 10일 정도 진행했고, 어머니의 재발암은 잘 다스려졌다. CT 촬영 결과 복강림프절의 암은 약간 줄어들거나 약간 커지길 반복했지만 암의 양태가 정체되어 비교적 안정된 상태가 유지되었다. 어머니도 간헐적으로 경미한 복통이 있었지만 가족들과 종종 여행도 하면서 고향집에서 비교적 잘 지내셨다. 암의 통증이 심해지거나 몸의 컨디션이 좋지 않으면 서울로 올라와 내게 1주일 정도 힐링마사지를 받았고, 곧바로 회복되곤 하셨다.

　그런데 2011년 12월 18일, 8차 힐링마사지를 받으러 내게 오셨을 때 어머니의 상태는 다른 때와는 달리 심각하게 보였다. 처음 올라온 날부터 복통이 심했고 배를 만져보니 뱃가죽이 흐물흐물했고 뱃심이 매우 허약해진 상태였다.

　이전과는 다른 복통의 양상, 현저한 체중감소, 나의 기감진단, 그리고 결정적으로 복부진단을 통해 나는 어머니의 병세가 심각해진 것으로 판단했다. 복강림프절의 암이 커졌거나 주변 췌장으로 전이되지 않았는지가 의심스러웠다. 암의 재발 이후 1년 반 이상 별 탈 없이 지내서였을까? 어머니도 건강관리에 좀 태만해지셨던 것 같다. 어머니는 내가 알려드린 운동법과 여러 건강법을 게을리하셨고, 3개월마다 내게 받으러온 장기힐링마사지도 그 간격이 점점 길어지곤 했다.

병세의 심각성을 짐작한 나는 어머니께 이번에는 1주일만 계시지 말고 아예 우리 집에서 겨울을 나시라고 권했다. 이번에 그냥 내려가시면 다시는 성한 몸으로 나를 볼 수 없을 거라고, 거의 협박조로 말씀드렸다. 암이 급속도로 진행되어 병원에서 마약성 진통제로 연명 치료를 받으며 죽을 때까지 암의 통증으로 고통받을 것이라는 의미였다. 어머니는 대뜸 그러면 병원에서 주는 진통제로 견디면 되지 않겠느냐고 말씀하시기에, 나는 이렇게 대답했다.

"진통제로 고통을 잠재울 수 있다면 얼마나 좋겠습니까? 약한 진통제를 쓰다가 점차로 용량을 높이게 되고, 그러다 보면 급기야 마약성 진통제도 내성이 생겨 효과가 떨어집니다. 그러면 극심한 암 통증에 시달리게 되고, 죽고 싶어도 빨리 죽을 수도 없어요!"

자고로 가족을 설득하고 믿게 하는 것이 가장 어려운 법이다. 이렇게까지 말씀드렸는데도 어머니는 고향집의 수도관과 가스보일러가 동파할지도 모른다고 빨리 내려가시겠다고 했다. 나는 지금 그런 것 따위에 신경 쓸 때가 아니라고 언성을 높이기도 했고, 큰누나에게 고향집을 단속해달라고 부탁하기도 했다. 큰누나 역시 어머니께

집 걱정은 하지 마시고 가급적 오래 서울에서 머물면서 힐링을 받으시라고 권했다. 하지만 어머니는 단 5일만 힐링마사지를 받고 통증이 줄고 몸에 기운이 솟자마자 고향집으로 내려가버리셨다. 어머니가 사지로 간다고 생각하니 너무나 안타깝고 답답했다.

아니나 다를까, 시골집으로 내려가신 지 얼마 지나지 않아 복통이 심해지고 밥이 잘 넘어가지 않는다는 소식이 들려왔다. 나는 드디어 올 것이 왔구나 하는 생각이 들었다. 고향집 근처 내과병원에서 초음파검진을 받으니 췌장에 암이 전이되었다는 소견이 나왔다. 암이 췌장으로 전이된 것을 안 어머니는 크게 좌절하셨다. 췌장암은 얼마 살지 못한다는 사실을 어머니도 들어 잘 알고 있었기 때문이다.

나는 2012년 1월 13일 아버지 제삿날에 큰형님 집으로 내려가 어머니를 만났다. 그 지역 대학병원에서 검사받기 전이었다. 어머니는 근처 내과병원에서 받은 초음파검사 결과를 보이며 나를 원망했다. 약 2년 동안 행한 나의 힐링마사지가 아무런 효과가 없었다는 투였다. 2년 전에 이미 병원에서 포기하다시피 한 재발암이 아닌가? 별다른 약물복용 없이 2년 동안 그래도 하고 싶은 일을 하며 사셨고, 다시 고향집으로 내려가시면 큰일 날지도 모른다고 했던 나의 경고를 무시한 일 등은 이미 까마득히 잊어버린 상태였다. 심지어 병원에서 권한 새 항암제를 먹지 않아 암이 더 진행되었다고 나를 원망했다.

물에 빠진 사람을 건져주면 가방을 내놓으라고 한다고 했던가? 난 어머니의 태도가 좀 황당했지만 당신의 심각한 처지에 대한 투정이라고 생각하고, 이제라도 늦지 않았으니 서울로 올라가 자연요법에 더욱 매진하자고 어머니를 달랬다. 하지만 췌장까지 전이된 암을 자연요법으로 치유할 수 있겠느냐며 나의 요청을 완강히 거부하고 다시 병원에 의존하려 하셨다.

며칠 뒤 어머니는 암 수술을 받았던 대학병원에서 CT와 PET 등의 검사를 받았다. 얼마 전까지 2.8cm로 줄어들었던 종양이 4cm로 커져 인접한 췌장에 침범했고, 좌측 쇄골 아래의 림프절에도 전이된 것으로 진단되었다. 다소 커진 복강림프절이 위의 유문부를 누르니 통증이 심해지고 섭취한 음식을 자꾸 토하게 되었던 것이다. 역시 나의 판단과 정확하게 일치한 결과였다.

이번에는 그곳 대학병원에서 방사선치료를 권했던 모양이다. 어머니는 그 병원에서 간호사로 재직하고 있던 셋째 누나를 비롯해 나머지 가족들과 협의하여 방사선치료를 받기로 결정했다. 나는 연로한 어머니에게 방사선치료는 별다른 도움이 되지 않을 것이며, 오히려 큰 부작용과 전신쇠약을 부추길 거라고 생각했다. 하지만 죽을 수도 있다는 극한의 공포 속에서 지푸라기라도 잡는 심정으로 결정한 일이니 어머니의 생각을 돌이킬 수는 없었다. 만약 내가 방사선치료를 못 받게 한다면, 그리고 그 후에 암의 통증으로 계속 고통받으신다면 어머니는 두고두고 나를 원망하실 것이 틀림없었다. 그리고 비록 그 결과가 혹독한 것일지라고 직접 경험해봐야 그것에 대한 미련을 떨쳐버릴 수 있는 경우도 많다.

어머니는 2월 초부터 1주일에 5회씩 총 25회의 방사선치료를 받으셨다. 하지만 그 결과는 생각보다 참담했다. 처음에는 별다른 부작용이 없는 것처럼 보였으나 치료가 진행될수록 어머니는 급속도로 쇠약해지셨다. 복통은 여전했고 두통과 어지럼증도 심해졌으며 메스꺼움과 구토증상도 계속 이어졌다. 마지막 치료를 받을 즈음에는 내 전화조차 받지 못하는 지경에 이르렀다.

형제들이 극구 만류하는 바람에 나는 문병을 가보지도 못했다. 하지만 더 이상은 안 되겠다 싶어서 방사선치료를 1회 남겨둔 3월 6일에 어머니가 계신 대학병원으로 내려갔다. 저녁때쯤 병원에 도착했는데, 어머니는 한 달 전에 비해 현저하게 쇠약해진 모습이었다. 며칠 전부터 심하게 설사를 했고 혼자서는 제대로 걷지도 못하셨다. 음식을 먹으면 계속 토해 거의 아무것도 못 드시고, 영양제와 링거만으로 버티셨다. 방사선이 장의 세포까지 파괴하여 장염과 설사, 구토증상이 계속된다는 것이다. 게다가 내가 간 날은 혈압도 급격히 떨어져 간호사가 수시로 혈압을 체크하러 들르곤 했다.

나는 병실에서 전신 지압을 약간 해드리고, 배를 가볍게 만져드렸다. 구토와 두통, 어지럼증으로 괴로워하시던 어머니는 약간은 평온해진 채로 잠이 들었다. 잠시 후 간호사가 혈압을 다시 체크하러 왔는데 나의 마사지 때문이었는지 혈압이 정상범위로 돌아와 있었다.

나는 담당의사에게 요청하여 방사선치료 전에 검사한 CT와 PET 사진에 대한 설명을 들었다. 의사는 2011년 8월 2.8cm에서 2012년 1월 16일 4cm로 암이 커졌다고 친절하게 설명해주었다. 어떤 종류의 방사선치료인지 물었으나, 의사는 그것은 자신의 소관이 아니어서 모른다는 대답만 했다. 아무리 치료가 분업화되어 있다 해도, 담당의사가 자신의 환자가 어떤 종류의 방사선치료를 받고 있는지조차 모른다는 건 아무래도 이해할 수 없었다.

나는 방사선치료의 성과에 대해서도 물어보았다. 의사는 약간 당황한 듯 치료를 완료한 후에 검사를 해봐야 안다고 대답했다. 의사로서는 당연한 답변일지 모르지만, 이것 역시 사람이 아니라 검사기계와 수치만 들여다보는 현대의학의 맹점을 여실히 보여주는 것 같았다.

방사선치료 후에도 어머니의 암 통증은 계속되었고, 구토증상도 줄어들지 않았다. 뿐만 아니라 두통과 어지럼증으로 어머니는 여전히 정신을 못 차리셨다. 더구나 기력이 너무 쇠약해져, 멀쩡하게 걸어 들어왔던 사람이 이제는 걷지도 못하는 지경에 이르렀다. 이런 상황에서 암의 크기가 줄어든 검사결과가 나온들 무슨 의미가 있겠는가? 그야말로 빈대를 잡으려고 초가삼간을 태우는 꼴이 아닌가?

아무튼 어머니는 3월 7일까지 25회의 방사선치료를 마치고, 3월 20일까지 그 병원에서 지내다 퇴원하셨다. 퇴원 후 큰누나 집에 잠시 머물렀다가 4월 11일 시립노인전문병원으로 옮겼다. 그곳은 말이 병원이지 인생의 마지막을 보내는 고려장 같은 곳이었다. 이후 큰누나의 말을 들어보니, 어머니가 정신이 오락가락하며 치매가 오는 듯하다고 했다. 실제로 어머니는 전화를 걸거나 받는 것조차 못할 정도로 정신이 희미해졌으며, 우리 형제들이 당신을 정신병원에 감금해둔 것으로 오인하고 계셨다.

나는 어머니의 상태를 파악하고자 4월 16일 시립노인전문병원으로 내려갔다. 두 누나들과 함께 갔는데, 어머니는 우리를 만나자마자 서러움에 겨워 우셨다. 병의 고통도 극심하겠지만 살날이 얼마 남지 않았다는 생각에 매우 허무하고 서러우셨던 모양이다.

드시는 것은 죽을 겨우 넘기실 정도였고, 몸은 지팡이를 짚고 힘겹게 걸을 수 있는 상태였다. 배를 보니 방사선치료 중일 때보다는 뱃심이 약간 붙은 것으로 보였다. 누님은 과일을 드시도록 도와드렸고, 나는 손발톱을 깎아드린 후 장기힐링마사지를 정성스럽게 해드렸다. 나는 어머니께 할 수 있는 한 많이 걷고, 주변 사람들과 자주 대화를 나누시라고 권유했다. 양한방 협진 병원이라 간호사에게 뜸을 매일 떠드릴 것을 요청했다. 나는 병실을 떠날 때 2주마다 내려와 장기힐링마사지를 해드리겠다고 약속했다.

그렇게 서울로 돌아온 후 이틀 정도 지났을 때 어머니께 전화가 왔다. 거의 다 죽어가는 목소리로 수천만 원이 들어 있는 우체국 정기예금의 만기가 4월 28일인데 나더러 찾아서 가지라고 하셨다. 오래 살 것 같지 않아 급히 주변을 정리하고 싶다는 것이었다.

어머니의 상태가 위독한 것 같아 나는 6일 만인 4월 22일에 다시 시립노인전문병원으로 내려갔다. 어머니께 뜸질과 장기힐링마사지를 해드리는 사이에 마침 형님과 형수님도 오셨다. 어머니는 어제부터 죽 대신 밥을 드시기 시작했고 지팡이 없이도 걸을 수 있다고 하셨다. 어쩌면 지난번에 해드린 장기힐링마사지와 내가 간호사들에게 요청한 뜸시술이 눈에 띄는 회복에 도움이 되지 않았나 생각되었다. 하지만 인지능력은 여전히 떨어져 있어, 전화를 걸 때는 간호사나 간병인의 도움을 받고 계셨다.

내가 서울로 돌아온 후 며칠 지나지 않아 또 어머니께 전화가 왔다. 이번에는 서울로 오셔서 예전처럼 내게 힐링마사지를 받고 싶다고 하셨다. 늦었지만 이제라도 자연요법으로 수명을 연장하고 삶의 질을 높인다면 좀 더 편안하게 죽음을 맞으실 수 있을 것 같았다. 어머니를 그냥 저대로 놔두면 불과 수개월밖에 남지 않은 삶을 죽음의 시간만을 기다리며 끝없는 고통 속에서 지낼 뿐이었다.

4월 28일 토요일 오후, 나는 다시 시립노인전문병원으로 내려갔다. 셋째 누나와 매형이 와 있었다. 퇴원 절차를 알아보려는데 마침 형님도 오셨다. 형님은 한 번 퇴원하면 그 병원에 다시 입원하기 힘드니 그냥 머무르시라고 어머니를 설득했다. 하지만 나는 자연요법으로 최소한 1~2년 이상은 어머니가 좀 더 편안하게 사실 수 있다고 생각했다. 그래서 한두 달만이라도 일단 우리 집에서 모시겠다고 주장했다. 결국 모두 내 의견에 동의했고, 그 즉시 퇴원 수속을 밟아 어머니를 바로 서울로 모셨다.

어머니는 약간의 운신이 가능했으나 길을 못 찾을 정도로 기억력과 인지능력은 떨어져 있었다. 저녁 무렵 우리 집에 도착했을 때는 우리 동네와 집을 기억하지 못하셨고, 어리둥절해하시며 자꾸 이사했느냐, 수리했느냐 하고 물으셨다.

우리 집으로 모신 날부터, 이전까지 복용해온 진통제, 소화제, 위보호제, 식욕촉진제, 요실금약 등을 몽땅 끊으시게 했다. 그 대신 아침에는 뜸을 뜨고 저녁에는 장기힐링마사지를 해드렸다. 뜸과 마사지가 약 대신 진통효과와 소화촉진을 도와줄 것이라 믿었기 때문이다. 실제로 며칠간은 간간이 나타난 복통과 두통, 식후 위장통증 등이 투약 시와 별반 다르지 않았다. 두통이 심할 때는 백회에 뜸을 떠드렸는데, 효과가 꽤 컸다.

3일이 지나자 기억력과 인지력이 예전처럼 되돌아와 어머니는 홀로 산책도 하고 전화도 거셨다. 4일이 지난 후에는 만기된 정기예금을 찾으신다고 해서 우체국과 농협에 모시고 갔는데 예전에 한 번 가봤던 우리 동네 우체국 길을 정확하게 기억할 정도였다. 이제 더 오래 살 수 있다는 생각이 드셨는지 모든 예금을 정리하려 했던 어머니는 만기된 정기예금을 다른 예금으로 갱신하셨다. 얼마 전에 내게 주시려 했던 금액은 당연히 삭감되었지만 놀라우리만큼 빠른 회복에 나는 그저 기쁘고 감탄스러울 뿐이었다.

　어머니가 그토록 빨리 정신이 돌아오고 기력을 회복할 줄은 나도 예상하지 못했다. 흐물흐물하던 배가 이내 탄력이 붙었고, 단단하게 굳은 장이 부드럽게 풀려 어떤 날은 변이 대량으로 쏟아져 나왔다. 왼쪽의 사진을 보면 변화를 확인할 수 있다. 맨 위의 사진은 처음 서울로 올라올 당시 뱃가죽이 흐물흐물하고 뱃심이 없는 배고, 가운데 사진은 5일 후 탄력이 붙고 뱃심이 향상된 배다. 그리고 맨 아래에 있는 사진은 15일 후 한층 더 깨끗해지고 탄력이 붙은 배라는 것을 확인할 수 있다.

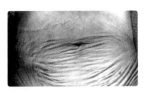

뱃가죽이 흐물흐물하고 뱃심이 없는 상태(2012년 4월 29일)

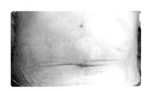

장기힐링마사지를 시작하고 5일이 지나자 배에 탄력이 붙고 뱃심이 향상된 상태(2012년 5월 4일)

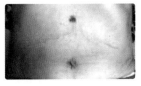

장기힐링마사지를 시작하고 15일 후 한층 더 맑아지고 탄력이 붙은 상태(2012년 5월 13일)

　그런데 얼마 지나지 않아 밤에 주무실 때 오한이 심하고 식은땀이 많이 나왔다. 어머니는 기력이 쇠하는 증상이 아니냐며 매우 걱정하셨다. 하지만 발한과 오한은 몸의 독소와 냉기가 빠져나가는 좋은 명현반응 중의 하나다. 그 동안 약물로 막혀 있던 모공과 경혈이 열리면서 인체의 독소가 땀으로 빠져나가는 것이었다.

특히 오한은 몸의 냉기가 빠져나가는 동안 체열을 높여주고자 하는 신체의 자연치유 반응이다. 동시에 체온을 높여 달라는 몸의 요구신호이기도 하다. 오한이 있을 때 옷이나 이불로 보온을 하거나 복부 온열팩 등을 얹어주면, 체열은 그대로이거나 높아지지만 오한과 통증은 이내 사라진다. 이는 마치 추운 겨울에 소변을 누고 나면 온몸에 소름이 쫙 끼치고 몸이 부르르 떨리는 증상과 같다. 소변으로 빠져나간 체온을 보충하려는 인체의 자동 조절기능인 것이다.

실제로 약 2주가 지나자 발한과 오한이 서서히 사라졌다. 그동안 몸이 해독되고 냉기가 다소 해소되었기 때문이다.

이 글을 쓰고 있는 지금은 방사선치료 후 장기힐링마사지와 뜸을 뜬 지 정확히 1달이 지난 시점이다. 방사선치료로 걸을 수 없을 정도로 쇠약해지고 치매증상까지 와서 무덤 근처까지 가셨던 어머니는 다시 소생하셨다. 올해 80세로 이미 연로하신 데다 방사선치료로 허약해질 대로 허약해지신 후라 얼마나 더 사실지 모르지만, 확실히 여생을 더욱 편안하게 사실 것은 틀림없어 보인다. 나의 1차 목표는 어머니가 돌아가실 때까지라도 암의 통증에서 벗어나 편안하게 사시는 것이며, 더 나아가 자립할 정도로 회복되어 최소 몇 년은 하고 싶은 일을 하며 여생을 정리하시는 것이다.

병원 관계자들과 많은 사람들은 방사선치료 덕분에 어머니가 연명하게 되었다고 볼지도 모른다. 하지만 방사선치료는 이미 암의 고통보다 더 큰 고통을 어머니께 안겨주었으며 걸을 수도 없을 정도의 전신쇠약과 치매까지 불러왔다. 만약 내가 행한 자연치유의 손길이 없었다면, 어머니는 지금쯤 제정신이 아닌 상태에서 무제한의 진통제로도 사라지지 않는 고통으로 신음하며 죽음의 시간만을 기다리고 계셨을 것이다. 만약 방사선치료 없이 바로 자연요법에 더욱 매진했다면, 어머니의 경우 더욱 쉽게 호전되고 더 오래 질 높은 삶을 이어나갈 수 있었을 것이다.

서구의학에서는 암을 진행 정도에 따라 1기에서 4기까지 네 단계로 나눈다. 1기부터 3기까지가 초기나 중기고, 4기가 말기다. 비교적 체력이 좋은 상태라면, 초기암은 암을 공격하여 없애는 현대의학의 3대 요법(수술, 방사선, 항암제)이 주효할 수도 있다. 3대 요법으로 암에서 소생한 경우는 대부분 초기암이나 중기암의 경우다. 하지만 원기가 극도로 허약해진 상태의 전이암이나 말기암의 경우, 공격요법은 인체의 원기와 면역력을 함께 떨어뜨려 오히려 고통과 사망을 부추길 수가 있다.

《병원 가지 않고 고치는 암 치료법》의 저자 후나세 슌스케는, 암으로 사망했다는 암환자의 80%는 사실 암이 아니라 맹독 항암제 등 암 치료의 처절한 부작용으로 죽은 것이라고 말하고 있다. 그것은 오카야마 대학 의학부 부속병원의 임상자료를 바탕으로 쓴 글이다.

전이암이나 말기암 환자, 허약한 노인의 경우는 몸까지 약화시키는 공격요법보다는 몸을 보하여 암의 진행을 막거나 암 스스로 물러

가게 하는 보법이 좋다고 본다. 보법은 지금까지 내가 설명했던 장기 힐링마사지, 식이요법, 운동, 뜸, 온열요법, 호흡과 명상요법 등 인체의 면역력과 자연치유력을 키워주는 대부분의 자연요법이 포함된다.

물론 방법에 따라 자연요법도 공격요법이 될 수 있지만, 오히려 그것은 부작용 없이 암 자체만을 공격하는 것이 목표다. 예를 들면, 암을 억제시키는 유전자를 활성화하고 암의 신생혈관을 억제하며 면역기능을 활성화하는 식품들이 그렇다. 우리 주변에 무수히 널려 있는 현미, 마늘, 토마토, 녹차, 견과류, 콩, 버섯류, 생강, 해조류 등은 대표적인 항암식품들이다.

마사지와 운동, 배꼽호흡은 기혈순환을 촉진하여 암소에 산소를 공급함으로써 암을 줄여준다. 찜질이나 온욕 같은 온열요법은 인체의 온도를 높여 암세포의 사멸을 돕는다. 부항이나 사혈과 같은 청혈요법은 유전자 변형을 초래하는 독소와 노폐물을 제거해준다. 또한 명상은 부교감신경을 활성화시켜 흥분과 긴장을 가라앉게 하고 세로토닌 같은 행복호르몬을 분비시켜 유전자 변형을 막아준다. 그리고 웃음과 긍정적인 생각 역시 암세포를 사멸시키는 것으로 밝혀졌다. 이처럼 정상적 세포를 파괴하지 않고도 암만을 골라 몰아내는 자연스런 방법이 무수히 많다는 사실을 명심하고, 이를 적극적으로 활용하는 지혜를 발휘해야 한다.

그렇지만 10~20%의 경우 사람의 상태나 암의 종류에 따라 3대 요법(수술, 방사선, 항암제)이 응급처방을 통한 시간벌기용으로 필요한 경우도 있다. 하지만 명심할 것은 3대 요법은 급한 불을 끄는 응급처방일 뿐, 그 자체로 암이 완치되지는 않는다는 사실이다. 3대 요법으로 살아남은 사람들은 응급처방 후 자연요법에 매진했거나 철저하게 생활을 개선했던 경우라는 사실을 명심해야 한다. 암을 포함한 만성병은 어디까지나 인체 자체의 자연치유력을 돕는 생활개선과 자연요법으로만 근본적으로 회복될 수 있다.

참고로, 어떤 이들은 암 환자에게 마사지를 해주면 종양이 더욱 빨리 자라거나 쉽게 전이된다고 보기도 한다. 하지만 마사지를 한다고 암의 전이가 촉발된다면 순환을 촉진하는 모든 운동이 암에 해로울 것이다. 암이라고 해도 암소의 변두리부터 적절하게 다스리면 기혈순환을 소통시켜 부드럽게 푸는 데 도움이 될 수 있다. 또한 적절하게 마사지하면 면역력을 높이고 순환을 촉진시켜 오히려 암의 성장을 억제하는 데 도움이 된다. 다만 암의 종류나 상태에 따라 암소를 직접 자극하면 환부의 염증 반응이나 통증이 극심하기 때문에 주의해야 한다. 일단 비전문가들은 환부를 직접 마사지하기보다는 환부 주변이나 다른 부위를 마사지하여 간접적으로 기혈순환을 돕고 면역력을 높여주는 방법이 안전하다.

암에 대처하는
10가지 지침

지금까지 어머니의 암 극복기를 통해 몸소 체험한 사실을 좀 더 쉽게 이해할 수 있도록 간단하게 정리하고자 한다. 이는 언제 당할지 모르는 암 선고에 대처하는 데 도움이 될 것이다.

1. 암 발병이나 시한부 선고를 받더라도 당황하거나 비관하지 않는다.

어머니의 암재발(전이) 진단을 받은 후 의사들의 말과 태도에서도 경험했듯이, 많은 의사들은 '암은 안 낫는다'고 태연하게 말하곤 한다. 시한부 선고도 수술, 방사선치료, 항암제로 치료한 환자들만을 대상으로 그들의 데이터에 근거해 내린 것일 뿐이다. 실제로 우리 주변에는 의사가 치료를 포기했음에도 스스로 노력하여 암을 극복한 사람들이 많다. 이렇게 살아난 사람들은 당연히 병원의 치료 데이터에는 포함되지 않는다.

암은 결코 불치병이 아니다. 암세포는 쉽게 죽일 수 있다. 암세포가 강한 것이 아니라, 주위의 환경이 취약해져 암세포가 살아남게 된 것이다. 암세포는 누구에게나 매일 수천 개씩 생기고, 면역력 저하, 저체온, 산소와 영양 부족, 염증 체질 등 암세포가 살기 좋은 환경이 되면 급성장을 하는 것이다. 미국 전역에서 베스트셀러가 된《자연치유》의 저자는 앤드류 웨일Andrew Weil 박사는, 암을 퇴치하는 환경이 조성되고 면역력이 강해지면 때에 따라 커다란 암세포가 몇 시간 혹은 며칠 만에 사라질 정도의 위력을 보인다고 했다.

2. 암을 두려워하지 말고 여유롭게 대처한다.

암 자체보다 '암에 걸리면 죽는다'는 공포심 때문에 우왕좌왕하다가 몸과 마음이 약해져서 죽는다. 암은 하루아침에 생기는 것이 아니다. 최소한 수 년, 혹은 수십 년에 걸쳐 서서히 자라지, 한두 달 사이에 갑자기 커지지는 않는다.

지피지기면 백전백승이라고, 암은 생활습관병이라는 사실을 이해해야 한다. 고칠 수 있다는 신념을 갖고 여유롭게 대처하기만 해도 암의 진행을 늦출 수 있다. 2010년 3월에 어머니의 암이 재발되었을 당시, 환자 본인과 다른 가족들은 큰일이 난 것처럼 당황했지만 나는 별일 아니라는 듯이 이야기하며 어머니의 사기를 진작시켜 드렸다.

3. 의사 한 명에게만 지나치게 의존하지 않는다.

많은 의사들은 말기암이 나을 수 있다고 생각하지 않는다. 그리고 많은 경우 의사들은 수술, 방사선치료, 항암제만이 암치료의 유일한 방법이라고 생각한다. 때문에 설령 효과가 없음을 알아도 위의 3가지 요법으로 치료하는 수밖에 없다. 그러므로 암을 진단한 의사는 곧장 수술이나 항암제 치료 등의 일정을 잡는다.

하지만 섣부른 치료로 병을 악화시키거나 합병증을 유발하여 오히려 환자의 고통을 가중시키고 사망을 앞당길 수도 있다. 암치료의 3대 요법 외에도 암에서 근본적으로 벗어나는 방법이 많으니 좀 더 여유를 가지고 다양한 방법을 고려해보아야 한다. 현대의학의 도움을 받을 때도 병원 2곳과 의사 2명 이상의 진단과 견해를 들어본다. 병원이나 의사마다 진단결과나 치료방법이 천차만별이다.

4. 의사 이외의 권위 있는 한의사나 자연요법가들의 의견을 들어본다.

이들의 의견을 참고하여 3대 요법이 시간벌기용으로 꼭 필요한지, 아니면 3대 요법 없이 바로 자연요법을 행하는 게 현명한지 판단해 본다. 나의 개인적인 생각으론, 비교적 초기암은 현대의학의 공격요법을 이용하고, 전이암이나 말기암 환자, 허약한 노인의 경우는 바로 암세포가 더 이상 자랄 수 없는 환경으로 바꾸는 생활습관 개선과 자연요법으로 들어가는 게 좋다고 본다. 물론 이 기준은 절대적이지 않으며 암의 종류나 상태, 개인의 상황에 따라 적절한 치료법을 선택해야 한다. 이를테면, 말기암이라도 기도가 막히는 등의 응급상황에서는 현대의학의 도움을 받아야 하며, 초기암이라도 3대 요법으로 삶의 질을 치명적으로 떨어뜨리는 경우라면 바로 자연요법을 선택할 수 있다.

5. 타인에게 휘둘리지 말고 자기중심을 잡아야 한다.

자신의 병에 대해 그 누구보다도 더 많은 공부를 하고 정보를 수집하여 타인의 의견에 휘둘리지 말아야 한다. 암에 걸리면 마음이 약해져, 자칫 지푸라기라도 잡는 심정으로 이런저런 단방요법이나 특효약에 매달리느라 시간과 돈을 낭비하기 쉽다. 암은 의사나 타인이 고쳐주는 병이 아니다. 의사의 도움이나 자연요법을 활용하여 자기 자신이 고쳐야 한다. 암은 스스로가 불러온 생활습관병이기 때문에 결국 자신을 변화시켜야 고칠 수 있다.

6. 암에서 살아남은 사람들을 많이 만나본다.

같은 병을 앓았던 생환자는 그 건강한 모습 자체로 암환자들에게 큰 희망을 준다. 그들을 만나기만 해도 긍정적이고 희망적인 기운을 많이 받을 수 있다. 또한 검증된 좋은 정보도 많이 얻을 수 있다. 생환자들은 암 극복의 결정적 요인으로 생활습관과 사고방식의 변화, 삶에 대한 강한 의지 등을 꼽는다.

7. 3대 요법은 응급치료일 뿐 완치는 아니다.

3대 요법으로 급한 불을 껐다면 생활환경과 습관을 재정비하고 자신에게 적절한 자연요법의 실천으로 근본적인 치유를 도모해야 한다. 3대 요법으로 병소를 제거했다고 해서 안도하거나 5년이 지났다고 안심하면 암은 전이되거나 재발하곤 한다. 내 어머니도 암수술 후 항암제만 믿고 생활습관을 바꾸거나 자연요법을 행하지 않았다. 그리고 정확히 1년 만에 전이암으로 재발했다.

8. 말기암의 경우 방사선치료와 항암제는 득보다 실이 많다.

3대 요법 중 수술은, 최소 절제로 이루어진다면 시간벌기용으로 효용성이 있다. 하지만 방사선치료나 항암제 등은 정상세포까지 무차별적으로 공격하기 때문에 인체의 면역력과 자연치유력을 급속하게 떨어뜨려 득보다 실이 많다고 본다. 특히 전이암이나 말기암 환자, 허약한 노인의 경우는 더욱더 그렇다.

암소에 대한 정밀조사 방사선과 표적항암제가 발달했다고 하지만 아직까지는 그 효과가 무용한 경우가 많고, 심지어는 빈대 잡자고 초가삼간 태우는 격으로 더 큰 문제를 키우는 경우도 적지 않다. 정말 위급한 상태가 아니라면 2가지 요법은 피하는 게 좋다. 수술 후라면 재발방지를 위해 독한 항암제보다는 자연요법으로 면역력을 키우는 게 더 현명하다. 수술 역시 필요 장기나 기관의 절제로 삶의 질을 치명적으로 떨어뜨리는 경우라면 그것을 살릴 수 있는 자연요법에 의존하는 게 현명하다고 생각한다. 암에 대해 현대의학이 발달했다고 하는 것은 진단기술과 조기 치료의 경우다.

9. 긍정적 마음가짐을 갖고, 식생활과 생활습관을 완전히 뜯어고친다.

암은 결과일 뿐 암의 진짜 원인은 부정적인 생각, 잘못된 식생활과 생활습관에 있다. 이들을 개혁하는 것이 진짜 명의요 명약이다. 자연요법은 이미 망가지고 약해진 자연치유력과 면역력 등 '내면의 의사'를 빠르게 되살릴 수 있는 효과적인 수단들로, 누구나 쉽게 배우고 실천할 수 있다. 이 책에서 주로 소개한 복뇌건강법과 장기힐링마사지, 그리고 뜸, 운동, 채식과 자연식, 온열요법, 명상과 심리요법, 웃음요법, 호흡과 기공요법, 부항요법 등은 환자 자신이나 가족들 모두가 약간만 공부하면 쉽게 실천할 수 있는 것들이다.

현대의학의 아버지 히포크라테스는 "사람의 몸 안에는 100명의 명의가 있다. 의사가 할 일은 이들 명의를 돕는 일이다."라고 했다. 의성 허준 선생도 "9종류의 의사가 있는데 첫 번째 의사가 마음으로 고치는 심의心醫요, 두 번째 의사가 음식으로 고치는 식의食醫요, 세 번째 의사가 약의藥醫요, 아홉 번째 의사가 사람을 죽이는 살의殺醫다."라고 했다. 만약 허준 선생이 현대에 태어났다면 약의의 위치를 더 뒤쪽에 두었을 것이다.

10. 암을 자기성찰의 기회로 삼고 하루하루를 소중하게 살아간다.

암 선고는 인생의 끝이 아니다. 앞만 보고 달려온 이제까지의 잘못된 삶을 되돌아보는 기회다. 그러므로 암과 동행하며 하루하루를 더욱 소중하고 의미 있게 살도록 한다. 이러한 긍정적 태도가 오히려 자신과 주변 가족들의 행복을 높여주고 암을 극복하는 데도 큰 도움이 된다.

배가 편한 사람은
아픈 곳이 없다

이 글을 마무리할 즈음, 포털사이트 다음daum.net의 '배 편한 세상' 카페에 "태어난 지 50년 만에 소화가 이렇게 잘되기는 처음입니다."라는 제목으로 체험담이 올라왔다.

그 체험담의 주인공 L씨는 혼자서 손으로 하는 셀프 장기마사지를 단 2주 동안 실천했을 뿐인데, 뱃속에서 따뜻한 기운이 올라와 소화가 잘된다고 했다. 덕분에 평생 달고 살았던 소화제와 제산제를 끊었으며, 가스가 차서 늘 불룩했던 배가 푹 꺼져 허리도 날씬해졌다는 것이다. 더욱 놀라운 것은 턱 선까지 갸름해지고 심한 구취도 사라졌으며, 갱년기 증상으로 나타났던 눈과 코, 얼굴 피부의 건조증, 상기열, 설태, 코골이 등이 모두 사라졌다고 한다. L씨는 오십 평생 지속되어온 고질적인 문제들이 단 며칠 만에 해결되었다는 것이 자신도 도저히 믿어지지 않는다며 흥분을 감추지 못했다. 앞에서도 복뇌건강법을 통해 극적인 호전을 경험한 사람들의 체험담을 다수 소개했지만, 말 그대로 '믿을 수 없는 변화'를 경험한 사람들이 무척 많다.

겉으로 어려워 보이는 일들도 사건의 실마리를 찾으면 쉽고 빠른 해결의 지름길이 보이는 법이다. 건강의 문제도 몸을 알고 생명의 원리를 터득하면 쉽게 해결할 수 있다. 그런데 몸과 생명의 근본원리에 대한 탐구와 이해 없이 단편적인 건강 지식에 의존해 건강과 치병을 도모하고자 한다면 그 길이 무척이나 어렵게 느껴질 것이다. 심지어 잘못된 건강 상식은 신체의 치유 에너지를 소모시키고 부상이나 부작용을 부르곤 한다.

복뇌건강법은 하루에 30분 정도만 투자하면 된다. 밤에 잠들기 전이나 아침에 잠에서 깬 후 편안하게 누워 실천할 수도 있고, 일상생활 속에서 짬짬이 실천하기도 쉽다. 댄스워킹을 정확히 익힌다면 걷기만 해도 동물들처럼 거의 완벽하게 복뇌를 운동시킬 수 있다.

우리 몸의 오장육부는 생명의 블랙박스요 치유 에너지를 부르는 초인종이다. 배는 원초적인 생명력이 살아 숨 쉬는 곳이요, 자율적인 생명기능과 자가 치유기능이 발원하는 곳이다. 직관력과 같은 고차원적 정신 에너지까지 담고 있다고 하여 '복뇌'라고 명명한 것이다. 몸과 마음, 영혼의 열쇠가 있는 곳이기에, 배가 편안하면 만사가 편안하다고 했다.

우리는 가까이 있는 진리나 귀중한 것을 지나치곤 한다. 귀중한 생명정보를 담고 있는 배도 마찬가지다. 나 자신도 스스로의 건강 문제를 해결하기 위해 수많은 건강법을 배우고 시도했지만, 정작 눈 아래에 있는 배의 중요성을 깨닫고 배를 다스리기까지는 오랜 시간이 걸렸다. 수없이 방황하며 헤맨 끝에 돌고 돌아 제자리로 돌아온 기분이었다.

앞에서 소개한 체험담의 주인공도 지적한 것처럼, 많은 사람들이 쉽고 간단해 보이는 복뇌건강법이 건강관리나 난치병 치료에 과연 효과가 있을까 하고 의아하게 생각한다. 신통한 약재나 특별한 기구를 사용하는 건강법도 아닌데 말이다!

우리나라 사람들은 인생 말년에 평균 7~8년 동안 병을 앓다가 죽는다고 한다. 우리 아버지만 하더라도 중풍으로 쓰러져 9년 동안 병석에서 고통으로 시름하다 돌아가셨다. 우리 어머니는 현재 4년 가까이 암의 고통과 싸우고 계신다. 병을 앓는 당사자는 물론이고, 주변의 가족들이나 친척들도 걱정과 고통이 말도 못하게 크다. 사회적 비용과 불행도 가중된다. 평생 뼛골이 닳도록 돈을 벌면 뭐 하는가? 말년에 마음껏 누리지도 못하고 결국 치병비로 탕진하는 게, 대부분의 사람들이 겪는 안타까운 현실이다.

건강을 돌보고 지키는 일은 자신을 위한 의무일 뿐만 아니라, 가족과 사회에 대한 의무이기도 하다. 건강이야말로 돈으로 환산할 수 없는 귀중한 재산이 아닌가? 끝까지 건강하게, 오래도록 즐겁게 살다가 다른 세계로 여행하듯 편안하게 이 세상을 떠나는 것이 가장 큰 복이다.

거듭 강조하지만 복뇌는 생명의 신비를 풀 수 있는 열쇠가 숨어 있는 곳이요, 생명으로 향하는 초인종이 달려 있는 곳이다. 초인종을 눌러야 문이 열리듯 복뇌를 터치해야 생명의 문이 열린다. 복뇌는 두뇌와 달리 맨손으로 직접 접촉하기 쉽도록 만들어졌다. 이는 건강을 효과적으로 유지하고 회복하라는 몸의 지혜나 신의 배려가 아닐까? 불로초가 숨어 있는 곳이 바로 복뇌다. 금을 발견하기 위해서는 금광을 캐야 하듯이, 생명의 금맥을 발견하기 위해서는 복뇌를 캐야 한다.

복뇌건강법으로 온 국민이 '배 편한 세상'에서 살 수 있기를 바라며 글을 마친다.

2013년 봄
지은이 이여명

알립니다.
이 책은 2013년 《《복뇌력》》이라는 제목으로 처음 출간한 것을 《《기적의 복뇌건강법》》으로 제목만 바꾸어 재출간한 것입니다. 8년이 지났지만 복뇌건강법에 대한 이론과 실천법은 거의 바뀐 것이 없으며, 지금도 이 내용을 복뇌건강법 강좌를 통해 꾸준히 보급하고 있습니다. 그 동안 수많은 임상들이 더해졌으며, 〈장마사지〉, 〈배마사지〉, 〈배꼽건강법〉, 〈배꼽힐링〉 등으로 널리 확산되고 있습니다.

타오월드 소개

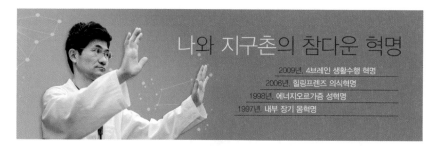

나와 지구촌의 참다운 혁명

2009년. 4브레인 생활수행 혁명
2006년. 힐링프렌즈 의식혁명
1998년. 에너지오르가즘 성혁명
1997년. 내부 장기 몸혁명

타오월드는 비전의 타오양생법을 과학적으로 체계화한 〈4브레인 생활수행〉을
실천하고 보급하는 단체로, 생명에너지를 높여 100세 젊음의 완전 건강을
얻고 궁극적으로 〈참 나〉를 회복하여 성·몸·마음·정신의 전인적 행복을
누리는 데 그 목적이 있습니다.

MISSON
성·몸·마음·정신의
전인적 행복과
복된 지상선경 구현

VISION
4브레인 생활수행
실천 회원 50만명
모집

PLAN
전국민 건강증진과
의식향상을 위한 온라
인 오프라인 연계 교육,
국내외 네트워크 구축

타오러브 · 기공 · 명상 마스터 아카데미

4 브레인 생활수행 타오월드

교육과 힐링, 수련물품 구입 문의 (02) 765-3270

www.taoworld.kr/www.taolove.kr

종로3가역 7번출구 창덕궁방향 7분거리, 일중빌딩 2층

4브레인과 통(通)의 건강과 행복원리

타오수련은 통과 순환이라는 건강과 행복의 원리 아래, 전인적 성장과 행복을 위해
성뇌(생명뇌, 하단전), 복뇌(신체뇌, 하단전), 심뇌(감정뇌, 중단전), 두뇌(생각뇌, 상단전)를
각각 치유하고 수련하는 통합적인 프로그램으로 구성되어 있습니다.

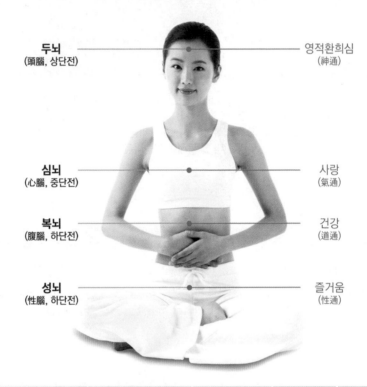

두뇌
(頭腦, 상단전) ——— 영적환희심 (神通)

심뇌
(心腦, 중단전) ——— 사랑 (氣通)

복뇌
(腹腦, 하단전) ——— 건강 (道通)

성뇌
(性腦, 하단전) ——— 즐거움 (性通)

4브레인	초급	중급	고급	힐링법	수련도구
성뇌 (생명뇌) 타오러브	기역도/은방울 단기과정	기역도/은방울 에너지오르가즘 훈련	골수내공과 에너지오르가즘 고급과정	골반힐링	기역도 은방울 맥뚜리
복뇌 (신체뇌) 타오요가	복뇌건강법	깨어나는 몸神수련	장기힐링마사지 전문가	장기힐링 철삼봉 골기힐링	배푸리 철삼봉
심뇌 (감정뇌) 타오기공	배꼽호흡	소주천 에너지순환 완성반	오기조화신공 감리명상 오감밀봉 천인합일	코스믹힐링	목푸리 베개
두뇌 (생각뇌) 타오명상	내면 미소명상 배꼽명상	함께 창조 워크숍		원격힐링	

4브레인 생활수행의 단계와 품계

3승	9단계	품계	4 브레인	4通 4仙	수련과정	성뇌수련 (오르가즘 경향)	복뇌수련 (체질 경향)	심뇌수련 (심리 경향)	두뇌수련 (정신 경향)
하승 下乘	1 단계	도문1 (道門)	성뇌 性腦	道通 地仙	복뇌건강법	말초 박동 오르가즘	병체질	무감정	정지된 의식
	2 단계	도문2 (道門)		人仙 人仙	깨어나는	연장된 박병 오르가즘 멀티	건강한 음체질	정돈된 감정	정돈된 의식
	3 단계	도문3 (道門)			함께 청조 워크숍	밸브 오르가즘	건강한 에너지 체질	통일된 감정	통일된 의식
중승 中乘	4 단계	도예 (道藝)	심뇌	氣通 神仙	소주천	에너지 오르가즘	안전건강 에너지 체질	직관적 감정	직관적 의식
	5 단계	도술 (道術)			금수내공 고급 에너지가동	경정 오르가즘	완전한 에너지 체질	정돈된 감정	정돈된 의식
	6 단계	도인 (道人)			오기조화신공 (대주천)	정신 에너지가즘 (공항의식)	무중력 에너지체질	감정 해방	통일-통합 의식
상승 上乘	7 단계	도의 (道醫)	두뇌	神通 天仙	감리명상 (전신주천)	엑스터시 신공 (환희의 무아지경)	영성체질 양태	감정의 주인	사고-분별 초월의식
	8 단계	도성 (道聖)			오감일보 (전자합일)	엑스터시 연장	영성체질 양성	감정 초연	초월의식 연장
	9 단계	도신 (道神)			천지한일 천인합일	엑스터시 완성	영성체질 완성	감정 초월	초월의식 완성

대표적인 4브레인 생활수행 프로그램
- 타오러브 · 기공 · 명상 마스터 과정 -

성뇌수련 - 에너지오르가즘 수련
사랑과 건강, 깨달음을 부르는 성에너지의 연금술

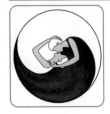

타오러브는 생명력의 원천인 성에너지를 낭비하지 않고 몸으로 되돌려 지고의 즐거움과 건강, 깨달음으로 승화시키는 사랑의 도입니다. 지금까지 소수에게만 비전되어온 고품격 성 비법을 현대인들의 아름답고 건강한 성을 위해 과학적으로 쉽게 체계화하여 공개합니다. 각종 성문제 해결에서부터 만족스러운 멀티 에너지 오르가즘까지! 국내 유일의 살리는 성교육 〈타오러브〉에서 그 해답을 찾아보세요.

복뇌수련 - 깨어나는 몸神수련
유토피아의 몸신 만들기 2개월 프로젝트

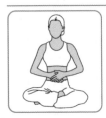

몸신 2개월 프로젝트는 내적 활력과 외적 아름다움을 동시에 추구합니다. 셀프 장기마사지, 타오요가와 기공체조, 두드리기, 철삼기공, 호흡 등의 통쾌한 자극으로, 장기 이완에서부터 근육과 뼈 단련, 전신 에너지 소통까지 몸 전체를 유쾌하게 뻥~ 뚫어주고 생생하게 살려줍니다.
또한 지도자가 수련자의 몸을 풀어주고 강화시켜주는 힐링교정으로 몸신 혁명을 도와드립니다.

심뇌수련 - 소주천 에너지순환 완성반
에너지 순환을 통해 치유와 활력의 샘을 깨우고 영적 환희심에 도달하기

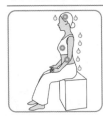

소주천은 소우주 회로인 임맥과 독맥을 여는 수련으로, 소주천을 완성하면 온몸이 진기(眞氣)로 가득 차서 완전 건강체가 되고, 몸과 감정, 정신이 하나로 통합됩니다. 이제 그동안 비전으로 어렵게 전수되어 왔던 소주천 개통법을 쉽고 체계적인 방법으로 공개합니다. 기존의 호흡 위주의 수련과는 달리, 천기와 지기를 받아들여 단전에서 회전시키고 천골과 두개골 펌프를 진동시키는 혁신적인 공법을 통해, 단전의 축기 느낌을 빠르게 얻고 소주천 개통을 단시일에 이룰 수 있는 비법을 공개합니다.

두뇌수련 - 함께 창조 워크숍
내면의 행복과 삶의 풍요를 동시에 펼쳐내는 마법의 창조명상

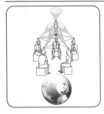

참나는 원래 지복의 존재이며, 우주는 본래부터 영원하며 무한하게 풍요롭습니다. 당신은 의식의 확장을 통해 당신 자신과 타인 혹은 무한한 코스믹에너지와 연결하기만 하면 엄청난 창조력을 발휘하게 됩니다.
나와 타인이 연결되고 상생함으로써 증폭되는 극적인 창조의 마법으로, 내면의 평화와 행복, 건강과 치유, 부와 성공, 인간관계 등, 당신이 원하는 무엇이든 현실에서 마술처럼 이뤄집니다!

타오북스&DVD
− 이여명 에너지 연금술 시리즈 −

뱃속다이어트 장기마사지 책/DVD(2개 세트)

뱃속이 뚫려야 뱃살이 빠진다. 하루 15분, 뱃살도 빼고 건강도 얻는 가장 탁월한 셀프 뱃속다이어트 장기마사지 프로그램. 셀프 장기마사지 방법 외에 장운동과 복근운동, 기공호흡법, 배푸리, 장청소 디톡스 프로그램, 주고받는 장기마사지 등 뱃살 관리는 물론, 건강과 생활 전반이 향상되는 입체적인 프로그램을 제시했다.

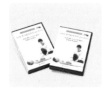

이여명 장기氣마사지 실천테크닉 DVD(5개 세트)

장기힐링을 위한 전문가용 실전 장기마사지 테크닉 동영상 강의. 국내 장기마사지 창시자 이여명 박사가 누구나 장기마사지법을 손쉽게 따라할 수 있도록 재미있고 명쾌하게 강의했다. 아름다운 모델과 입체적 화면 구성으로 지루하지 않게 공부할 수 있도록 배려했다.

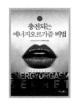

충전되는 에너지오르가즘 비법

'에너지오르가즘 이론'은 동양 전통의 성의학과 성수행법을 현대의학과 접목하여 새롭게 체계화한 무한한 '잠재력 개발성학'이다.
바로 이 책은 에너지오르가즘의 원리를 바탕으로 건강한 몸(명기와 명도)를 만드는 에너지오르가즘 훈련법 5단계와 애무, 삽입, 체위 등의 실질적인 에너지오르가즘 연주법, 그리고 조루와 발기부전을 극복하고 성의 고수로 거듭나는 실전 비법까지 체계적으로 제시했다.

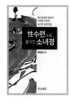

性수련으로 풀이한 소녀경

동서고금의 성학을 통합하여 에너지성학 비법으로 풀어낸 〈21세기 소녀경〉!
동양 최고의 성전(性典) 소녀경 시크릿, 드디어 열리다!
"이 한 권의 성전(性典)으로 당신의 침실이 진짜 뜨겁게, 성스럽게 변화됩니다!"

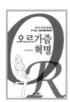

오르가즘 혁명

에너지오르가즘과 동양 성학의 전문가인 이여명 박사가 20세기 초의 혁명적 성이론가인 빌헬름 라이히의 오르가즘론을 현시대에 걸맞게 재조명하고 동양의 성학 관점으로 더욱 발전적으로 해체·완성시킨 작품. 이 책에서는 성행위가 심신건강뿐만 아니라 사회구조에 미치는 영향을 중심으로 라이히의 성격분석 이론, 오르가즘론, 성정치운동, 생장요법, 오르곤론 등의 핵심 개념들을 심리학, 사회학, 생물학, 자연과학, 에너지학적으로 폭넓으면서 심도있게 분석·정리했다.

타오북스
- 만탁 치아 타오 내면의 연금술 시리즈 -

5장6부를 되살리는
장기 氣마사지

인체의 뿌리인 5장6부를 직접 다루는 장기 氣마사지를 동서양의 개념을 동원하여 가장 체계적인 방법으로 소개한 책. 장기 제독법은 물론, 치유에너지 배양법과 각종 진단법, 질병별 적용기법과 치유사례까지 장기 기마사지를 누구나 심도있게 활용할 수 있도록 자세히 소개했다.

풍을 몰아내는
장기 氣마사지 II

風이 몸 안에 갇히면 병기와 탁기가 되어 중풍, 심장마비 등 각종 장애 및 질병을 일으킨다. 장기 氣마사지 II에서는 엘보우 테크닉을 사용하여 복부와 신체 각 부위에 갇힌 풍을 몸 밖으로 몰아내고 기혈의 흐름을 회복하여 신선한 양질의 氣로 장기와 내분비선을 채우는 법을 배운다.

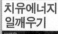

누구나 쉽게 이루는 소주천 100일 완성
치유에너지 일깨우기

국내 최초로 소개되는 과학적 소주천(小周天) 수련의 결정판!
치유와 활력의 샘인 소주천을, 과학적인 방식으로 접근하여 누구나 쉽고 빠르게 개통하는 최신 공법을 공개했다.

골수와 성에너지를 배양하는
골수내공

세계적 氣전문가 만탁 치아가 달마대사가 전한 역근세수공의 비전을 과학적으로 낱낱이 공개한다! 뼈와 장기를 氣에너지로 감싸는 뼈호흡과 뼈압축, 두드리기 수련, 성에너지 마사지, 성에너지 배양을 위한 성기 氣역도, 옥알 훈련 등이 소개된다.

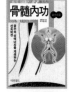

오장의 氣와 감정을 조화시키는
오기조화신공

팔괘의 힘으로 오장의 오기(五氣)와 천지기운을 융합시켜 부정적 에너지를 몰아내고 에너지 진주, 즉 단약으로 만들어 임맥과 독맥, 충맥을 여는 수련법. 더 나아가 양신(陽神, 에너지체)을 길러 공간에 투사하는 출신(出神), 분신(分身)의 선도 비법을 최초로 공개한다!

여러번 오르가즘을 얻는 타오 性테크닉
멀티 오르가즘 맨/커플

이 책은 부부간의 깊은 육체적 친밀감을 높이고 나아가 조화로운 정신적 결합을 통해 강렬한 멀티 오르가즘과 지고한 영적 황홀경을 얻는 실제적인 타오 성테크닉을 성의학적으로 제시했다.

4브레인 생활수행 물품
- 건강 수련도구 -

뱃속~ 뻥! 뱃살~ 쏙!
배푸리
실용신안등록 0326033

국내 장기마사지 창시자 이여명 회장이 고안한 셀프 장기마사지 기구

배푸리에 그저 깔고 엎드려 있으면 굳은 장기가 부드럽게 풀리면서 숙변이 쑥 빠지고, 다이어트는 물론 찌뿌듯했던 몸이 날아갈 듯 가벼워집니다.
활기차고 당당한 삶, 이제 배푸리 건강법으로 시작하십시오!

맑은 아침을 깨우는~
도리도리 목푸리
디자인등록 0582683

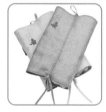

무심코베는 베개가 소리없이 당신을 죽이고 있다?

인생의 1/3을 차지하는 잠! 편안한 잠자리를 위해 고급침대와 이불, 공기청정기까지 사용하지만 정작 잠의 질은 베개에 달려있다는 사실을 아십니까? 목푸리 베개는 목의 만곡선을 살려주고 적당한 자극으로 굳은 목을 풀어줄 뿐만 아니라 내장된 편백나무에서 나오는 은은한 향으로 깊은 숙면을 유도해 상쾌한 아침을 맞이할 수 있도록 합니다.

배꼽·회음(전립선)힐링기구
맥뚜리

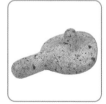

배꼽과 항문만 뚫어도 건강해지고 활력이 넘칩니다!

맥뚜리는 맥반석의 따뜻한 기운과 지압봉으로 배꼽과 항문을 효과적으로 뚫어주는 온열지압 힐링기구입니다. 인체의 중심혈인 배꼽이 통하면 복뇌(5장6부)가 살아나고 자연치유력과 면역력이 강해집니다.
인체의 뿌리혈인 항문(회음)이 통하면 남성은 전립선이 건강해지고 정력이 왕성해지며, 여성은 골반이 따뜻해지고 성감이 향상됩니다.

두드리면 강해지는
철삼봉(大,小,미니)

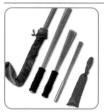

두드리면 강해집니다! 낫습니다!
뼛속까지 시원해집니다!

철삼봉은 스테인레스 가닥을 묶은 강력한 두드리기 도구로, 진동을 장기와 뼛속 깊숙이까지 효과적으로 전달합니다. 뼈는 인체의 버팀목인 동시에 정기의 보고. 철삼봉 두드리기는 골수의 재생을 촉진하여 골다공증을 비롯한 각종 질환을 예방하는 것은 물론, 정력과 활력을 샘솟게 합니다.

4브레인 생활수행 물품
- 성건강 수련도구 -

자율진동 케겔운동기구
은방울/ 트윈 은방울

특허출원번호 2020090115375

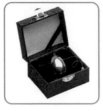

내 안의 여신을 깨우는 매혹의 진동!

은방울 내부에 장착된 진동추는 전기적 장치로 인한 것이 아닌 자연스런 진동을 유발시켜 케겔운동을 도와줍니다. 이제 안전하고 간편한 자율진동 운동요법으로 매력적인 명기로 거듭납시다!
트윈 은방울은 은방울 두개를 붙인 쌍방울로, 진동 기능을 더욱 보강했으며 질괄약근, pc근육, 질 심부와 자궁경부를 동시에 자극할 수 있게 업그레이드한 3포인트 자율진동 케겔운동기구입니다.

케겔운동 보조기구
옥알

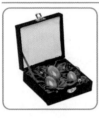

10년이 지난 부부도 3개월 신혼처럼!

옥알은 고대 황실에서부터 전해오는 비법으로 질의 수축력을 위해 고안된 여성 명기훈련용 운동기구입니다. 〈멀티 오르가즘 맨〉책을 내면서 국내 최초로 소개한 옥알은 탤런트 서갑숙씨의 책에 언급된 이후 더욱 유명해진 것으로, 성적인 매력을 되찾고 성생활의 질을 극적으로 향상시켜 줍니다.

3Way 케겔파워 여성운동기구
女玉(여옥)

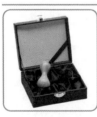

여자의 자존심을 되찾아줍니다!

명기훈련 기구인 옥알을 널리 보급해오다가 질괄약근 운동에는 약간의 아쉬움이 있어 여옥을 개발하게 되었습니다. 여옥은 질괄약근과 질내 성근육, 자궁경부를 동시에 운동할 수 있는 3Way 시스템 운동기구입니다.
여옥을 독립적으로 훈련하거나 옥알 혹은 은방울과 함께 훈련하여 사랑받는 여성으로 거듭나십시오.

대한민국 남녀 1%의 스포츠
기역도/미니 기역도/질역도

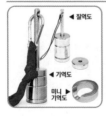

강한 남성, 매력있는 여성의 상징!

기역도와 질역도는 생식기의 힘으로 중량추를 들어 올리는 훈련으로 타오 수행자들 사이에 비전 되어온 강력한 골수내공 수련의 일부입니다. 성근육과 성기관은 남녀 건강의 핵심입니다. 성기관 단련으로 강한 남성, 사랑받는 여성으로 거듭나시기 바랍니다.

미니 기역도는 생활 속에서 착용 가능한 모바일 남성 단련기구입니다.

장을 풀어주는 7가지 운동

1. 골반 좌우로 흔들기
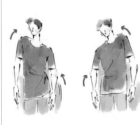

2. 골반 앞뒤로 흔들기
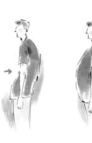

3. 수평으로 허리 돌리기
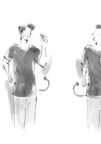

4. 발목 펌핑
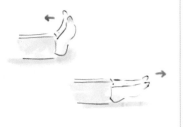

5. 누워서 골반 흔들기
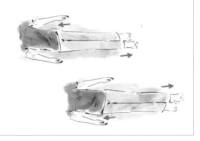

6. 도리도리 목풀기
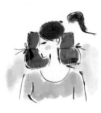
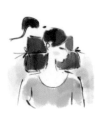

7. 천골 치기
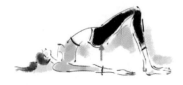
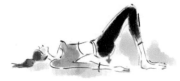

셀프 장기마사지

1. 배 흔들기
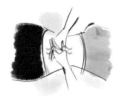

2. 배꼽 기통
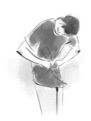

3. 직장 기통
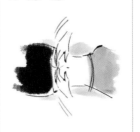

4. 복뇌 기통
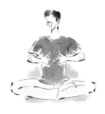

5. 복부피부 기통
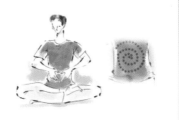

6. 배 두드리기, 타복공

7. 배 문지르기, 마복공
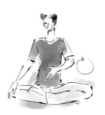

8. 복뇌를 강화시켜주는 배 두드리기
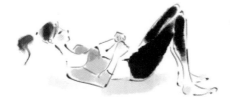